Hopcroft / Forte

Differenzialdiagnostische Tabellen

Verlag Hans Huber

Programmbereich Medizin

HUBER

Keith Hopcroft
Vincent Forte

Differenzialdiagnostische Tabellen

Symptome in der Allgemeinmedizin

Aus dem Englischen von Markus Vieten

Verlag Hans Huber

Die Originalausgabe erschien 2010 unter dem Titel
Symptom Sorter, Fourth Edition bei Radcliffe Publishing Ltd, Abingdon UK.

Lektorat: Dr. Klaus Reinhardt
Herstellung/Gestaltung: Daniel Berger
Umschlaggestaltung: Claude Borer, Basel
Bilder Umschlag: istockphoto, fotolia
Druckvorstufe: Claudia Wild, Konstanz
Druck und buchbinderische Verarbeitung: Kösel, Krugzell
Printed in Germany

Bibliografische Information der Deutschen Nationalbibliothek
Die Deutsche Nationalbibliothek verzeichnet diese Publikation in der Deutschen Nationalbibliografie; detaillierte bibliografische Daten sind im Internet über http://dnb.d-nb.de abrufbar.

Anregungen und Zuschriften an:
Verlag Hans Huber
Lektorat Medizin
Länggass-Strasse 76
CH-3000 Bern 9
Tel: 0041 (0)31 300 4500
Fax: 0041 (0)31 300 4593
verlag@hanshuber.com
www.verlag-hanshuber.com

1. Auflage 2013

ISBN 978-3-456-85200-3

Inhalt

Einleitung

Das Leben eines Hausarztes wäre viel einfacher, wenn sich die Patienten direkt mit ihren Diagnosen vorstellen würden. Doch leider tun sie das nicht, sondern beschreiben stattdessen oft vage, vielfältige und zum Teil obskure Symptome. Die Aufgabe des Hausarztes ist es nun, Ordnung in dieses Chaos zu bringen. Allerdings verfolgen die meisten medizinischen Texte eher einen diagnostischen Ansatz statt eines symptombasierten, und die wenigen, die es doch tun, spiegeln die Wirklichkeit in der Klinik wider und sind somit für den Hausarzt irrelevant.

Die Texte in diesem Buch bildeten ursprünglich, in anderer Form, eine Kolumne in der britischen Medizinerzeitschrift *Doctor* und hatten das Ziel, diese Lücke zu schließen. Es ging dabei um rund 100 Symptome, mit denen sich die Patienten in der Praxis vorstellten, zu denen jeweils die möglichen Differenzialdiagnosen, unterschiedlichen Merkmale, möglichen Untersuchungen und besonderen Hinweise aufgeführt wurden. Nicht berücksichtigt wurden dabei nur Symptome, bei denen es nur so wenige Differenzialdiagnosen gibt, dass die Diagnose sehr leicht fällt (z. B. «Knoten am Ellenbogen»), die nur selten isoliert auftreten (z. B. Übelkeit, Appetitlosigkeit) und solche, die so selten sind, dass der Leser wohl ohnehin den Rat eines Spezialisten einholen würde (unser Lieblingsbeispiel ist die «Pilomiktion», d. h. Haare im Urin im Rahmen eines Dermoidtumors).

Beide Autoren sind mit Leib und Seele Hausärzte, sodass sich der Blick in diesem Buch auf eine ganz basale Grundversorgung richtet, weshalb die Themenauswahl auch entsprechend breit gefächert ist. Junge Hausärzte und Assistenten in der Praxis, die mit den wechselnden Ausprägungen der Symptomatiken noch relativ wenig vertraut sind, können ihre diagnostischen Hypothesen anhand der Angaben im Buch überprüfen. Erfahrene Hausärzte können die Texte zur Auffrischung ihrer Kenntnisse oder in ungewöhnlicheren Fällen als Wegweiser zu exotischen Diagnosen nutzen. Und auch engagiertes Pflegepersonal, das in der Notfallambulanz oft die erste

Anlaufstelle für die Patienten ist und somit eine große Verantwortung trägt, findet hier wertvolle Informationen.
Der Erfolg aller vier bisherigen Auflagen in Großbritannien macht deutlich, dass trotz vielfältiger Umorganisationen und Neustrukturierungen im Hausarztwesen das Entscheidende immer noch die Interpretation der Symptome ist. In der vierten Auflage, die nun zum ersten mal auf Deutsch vorliegt, wurden einige weitere Kapitel ergänzt und die bestehenden vielfach aktualisiert.
Jedes Symptom wird in einer gleich bleibenden Systematik analysiert und besprochen, die nachfolgend erläutert wird:

Einleitungstexte

Hier wird das Symptom mit seinen Kernelementen definiert und ein Eindruck von seiner Häufigkeit vermittelt.

Ursachen

Unter dieser Überschrift werden die wahrscheinlichsten Ursachen in der Unterteilung «häufig», «gelegentlich» und «selten» aufgeführt. (Hier sei angemerkt, dass sich diese Einteilungen auf das fragliche Symptom beziehen. So werden etwa einige der «häufigen» Ursachen einer Pubertas tarda seltener vorkommen als die «gelegentlichen» Ursachen akuter Bauchschmerzen.) Eine solche Einordnung kann nie absolut sein, und aufgrund zu weniger belastbarer Prävalenzdaten erscheint die Einordnungen der Diagnosen vielleicht mitunter etwas beliebig und tatsächlich beruht sie mehr auf unseren eigenen Erfahrungen als auf harten Evidenzen. Das sind jedoch nur geringfügige Einschränkungen, denn diese Abschnitte werden Sie regelmäßig zu den wahrscheinlichsten Ursachen der Symptome führen.

Diagnosentabellen

Diese Tabellen bieten einen raschen Überblick über die wichtigsten Unterscheidungsmerkmale der fünf wahrscheinlichsten zuvor aufgeführten Diagnosen.

Untersuchungen

In diesem Abschnitt geht es um die Untersuchungen, die Ihnen am ehesten den Weg zur richtigen Diagnose weisen. Dabei liegt der Schwerpunkt auf Tests, die zur Grundversorgung gehören oder gewöhnlich vom Hausarzt selbst durchgeführt werden können. Wo es angezeigt ist, werden auch weitere klinikgestützte Untersuchungen aufgeführt, sei es, weil der Hausarzt seine Patienten vielleicht über die bevorstehenden Untersuchungen unterrichten möchte oder weil Hausärzte selbst zunehmend Zugang zu üblicherweise in Kliniken durchgeführten Untersuchungsverfahren haben. Sämtliche angesprochenen Untersuchungen werden nach der Wahrscheinlichkeit ihrer Durchführung in die drei Kategorien «Standard», «Gelegentlich» und «In Spezialfällen» eingeteilt.

Wichtige Hinweise

Hierunter sind zu jedem Symptom wichtige Behandlungstipps subsumiert, welche die Autoren im Laufe der Jahre gesammelt haben. Solche aus der Erfahrung geborenen Tipps sind schwierig zu analysieren oder zu quantifizieren, und so haben die meisten auch einen unverhohlen anekdotenhaften Charakter und sind weniger evidenzbasiert. Wir finden sie jedoch nützlich und gelegentlich brillant. Manche scheinen über das Thema des Buches hinauszugehen, indem sie die Grenze zwischen Symptomeinordnung und Symptombehandlung überschreiten. Doch sollte der Leser dabei berücksichtigen, dass der diagnostische Prozess besonders in der Grundversorgung auch die Überprüfung einer Hypothese mit einschließt, wodurch diese Grenze in Wahrheit unscharf ist.

Alarmsignale

Die meisten Beschwerden, mit denen man im Rahmen der Hausarzttätigkeit konfrontiert wird, sind gutartig, geringfügig und selbstlimitierend. Dies kann einen aber gelegentlich auch in falscher Sicherheit wiegen. Bei jedem Symptom kann es Merkmale geben, bei denen die Alarmglocken läuten. Unter «Alarmsignale» (Red Flags) sind solche Zeichen aufgeführt, die auf eine ernste Erkrankung hindeuten und deshalb nicht übersehen oder vernachlässigt werden dürfen.

Zum Umgang mit diesem Buch

Das Buch ist als rasches Nachschlagewerk gedacht. Es wurde absichtlich im Telegramm- und Listenstil verfasst, sodass es anders als die schweren Bände schnell und einfach in der Handhabung ist. Der Leser wird sich rasch an diesen Stil gewöhnen und in Kürze wissen, wo und wie er am einfachsten an die gesuchten Informationen gelangt. Dafür wurden die Symptome zudem auf Kapitel verteilt, die mit anatomischen Regionen in Zusammenhang stehen. Dort wurden dann die Symptome wiederum alphabetisch geordnet und vielfach unter dem Laienbegriff und nicht dem Fachbegriff aufgelistet (z.B. Luftnot statt Dyspnoe). Die Ausnahmen bilden die Fälle, in denen es keinen prägnanten Laienbegriff gibt. Allerdings werden viele Symptome unter mehreren Bezeichnungen geführt (z.B. Luftnot, Dyspnoe, Atemnot, Kurzatmigkeit, Keuchatmung, Atemstörungen usw.), weshalb der Index recht umfassend und mit sehr vielen Querverweisen ausgestattet ist, was den Leser rasch auf die den gesuchten Seiten führt.

Die Kategorisierung der Symptome und ihre Anordnung in dem jeweiligen Kapitel ist eine komplexe Aufgabe, der man sich auf verschiedene Weisen nähern kann. So kann man z.B. einen Ausschlag nach seiner Verteilung, nach der Größe der Flecken, nach der Morphologie, nach möglichem Juckreiz usw. einordnen. Wir haben uns durchweg für den Ansatz entschieden, der uns am logischsten erschien und nach Möglichkeit unnötige Auslassungen oder Wiederholungen vermieden. Auch hier sei noch einmal auf den Index verwiesen, der den Leser schnell auf den richtigen Weg bringen sollte.

Die Aufteilung der Symptome in bestimmte Kapitel mag manchmal willkürlich erscheinen, vor allem wenn die Ursachen so unterschiedlich sind, doch dafür erhält das Buch dadurch eine deutliche und nachvollziehbare Struktur.

Als Hausärzte wissen wir, dass die Patienten sich oft mit vielfältigen Beschwerden präsentieren. Man mag unser Buch dafür kritisieren, dass es, während es sorgsam Beschwerden in einzelne Symptome seziert, nicht genau die Situation in der Praxis widerspiegelt. Tatsächlich lassen sich solche Beschwerdenschilderungen jedoch meist auf ein oder zwei vorherrschende Symptome herunterbrechen. Mehrere geringfügige Symptome funktionieren oft als Wegweiser zur eigentlichen Diagnose, was in jedem Kapitel in der Diagnosetabelle seinen Niederschlag findet. Bei einem echten polysymptomatischen Beschwerdebild kann das Buch bei der Suche nach dem roten Faden in der Symptomatik helfen, wodurch die tatsächliche Diagnose aufgedeckt wird, was in solchen Fällen dann oft eine somatoforme Störung oder Depression bedeutet.

Das Buch sollte auch in der Notaufnahme zur Hand sein, um die Wahrscheinlichkeit einer bestimmten Diagnose zu bestätigen oder die für andere Differenzialdiagnosen zu erhöhen. Der rasche Zugriff auf komprimierte und hilfreiche Informationen ist auch während der Konsultation selbst möglich (z.B. während sich der Patient freimacht).

Das Buch lässt sich auch auf andere Weise gebrauchen. Die Symptomanalyse kann z. B. für Ausbilder in der Primärversorgung eine gute Grundlage für Themen einer Fortbildungsveranstaltung sein, und das Buch selbst ist als Teil des allgemeinmedizinischen Curriculums denkbar. Als Assistenzarzt oder im PJ kann man sich wöchentlich zwei oder drei Symptome vornehmen und so im Laufe eines Jahres die weit überwiegende Mehrzahl der in der Primärversorgung vorkommenden Fälle abdecken. Auch in der studentischen Ausbildung lassen sich aus den Inhalten dieses Buches hervorragende Unterrichtsmaterialien ableiten. Aber natürlich mögen manche vielleicht einfach nur darin schmökern, ihre diagnostischen Fähigkeiten auffrischen oder verfeinern und sich die Roten Flaggen und Hinweise genauer ansehen.

Aus den Zuschriften an die Autoren geht hervor, dass die ersten Auflagen bereits als Literaturempfehlung in viele studentische Curricula aufgenommen wurde und sich auch beim fortgeschrittenen Pflegepersonal großer Beliebtheit erfreut.

Wie auch immer das Buch eingesetzt werden mag, sind wir doch davon überzeugt, dass es sich für Sie als Leser als nützlich erweisen wird. Die Symptomdeutung ist der Kern der hausärztlichen Tätigkeit und jedes Hilfsmittel, das diese Kunst unterstützt, gereicht schließlich sowohl dem Hausarzt als natürlich auch den Patienten zum Vorteil.

im April 2010

Allgemeinsymptome bei Erwachsenen

Angst- und Spannungsgefühle

Klagt der Patient über Angst- und Spannungsgefühle, kann das dieselben Symptome beim Hausarzt auslösen, weil es eine Vielzahl von möglichen Ursachen und Begleitumständen gibt, weil die Konsultationen langwierig sind und weil sich der Patient in einer Krise befindet. Ein bedächtiger, methodischer Ansatz, der auch über mehr als eine Konsultation ausgedehnt werden kann, zahlt sich hier zumeist aus.

Ursachen

Häufig

- Life Events (eventuell bereits bestehende ängstlich-vermeidende Persönlichkeitsstörung)
- prämenstruelles Syndrom
- generalisierte Angststörung
- Panikstörung
- Depression

Gelegentlich

- Zwangsneurose
- Phobien
- Medikamentennebenwirkung (z. B. in den frühen Phasen einer SSRI-Therapie)
- Hyperthyreoidismus
- Drogen-/Alkoholmissbrauch oder -entzug
- somatoforme Störung
- posttraumatische Belastungsstörung

Selten

- Psychose
- alle Ursachen von Palpitationen (können vom Patienten oder anderen Personen als Angst fehlinterpretiert werden)
- hirnorganische Erkrankung, z. B. Tumor

	Life Events	Prämenstruelles Syndrom	Generalisierte Angststörung	Panikstörung	Depression
eindeutiges Ereignis	ja	nein	nein	nein	eventuell
Korrelation mit Zyklus	nein	ja	eventuell	nein	eventuell
anhaltend schlechte Stimmung	eventuell	nein	nein	nein	ja
kurzzeitige Spannungsgefühle	eventuell	eventuell	nein	ja	eventuell
Schlafstörung	ja	eventuell	eventuell	nein	ja

Untersuchungen

Es wäre sehr unüblich für einen Hausarzt bei diesen Symptomen weitere Ursachenforschung zu betreiben. Schilddrüsenfunktionstests sind bei Verdacht auf einen Hyperthyreoidismus indiziert und ein Blutbild mit Leberwerten, wenn möglicherweise Alkohol eine entscheidende Rolle dabei spielt. Die Untersuchungen in den seltenen Fällen einer hirnorganischen Erkrankung bleiben den Spezialisten überlassen.

Wichtige Hinweise

- Die Versuchung ist groß, vielen der dargebotenen Symptomatiken das Etikett «Depression» oder «somatoforme Störung» anzuheften. Doch zahlt sich der Versuch einer präziseren Diagnostik aus, weil sich danach auch die Behandlung richtet.
- Übergehen Sie nicht die Drogen- und Alkoholanamnese. Missbrauch oder Entzug können die Symptomatik hervorrufen oder einen gewichtigen Teil dazu beitragen.
- Es empfiehlt sich, den Patienten ausführlich nach früheren Ereignissen dieser Art oder früheren Konsultationen aus diesen Gründen zu befragen, um ein Muster zu erkennen, und auch das Ansprechen auf die früheren Behandlungen zu prüfen.

- Wenn möglich, sollten Ereignisse im Leben nicht «medikamentiert» werden, weil dadurch dieses Vorgehen bei zukünftigen Ereignissen unterstützt und die Abhängigkeit von der Behandlung gefördert wird.
- Ein scheinbares prämenstruelles Syndrom kann Ausdruck einer anderen zugrunde liegenden Erkrankung sein. So kann die Patientin etwa unter einer generalisierten Angststörung leiden und sich dabei auf die prämenstruelle Phase konzentrieren, weil die Symptomatik dann am ausgeprägtesten ist.
- Nehmen Sie keine Selbstdiagnose von «Panikattacken» für bare Münze. Der Patient meint damit vielleicht nur eines von vielen möglichen Symptomen.

Alarmsignale

- Wenn die eigentliche Diagnose eine Depression ist, fragen Sie nach Suizidgedanken oder konkreten Suizidplänen.
- Prüfen Sie verschiedene psychotische Symptome. Angst kann gelegentlich das führende Merkmal einer psychotischen Störung sein.
- Neu einsetzende Spannungsgefühle, Unruhe oder Ängste ohne erkennbare Gründe können selten einmal Ausdruck einer hirnorganischen Erkrankung sein, besonders wenn sie in Verbindung mit Persönlichkeitsveränderungen, neurologischen Symptomen oder neu aufgetretenen Kopfschmerzen stehen.
- Es ist wichtig, eine Diagnose wie «somatoforme Störung» zu stellen, wenn sie angebracht ist, da der Patient ansonsten womöglich jahrelang unnötige Tests und Untersuchungen über sich ergehen lassen muss.

Bewusstseinsverlust

Andere Umschreibungen dieses Symptoms sind «Synkope» oder «Ohnmacht». Wie auch beim Begriff «Drop-Attack» kann die Wortwahl verwirrend und ungenau sein. Es kann in jeder Altersgruppe auftreten, auch wenn es häufiger bei älteren Personen vorkommt. Ein Bewusstseinsverlust ist eine beängstigende Erfahrung und erfordert eine gründliche Untersuchung und Ursachenforschung. Mit der Überweisung sollte man in Zweifelsfällen nicht lange warten.

Ursachen

Häufig

- vasovagale Synkope (Ohnmacht)
- paroxysmale Arrhythmie
- Epilepsie (verschiedene Formen)
- Hypoglykämie
- transitorische ischämische Attacke (TIA)

Gelegentlich

- Aortenstenose
- stummer Herzinfarkt
- starke Schmerzen
- Miktions- oder Hustensynkope
- Schlafapnoe-Syndrom

Selten

- Narkolepsie
- Adams-Stokes-Anfälle
- Karotissinussyndrom
- Hysterie und Hyperventilation
- innere Blutungen

	Vasovagale Synkope	Arrhythmie	Epilepsie	Hypoglykämie	TIA
Prodromal-symptome	ja	nein	eventuell	eventuell	nein
schwitzen	ja	nein	nein	ja	nein
auslösende Faktoren	ja	nein	eventuell	ja	nein
langsame Erholung	nein	nein	ja	ja	eventuell
fokale neurologische Beschwerden oder Symptome	nein	eventuell	eventuell	eventuell	ja

Untersuchungen

Standard: großes Blutbild; bei Verdacht auf Epilepsie auch EEG und CT
Gelegentlich: Teststreifenuntersuchung, EKG, 24-h-EKG
In Spezialfällen: Echokardiographie, Karotisangiogramm

- Teststreifenuntersuchung: direkt vor Ort bestätigt eine Hypoglykämie.
- Großes Blutbild: Eine Anämie führt zur Exazerbation aller Synkopenformen und TIA.
- Ein EKG liefert Hinweise auf eine Ischämie und einen Herzblock. Das 24-h-EKG ist nützlicher in der definitiven Arrhythmiediagnostik.
- CT und EEG sind essenziell bei Verdacht auf eine noch nicht bekannte Epilepsie.
- Echokardiographie: bei klinischem Verdacht auf eine Aortenstenose.
- Karotisangiogramm: zur Abklärung einer möglichen Karotisstenose bei rezidivierenden TIA.

Wichtige Hinweise

- Der Schlüssel zur Diagnose ist eine sorgfältige Anamnese. Diese kann eventuell nicht vom Patienten kommen, sodass Sie sich intensiv um einen Augenzeugen bemühen sollten.
- Bei jungen Patienten handelt es sich wahrscheinlich um eine vasovagale Synkope oder um einen Anfall. Bei Patienten mittleren und höheren Alters sind die Differenzialdiagnosen zahlreicher und umfassen z. B. die Arrhythmien und TIA.
- Der episodische Bewusstseinsverlust ist ein Symptom, das einer gewissenhaften Beurteilung bedarf. Eine exakte Diagnose hat nicht nur Folgen für die Gesundheit des Patienten, sondern auch für seinen Arbeitsplatz und seine Fahrerlaubnis.
- Bedenken Sie, dass es bei einer vasovagalen Synkope bei aufrecht bleibenden Patienten (z. B. sitzend oder in einer Menschenmenge) zu tonisch-klonischen Bewegungen kommen kann, die einem Anfall gleichen.

Alarmsignale

- Berichtet ein Augenzeuge, dass der Patient wie tot gewirkt und bei der Erholung eine auffällige Gesichtsrötung aufgewiesen habe, ist dies kennzeichnend für einen Adams-Stokes-Anfall. Diese Erkrankung kann fatale Folgen haben, weshalb die frühzeitige Diagnose so wichtig ist.
- Die Entdeckung eines Aortengeräuschs sollte dringend zur Überweisung führen. Eine ausgeprägte Aortenstenose kann zum plötzlichen Herztod führen.
- Eine Synkope kann das erste Anzeichen einer schweren inneren Blutung sein (z. B. gastrointestinale Blutung oder ein leckendes Aortenaneurysma).

Durst

Echter Durst ist auch immer mit Polydipsie und eventuell Polyurie verbunden. Er kann auch die Umschreibung des Patienten für Mundtrockenheit sein, die in der Hausarztpraxis relativ häufig vorkommt und hier ebenfalls behandelt wird.

Ursachen

Häufig

- unzureichende Flüssigkeitsaufnahme durch Erbrechen, allgemeine Schwäche
- übermäßiger Flüssigkeitsverlust, z. B. Diuretikatherapie, Diarrhö, Fieber
- Mundtrockenheit durch Medikamente (trizyklische Antidepressiva, MAO-Hemmer, Scopolamin)
- somatoforme Störung (Mundtrockenheit)
- Diabetes mellitus

Gelegentlich

- chronisches Nierenversagen
- Sjögren-Syndrom (Mundtrockenheit)
- alle Formen verstopfter Nase (Ursachen für Mundtrockenheit)
- nach Parotisentfernung oder Strahlentherapie von Hals oder Kopf (Mundtrockenheit)

Selten

- psychogene Polydipsie im Rahmen einer psychiatrischen Erkrankung
- zentraler Diabetes insipidus
- renaler Diabetes insipidus durch Hypokaliämie, Hyperkalzämie, Medikamente, Sichelzellenanämie, frühe chronische Pyelonephritis
- Flüssigkeitsverlust in seröse Höhlen z. B. bei akuter Peritonitis

	Unzureichende Flüssigkeits-aufnahme	Flüssigkeits-verlust	Medikamente	Somatoforme Störung	Diabetes mellitus
Polyurie, häufige Miktion	nein	eventuell	nein	eventuell	ja
ausreichende Flüssigkeits-aufnahme	nein	eventuell	ja	ja	ja
akute Erkrankung	eventuell	eventuell	nein	nein	eventuell
Zeichen der Dehydratation	ja	ja	nein	nein	eventuell
mehr Mundtrockenheit als Durst	eventuell	eventuell	ja	ja	eventuell

Untersuchungen

Häufig (vor allem in der Hausarztpraxis): Urinstatus, großes Blutbild, Blutglukose, Harnstoff und Elektrolyte, Kalzium i. S.
Gelegentlich (vor allem in der Klinik): Parathormon, ADH, Durstversuch, CT/MRT.
In Spezialfällen: Sonographie, Nierenbiopsie

- Teststreifenuntersuchung: für Glukose und Ketonkörper bei Diabetes, spezifisches Gewicht im Hinblick auf eine Dehydratation; niedrig bei Diabetes insipidus.
- Großes Blutbild: Hämatokrit bei Dehydratation; Leukozytenzahl bei signifikanten Infektionen erhöht; normochrome Anämie bei Nierenversagen.
- Nüchternblutzucker: zur Bestätigung eines Diabetes (im Notfall Kapillarblut und Teststreifen).
- Harnstoff und Elektrolyte, Plasmaosmolalität: zur Bestimmung von Nierenfunktion, Hydratationsniveau und Elektrolytabweichungen.
- Kalzium i. S.: erhöht bei Hyperkalzämie.
- Parathormon: erhöht bei Hyperparathyreoidismus.
- Durstversuch, CT/MRT: bei Verdacht auf zentralen Diabetes insipidus.
- Nierensonographie und -biopsie: bei Verdacht auf chronisches Nierenversagen.

Wichtige Hinweise

- Patienten mit Durst bringe das Symptom oft mit Diabetes in Verbindung. Versichern Sie ihnen, dass Sie sie daraufhin untersuchen werden.
- Versuchen Sie, gut zwischen Durst und Mundtrockenheit zu unterscheiden. Obwohl es zu Überschneidungen kommt, sind doch viele Ursachen unterschiedlich.
- Mundtrockenheit in der Nacht und am frühen Morgen kann auf eine Mundatmung infolge einer verstopften Nase hindeuten, was eine oft übersehene Ursache ist.

Alarmsignale

- Ältere Patienten mit neu aufgetretenem Diabetes klagen eher über Mundtrockenheit als über Durst.
- Denken Sie in nicht akuten Fällen nach dem Ausschluss eines Diabetes bei deutlicher aber erst kurzer Symptomatik auch an andere und seltenere Ursachen.
- Signifikanter Durst kann bei terminalen Erkrankungen durch eine Hyperkalzämie verursacht werden.
- Starker Durst bei akuten Erkrankungen muss nicht Ausdruck einer Dehydratation sein, sondern kann auch einen akut einsetzenden Diabetes anzeigen.

Fieber (anhaltend)

In der Hausarztpraxis hat man es tagtäglich mit fieberhaften Erkrankungen zu tun. Die weitaus meisten Erkrankungen werden von Viren verursacht und sind selbstlimitierend. In diesem Kapitel geht es jedoch um einen etwas anderen und viel selteneren Verlauf, d.h. um eine länger als 3 Wochen erhöhte Temperatur, wobei das Fieber anhaltend oder auch rezidivierend sein kann. Es gibt dafür mehr mögliche Gründe als hier aufgeführt werden können, doch haben wir hier die in der Hausarztpraxis wahrscheinlichsten aufgelistet.

Ursachen

Häufig

- Pfeiffer-Drüsenfieber
- Abszess (irgendwo)
- chronische Pyelonephritis (rezidivierender Harnwegsinfekt)
- Karzinom (vor allem bronchial)
- rheumatoide Arthritis

Gelegentlich

- Lymphom und Leukämie
- systemischer Lupus erythematodes, Periarteriitis nodosa, Polymyositis
- Crohn-Krankheit und Colitis ulcerosa
- Medikamentenüberempfindlichkeit

Selten

- Malaria und andere Tropenkrankheiten
- Lyme-Krankheit
- Tuberkulose, Syphilis
- Aktinomykose
- HIV-Infektion: AIDS
- infektiöse Endokarditis
- künstlich

	Pfeiffer-Drüsenfieber	Abszess	Harnwegsinfekt	Karzinom	Rheumatoide Arthritis
generalisierte Lymphadenopathie	eventuell	nein	nein	eventuell	eventuell
lokale Lymphadenopathie	eventuell	ja	nein	eventuell	nein
häufige Miktion	nein	nein	ja	nein	nein
rapider Gewichtsverlust	eventuell	eventuell	nein	ja	eventuell
Gelenkschwellung	nein	nein	nein	eventuell	ja

Untersuchungen

Standard: großes Blutbild, BSR/CRP, Leberwerte, Harnstoff und Elektrolyte, Urinstatus, Mittelstrahlurin
Gelegentlich: Paul-Bunnell-Reaktion, Thoraxröntgen, Autoimmunscreening
In Spezialfällen: Blutkultur, Blutausstrich im Hinblick auf Malaria, Syphilisserologie, HIV-Test und zahlreiche klinikgestützte Untersuchungen

- Großes Blutbild, BSR/CRP, Harnstoff und Elektrolyte, Leberwerte: Eine Anämie findet sich bei vielen Erkrankungen (z. B. bei malignen Prozessen, Bindegewebserkrankungen). Die Leukozytenzahl ist bei vielen entzündlichen oder infektiösen Prozessen erhöht und auch die Blutzusammensetzung abweichend. Erhöhte BSR-/CRP-Werte sind unspezifische Befunde, die bei vielen der aufgeführten Erkrankungen vorkommen. Anormale Harnstoff-, Elektrolyt- oder Leberwerte können auf ein zugrunde liegendes renales oder hepatisches Problem hinweisen.
- Urinstatus, Mittelstrahlurin: hilfreich bei Proteinurie, Hämaturie und beim Nachweis einer Infektion bei chronischer Pyelonephritis.
- Paul-Bunnell-Reaktion: kann bei Pfeiffer-Drüsenfieber positiv sein.
- Thoraxröntgen: gibt Hinweise auf maligne Prozesse (z. B. in der Lunge, Lymphom), okkulte Infektionen und Tuberkulose.

- Autoimmunscreening: liefert Belege für Bindegewebserkrankungen.
- Klinikgestützte Untersuchungen: Zahlreiche Tests werden vom Spezialisten nur in Fällen durchgeführt, die auch nach der initialen Untersuchung und den Standarduntersuchungen unklar bleiben. Dazu zählen weitere mikrobiologische Tests (z. B. Stuhl, Blutkulturen), Bluttests (z. B. auf Malaria, Syphilis und HIV), Knochenszintigraphie, Sonographie und CT (im Hinblick auf okkulte Infekte oder maligne Prozesse), Tuberkulintest (bei denkbarer Tuberkulose) und Spezialtests auf Tropenkrankheiten.

Wichtige Hinweise

- Anhaltendes Fieber ist normalerweise ein ungewöhnliches Symptom für eine gewöhnliche Erkrankung (außer bei kürzlichen Auslandsreisen). Verfolgen Sie die Situation engmaschig und fordern Sie den Patienten auf, bei neu auftretenden Symptomen Bescheid zu geben, weil diese dann der Diagnosefindung dienen könnten.
- Überweisen Sie den Patienten frühzeitig, wenn er sich krank fühlt und Gewicht verliert. Tun Sie das nicht, müssen Sie selbst die weiteren Untersuchungen arrangieren.
- Nehmen Sie die Angaben des Patienten zu diesem Symptom nicht ungeprüft hin. Gesichtsröte oder Schweißausbrüche können auch als «Fieber» fehlinterpretiert werden. Im Zweifel fordern Sie den Patienten auf, seine Körpertemperatur (möglichst rektal gemessen) über einen gewissen Zeitraum aufzuzeichnen.
- Fragen Sie immer nach Reisen in der jüngeren Vergangenheit und speziell auch nach Insektenstichen und der Compliance während der Malariaprophylaxe. Denken Sie auch an die Fragen zur Beschäftigung und zum Kontakt zu möglicherweise infektiösen Personen.

Alarmsignale

- Die Tuberkulose ist zwar selten, aber in Europa wieder zunehmend. Denken Sie an diese Möglichkeit vor allem bei Zuwanderern aus Asien und bei Obdachlosen.
- Juckreiz in Kombination mit anhaltendem Fieber lenkt den Verdacht auf eine Leukämie oder ein Lymphom.

- Patienten mit unklarem Fieber nach einer Reise in exotische Gegenden überweisen Sie am besten an ein tropenmedizinisches Institut. In diesen Fällen gibt es noch weit mehr Differenzialdiagnosen und die Wahrscheinlichkeit einer seltenen Ursache ist viel höher.
- Ein artifiziell erzeugtes anhaltendes Fieber ist zwar selten, aber in den Gesundheitsberufen anscheinend verbreiteter. Denken Sie daran, wenn Sie auf einen in der Medizin tätigen Patienten mit scheinbarem Fieber treffen, der sich nie heiß anfühlt und scheinbar auch nie schlecht fühlt, vor allem wenn die Basisuntersuchungen alle negativ sind.
- Denken Sie bei Patienten mit einem Herzgeräusch an die Möglichkeit einer infektiösen Endokarditis.

Flush

Von diesem Symptom sind häufiger Frauen als Männer betroffen, und das liegt nicht nur an seiner kosmetischen Bedeutung, sondern auch daran, dass die meisten Fälle in der Menopause auftreten. Es unterscheidet sich vom emotionalen Erröten durch den Zusammenhang, in dem es auftritt, sowie durch seine Stärke, Dauer und Ausdehnung.

Ursachen

Häufig

- Menopause
- chronischer Alkoholmissbrauch
- Rosazea
- iatrogen (z. B. Kalziumantagonisten)
- somatoforme Störung

Gelegentlich

- Polycythaemia rubra vera
- Hyperthyreoidismus
- Medikamenten-Alkohol-Wechselwirkung: Metronidazol, Disulfiram
- Mitralklappenläsion (Wangenröte, Facies mitralis)
- Hyperglykämie und Hypoglykämie
- Epilepsie (Aura)

Selten

- Karzinoid
- Phäochromozytom
- Zollinger-Ellison-Syndrom
- systemische Mastozytose
- ACTH-sezernierendes bronchogenes Karzinom und Cushing-Krankheit

	Menopause	Alkohol	Rosazea	Iatrogen	Somatoforme Störung
anhaltend	nein	eventuell	eventuell	eventuell	nein
Gewichtsabnahme	nein	eventuell	nein	nein	eventuell
Gesichtspapeln	nein	nein	ja	nein	nein
Tremor	nein	eventuell	nein	nein	ja
lange Vorgeschichte	eventuell	ja	eventuell	nein	eventuell

Untersuchungen

Standard: keine
Gelegentlich: großes Blutbild, Leberwerte, Schilddrüsenfunktionstests, Blutglukose
In Spezialfällen: Echokardiogramm, EEG, 5-Hydroxyindolessigsäure und Vanillinmandelsäure im Urin, Gastrinspiegel, weitere endokrinologische Spezialuntersuchungen

- Großes Blutbild: Hb-Wert und Hämatokrit bei Polyzythämie erhöht (eventuell auch erhöhte Thrombozyten- und Leukozytenzahl), MCV bei chronischem Alkoholmissbrauch erhöht.
- Labor: Leberwerte und γ-GT bei Alkoholmissbrauch auffällig. Die Schilddrüsenfunktionstests zeigen einen möglichen Hyperthyreoidismus an.
- Blutzucker: wegen Hypo- oder Hyperglykämie.
- FSH/LH: nur begrenzter Nutzen, da die Werte nicht gut mit der Symptomatik korrelieren (nur zur Abklärung einer vorzeitigen Menopause).
- Echokardiographie: bei Verdacht auf Mitralstenose.
- EEG: bei eventueller Epilepsie.
- Spezialuntersuchungen umfassen eventuell folgende Bestimmungen: 5-Hydroxyindolessigsäure (Karzinoid) und Vanillinmandelsäure (Phäochromozytom) im Urin, Gastrinspiegel (Zollinger-Ellison-Syndrom) und weitere endokrinologische Spezialuntersuchungen (z. B. auf Cushing-Krankheit).

Wichtige Hinweise

- Die meisten Frauen, die über Gesichtsröte klagen, vermuten dahinter die Menopause. Sprechen Sie diese Möglichkeit während des Arztbesuches an, vor allem, wenn es sich um junge Frauen handelt, die eine vorzeitige Menopause fürchten.
- Eine anhaltende Gesichtsröte bei älteren Männern geht wahrscheinlich auf reichlichen Alkoholkonsum, eine Polyzythämie oder auf Rosazea zurück.
- Eine somatoforme Störung ist oft die wahrscheinlichste Ursache, doch darf man nicht vergessen, dass ein Hyperthyreoidismus ganz ähnliche Symptome hervorrufen kann.
- Die Unterscheidung zwischen somatoformer Störung und menopausalen Symptomen bei einer Frau im entsprechenden Alter kann schwierig sein. Wacht die Frau auch in der Nacht mit Schweißausbrüchen auf, spricht dies eher für die Menopause als Ursache, doch ist die Nagelprobe der Behandlungsversuch (Achtung wegen initialer Placeboreaktion).

Alarmsignale

- Durchfall und Dyspnoe mit Gesichtsröte nach Alkoholkonsum, nach Mahlzeiten und nach dem Training können für ein Karzinoidsyndrom sprechen.
- Eine Gesichtsröte nach einer episodenhaften Bewusstseinstrübung zeigt eine relevante Ursache wie rezidivierende Hypoglykämien oder Epilepsie an.
- Erliegen Sie nicht der Versuchung, das Symptom dem emotionalen Erröten zuzuschreiben. Auch wenn es verbreitet ist, bleibt es doch unwahrscheinlich, es als Symptom in der Hausarztpraxis zu sehen.
- Einer neu aufgetretenen schweren Gesichtsröte, die offenbar nicht menopausal oder emotional bedingt ist, kann eine echte Pathologie zugrunde liegen, besonders wenn weitere Symptome präsent sind. Zögern Sie in diesen Fällen nicht zulange damit, den Patienten für weitere Untersuchungen und/oder eine fachärztliche Begutachtung zu überweisen.

Gelbsucht

Selten kommen die Patienten in die Praxis und klagen darüber, «gelb geworden» zu sein. Häufiger, wenn auch noch zu selten, registriert der Hausarzt den Ikterus während der Untersuchung. Durch eine systematische klinische Untersuchung lässt sich in Verbindung mit den relevanten Laborwerten die Ursache bestimmen.

Ursachen

Häufig

- Gallensteine im Ductus choledochus
- Virushepatitis (z. B. Pfeiffer-Drüsenfieber, Hepatitis A, B, C)
- Pankreaskopfkarzinom
- Leberkarzinom (meist Metastasen)
- alkoholische Leberzirrhose

Gelegentlich

- alkoholische Hepatitis
- primäre biliäre Zirrhose
- Medikamente: Chlorpromazin, Isoniazid, anabole Steroide, Methyldopa, Paracetamol-Überdosierung
- hämolytische Anämie (zahlreiche Ursachen, z. B. Autoimmunerkrankungen, Malaria, Medikamente)
- Venenstauung: Herzinsuffizienz, konstriktive Perikarditis
- Cholangitis (mit nachfolgender Striktur des Ductus choledochus)
- Pankreatitis

Selten

- Gallengangskarzinom
- Leptospirose
- Rotor-, Dubin-Johnson- und Mirizzi-Syndrom
- Cholestase oder Fettleber in der Schwangerschaft

- genetisch: Gilbert-Meulengracht-Krankheit, Wilson-Krankheit, α_1-Antitrypsinmangel, Galaktosämie, Glykogenspeicherkrankheit, Hämochromatose
- Amyloidose

	Gallensteine	Hepatitis	Pankreaskopfkarzinom	Metastasen	Alkoholische Zirrhose
Fieber	eventuell	ja	nein	nein	nein
Kolikschmerz im rechten oberen Quadranten	ja	nein	nein	nein	nein
rapider Gewichtsverlust	nein	eventuell	ja	ja	nein
entfärbter Stuhl, dunkler Urin	ja	eventuell	ja	nein	nein
epigastrische Raumforderung	nein	nein	ja	eventuell	nein

Untersuchungen

Standard: Urinstatus, großes Blutbild, Leberwerte, Hepatitisserologie
Gelegentlich: Sonographie, antimitochondriale Antikörper
In Spezialfällen: Serum-Amylase, Spezialuntersuchungen in der Klinik (z. B. ERCP, Leberbiopsie)

- Urinstatus: Findet sich Bilirubin im Urin, handelt es sich um einen cholestatischen Ikterus. Ist auch Urobilinogen dabei, ist er hepatozellulär, und wenn nicht, obstruktiv.
- Leberwerte: Bilirubin ist bei biliärer Obstruktion sehr hoch. AST und ALT sind bei hepatischer Genese erhöht. Die alkalische Phosphatase ist bei hepatischen Ursachen etwas erhöht und deutlich bei biliärer Obstruktion und primärer biliärer Zirrhose.
- Großes Blutbild: Anämie bei chronischer Erkrankung; erhöhte Leukozytenzahl bei Hepatitis; eventuell Makrozytose, Retikulozytose und andere Erythrozytenanomalien bei hämolytischer Anämie. Das MCV ist bei Alkoholmissbrauch erhöht.

- Hepatitisserologie: kann die Ursachen einer Virushepatitis ausmachen.
- Serum-Amylase: bei Pankreatitis erhöht.
- Antimitochondriale Antikörper: bei primärer biliärer Zirrhose in über 95 % positiv.
- Sonographie: hilfreich in der Beurteilung von Leber, Pankreas und Gallenblase; kann Steine, Primärtumoren und Metastasen anzeigen.
- Nach Überweisung werden eventuell noch verschiedene andere diagnostische Tests durchgeführt, wie z. B. ERCP und Leberbiopsie.

Wichtige Hinweise

- Schauen Sie den Patienten an: Einen relevanten Ikterus erkennen Sie wahrscheinlich auf den ersten Blick.
- Bei jüngeren Patienten liegt wahrscheinlich eine Virushepatitis zugrunde, bei älteren gibt es weit mehr Differenzialdiagnosen.
- Vergessen Sie nicht die iatrogenen Ursachen. Und: Ein Ikterus steht für eine Leberdysfunktion, also überlegen Sie es sich gut, ob und welche Medikamente Sie verschreiben.
- Fühlt sich der Patient gut und klagt weder über Fieber noch über Schmerzen, ist es vertretbar, die initialen Untersuchungen vor allem der Leberwerte durchzuführen, und dem Patienten einen weiteren Termin in 1–2 Tagen zu geben. In den meisten anderen Fällen ist eine Überweisung erforderlich.

Alarmsignale

- Fragen Sie in Fällen von plötzlicher Gelbsucht mit Fieber auch nach Auslandsreisen oder Kontakt mit Reisenden, Drogenkonsum und Sexualkontakten.
- Eine schmerzlose progrediente Gelbsucht lenkt den Verdacht auf ein Pankreaskarzinom. Überweisen Sie den Patienten umgehend.
- Eine vergrößerte, knotige und harte Leber wird nahezu immer durch Metastasen verursacht.
- Achtung bei Unruhe, Konzentrationsstörungen und Benommenheit. Dahinter steckt mitunter ein fulminantes Leberversagen.

Gewichtsverlust

Die Bedeutung eines Gewichtsverlustes darf nicht unterschätzt werden. In etwa 30 % der Fälle findet sich keine bestimmte Ursache, doch bei den Übrigen ist die Ursache ernst. Die wenigsten davon haben eine psychiatrische Erkrankung, 90 % eine Organerkrankung. Von Anfang an ist eine gründliche Untersuchung und Einschätzung unabdingbar.

Ursachen

Häufig

- «normale» stressende Life Events ohne psychiatrische Erkrankung (z. B. Arbeitsplatzwechsel, Scheidung, Arbeitslosigkeit, Trauerfall, Prüfungsdruck)
- depressive Störung
- Essstörung: Anorexia nervosa und Bulimia nervosa
- Hyperthyreoidismus: Thyreotoxikose, iatrogen (übermäßige Hormonsubstitution)
- maligner Prozess

Gelegentlich

- jede terminale Erkrankung (z. B. Malignität, Motoneuronerkrankung)
- Substanzmissbrauch: Alkohol, Opiate, Amphetamine, Laxantien
- Organversagen: kardial, renal und hepatisch
- undiagnostizierter Diabetes mellitus
- chronische Entzündungen (z. B. rheumatoide Arthritis, SLE)
- gastrointestinale Erkrankung (z. B. Ulcus pepticum, entzündliche Darmerkrankung, Zöliakie, Parasitose)

Selten

- jeder chronische Infekt (besonders Tuberkulose)
- endokrine Störung: Addison-Krankheit, Phäochromozytom

- AIDS
- Malnutrition (selten in den entwickelten Ländern; weltweit verbreitet)

	Normaler Stress	Depression	Essstörung	Hyperthyreoidismus	Malignität
milde Ängste	ja	eventuell	nein	nein	nein
Appetitstörung	eventuell	ja	nein	nein	ja
gestörtes Körperbild	nein	nein	ja	nein	nein
rezidivierendes Problem	ja	eventuell	eventuell	eventuell	nein
schwere Erkrankung	nein	ja	nein	eventuell	ja

Untersuchungen

Standard: Urinstatus, großes Blutbild, BSR/CRP, Schilddrüsenfunktionstests, Harnstoff und Elektrolyte, Leberwerte, Thoraxröntgen
Gelegentlich: Autoimmunscreening, HIV-Test, andere klinikgestützte Untersuchungen
In Spezialfällen: keine

- Urinstatus: bei möglicherweise unbekanntem Diabetes; Proteinurie bei Nierenversagen.
- Großes Blutbild und BSR/CRP: Hb-Wert eventuell vermindert und BSR-/CRP-Werte bei Malignität und allen chronischen Erkrankungen erhöht.
- Harnstoff und Elektrolyte: anormale Werte bei Nierenversagen und manchmal bei Essstörungen; bei Addison-Krankheit Natrium vermindert, Kalium und Harnstoff erhöht.
- Schilddrüsenfunktionstests: bestätigen einen Hyperthyreoidismus.
- Leberwerte: anormal bei Alkoholismus und Lebererkrankungen.
- Autoimmunscreening: eventuell hilfreich bei Verdacht auf Bindegewebserkrankungen.
- HIV-Test: bei Verdacht auf AIDS.

- Thoraxröntgen: kann ein Karzinom, eine Tuberkulose, eine Lymphadenopathie oder eine Herzinsuffizienz belegen.
- Andere, meist klinikgestützte Untersuchungen: je nach der Begleitsymptomatik des Gewichtsverlustes und den Ergebnissen der vorherigen Untersuchungen.

Wichtige Hinweise

- Ein Gewichtsverlust muss ernst genommen werden, doch kann die Bewertung komplex und zeitaufwendig sein. Wenn die Gewichtsabnahme praktisch nebenbei am Ende der Konsultation wegen eines anderen Beschwerdebildes erwähnt wird, können Sie den normalen Ablauf umkehren, indem Sie zunächst Blut- und Urintests einleiten und dem Patienten dann einen weiteren Praxistermin für eine eingehendere Untersuchung anbieten. An diesem liegen dann auch die Ergebnisse der Laboruntersuchungen vor.
- Stellen Sie fest, ob es früher schon einmal Phasen mit Gewichtsrückgang gab. Manche Patienten geben an oder ihre Aufzeichnungen belegen, dass sie unter Stress immer an Gewicht verlieren.
- Überprüfen Sie, ob der Patient tatsächlich Gewicht verloren hat. Die Anamnese kann unklar bleiben, und oft gibt es Aufzeichnungen über das frühere Gewicht (z. B. von einem anderen Arzt oder einer Vorsorgeuntersuchung).
- Schauen Sie den Patienten gut an. Bei offensichtlicher Kachexie liegt eine signifikante Erkrankung zugrunde, und eine Überweisung mit gründlichen Untersuchungen ist notwendig.

Alarmsignale

- Ein rascher Gewichtsverlust mit allgemeinem Krankheitsgefühl und respiratorischen oder gastrointestinalen Symptomen spricht unbedingt für eine organische Ursache.
- Denken Sie bei jungen Frauen an eine Essstörung. Achten Sie auf Hinweise für säurebedingte Zahnerosionen an der Innenseite der oberen Zähne als zusätzlichem Hinweis für wiederholtes Erbrechen.
- Ein Gewichtsverlust bei einem Kind geht entweder auf eine signifikante Organerkrankung oder einen emotionalen Missbrauch zurück. Achten Sie bei der körperlichen Untersuchung auf Zeichen für eine Kindesmisshandlung.

- Eine Depression mit Gewichtsverlust ist eine schwierige Kombination. Die Depression kann der Ausgangspunkt sein, oder die gedrückte Stimmung ist die Folge einer physischen Erkrankung. In jedem Fall dürfen Sie keine signifikante Depression bei Ihren Untersuchungen übersehen. Sie können eine antidepressive Behandlung beginnen, während Sie weiterhin organische Ursachen ausschließen, sofern Sie dem Patienten Ihr Vorgehen erklären.

Gewichtszunahme

Die weitaus häufigste Ursache dieses Problems ist die simple Adipositas. Frauen sind doppelt so häufig betroffen und besuchen auch häufiger deswegen den Hausarzt. Es kann sich dabei um das vorrangige Problem handeln oder auch um ein «Wenn-ich-schon-mal-hier-bin»-Symptom. Jedenfalls ist es für die meisten Hausärzte kein Lieblingssymptom, da die Patienten oft unrealistische Erwartungen dazu haben, was der Arzt für sie erreichen kann.

Ursachen

Häufig

- simple Adipositas (oft erbliche Komponente bei schlechter Ernährung und Bewegungsmangel)
- Hypothyreose
- Schwangerschaft
- Ödeme unterschiedlicher Genese (z. B. Herzinsuffizienz, Nierenversagen, Leberversagen)
- Alkoholexzess

Gelegentlich

- Menopause
- iatrogen (z. B. Steroide, Insulin, Sulfonylharnstoff, Östrogen, Pizotifen)
- polyzystische Ovarien
- große einzelne Ovarialzyste
- Einschränkung der Beweglichkeit aus körperlichen oder mentalen Gründen (z. B. Schlaganfall, Down-Syndrom)

Selten

- Missbrauch anaboler Steroide
- Cushing-Krankheit
- hypothalamische Läsion oder Hypopituitarismus
- Insulinom
- seltene genetische Syndrome wie z. B. das Prader-Willi-Syndrom

	Adipositas	Hypothyreose	Schwangerschaft	Ödem	Alkohol
eindrückbares Ödem	eventuell	nein	eventuell	ja	eventuell
nur Zunahme des Bauchumfangs	nein	nein	ja	nein	eventuell
lange Anamnese	ja	eventuell	nein	eventuell	eventuell
palpable Leber	nein	nein	nein	eventuell	eventuell
ansonsten gesund	ja	eventuell	eventuell	nein	nein

Untersuchungen

Standard: Schilddrüsenfunktionstests
Gelegentlich: Urinstatus, großes Blutbild, Leberwerte, Harnstoff und Elektrolyte, Schwangerschaftstest, Herzuntersuchungen (wenn eine Herzinsuffizienz als mögliche Ursache infrage kommt), Beckensonographie
In Spezialfällen: Klinikuntersuchungen auf endokrine Dysfunktionen

- Urinstatus: Proteinurie bei Ödemen mit renaler Ursache möglich.
- Großes Blutbild: Anämie kann Herzinsuffizienz befördern; MCV bei Hypothyreose und Alkoholmissbrauch erhöht.
- Schilddrüsenfunktionstests: offenbart eine Hypothyreose.
- Harnstoff und Elektrolyte: anormale Werte bei Nierenversagen und Cushing-Krankheit.
- Leberwerte: Prüfung auf Leberversagen, Hinweise auf einen Alkoholmissbrauch und hypoproteinämische Zustände.
- Schwangerschaftstest: zum Ausschluss einer Schwangerschaft, wenn diese Möglichkeit besteht.
- Beckensonographie: kann einen Aszites, Ovarialzysten und eine Schwangerschaft bestätigen.
- Herzuntersuchungen: Thoraxröntgen, EKG, BNP und Echokardiographie, eine Herzinsuffizienz als mögliche Ursache infrage kommt.
- Klinikuntersuchungen auf endokrine Dysfunktionen: bei Insulinom, Hypopituitarismus, Cushing-Krankheit.

Wichtige Hinweise

- Die Patienten stellen sich mit einer Gewichtszunahme bei Ihnen vor, wenn es sich entweder um ein sehr langwieriges oder ein stark schwankendes Problem handelt. Oft wissen sie genau, was sie wollen, wie z. B. einen Bluttest oder Medikamente. Man kann viel Zeit damit vergeuden, dem Patienten ungefragt Ratschläge zur Ernährung und zur körperlichen Bewegung zu geben, die der Patient aber alle schon kennt. Stellen Sie frühzeitig fest, was genau der Patient erwartet.
- Eltern, die sich Sorgen um die Gewichtszunahme ihres Kindes machen, wollen häufig hören, dass das Kind «nichts an den Drüsen» hat. Wenn die Größe des Kindes im richtigen Verhältnis zu seinem Gewicht steht oder die Eltern eine ähnliche Konstitution besitzen und das Kind darüber hinaus gesund ist, wird das Kind höchstwahrscheinlich keine verborgene Krankheit haben.
- Patienten mit einem Down-Syndrom haben relativ oft eine Hypothyreose. Denken Sie an diese Möglichkeit, wenn ein Patient mit Down-Syndrom eine unerklärliche Gewichtszunahme aufweist.
- Weitere Untersuchungen sind gewöhnlich nicht erforderlich, doch können sie sinnvoll sein, um die eigentliche Ursache angehen zu können.

Alarmsignale

- Die Korrektur einer Hypothyreose führt womöglich nicht zur Beseitigung eines Übergewichtes, sondern legt nur eine darunter liegende einfache Adipositas offen. Wecken Sie hier keine falschen Hoffnungen.
- Stellen Sie fest, ob die Gewichtszunahme den gesamten Körper betrifft, oder ob es sich um eine vorwiegend abdominale Umfangszunahme handelt, was dann für Schwangerschaft, Aszites oder eine große Ovarialzyste spricht.
- Hat die Gewichtszunahme bei einem älteren Patienten erst kürzlich eingesetzt, spricht dies eher für eine Stauungsinsuffizienz oder eine mögliche Hypothyreose.
- Junge Frauen wollen die Diagnose Schwangerschaft als Ursache ihrer Gewichtszunahme nicht wahrhaben oder haben sie gar nicht in Betracht gezogen. Führen Sie im Zweifel einen Schwangerschaftstest durch.

- Der Gewinn durch eine normale Blutuntersuchung ist gering. Erwägen Sie jedoch weitere Untersuchungen, wenn sich der Patient krank fühlt oder die Anamnese untypisch ist.

Juckreiz

Pruritus ist das häufigste dermatologische Problem in der Hausarztpraxis. Er ist oft sehr belastend und kann die Lebensqualität erheblich beeinträchtigen, indem er z. B. den normalen Schlaf behindert. Sie sollten ihn also sehr ernst nehmen. In der Mehrheit der Fälle führt bereits eine gründliche Anamnese zur Diagnose. Die übrigen Fälle lassen sich durch eine gründliche Untersuchung und nachfolgende Tests klären. Die Überweisung zum Hautarzt ist nur das letzte Mittel zur Ermittlung der Diagnose.

Ursachen

Häufig

- Kontaktallergie (Kontaktdermatitis)
- Krätze (und andere Pedikulosen)
- atopisches Ekzem
- Pityriasis rosea
- Psoriasis

Gelegentlich

- Urtikaria (z. B. Nahrungsmittel- oder Medikamentenallergie)
- Gelbsucht unterschiedlicher Genese
- Eisenmangelanämie
- endokrin: Diabetes mellitus, Hypo- u. Hyperthyreoidismus
- Nierenversagen (Urämie)
- Lichen ruber planus
- Milaria rubra

Selten

- Herpes gestationis
- Dermatitis herpetiformis
- psychogen (einschließlich Dermatitis artefacta)
- Leukämie und myeloproliferative Erkrankungen
- einfacher Pruritus: ohne erkennbare Ursache
- Medikamentennebenwirkung (mit oder ohne Ausschlag)

	Kontaktallergie	Krätze	Atopisches Ekzem	Pityriasis rosea	Psoriasis
anamnestisch Kontakt mit chemischen Substanzen	ja	nein	eventuell	nein	nein
ausgedehnter Juckreiz	eventuell	ja	eventuell	ja	nein
Zunahme in der Nacht	nein	ja	eventuell	nein	nein
überwiegend in den Beuge-partien	nein	nein	ja	nein	nein
überwiegend auf den Streckseiten	eventuell	nein	nein	nein	ja

Untersuchungen

Standard: keine
Gelegentlich: Urinstatus, Blutglukose, großes Blutbild, BSR, Harnstoff und Elektrolyte, Leberwerte, Schilddrüsenfunktionstests
In Spezialfällen: keine

- Urin: Teststreifenuntersuchung wegen Glykosurie (wenn positive Blutglukose).
- Großes Blutbild: zeigt Eisenmangelanämie und Polyzythämie; Eosinophilie bei Allergie; Leukozytenzahl bei Leukämie eventuell sehr hoch; BSR kann bei Lymphom erhöht sein.
- Harnstoff und Elektrolyte: belegen eine Urämie.
- Leberwerte: anomale Leberenzymwerte und erhöhtes Bilirubin bei Lebererkrankungen.
- Schilddrüsenfunktionstests: Hypo- und Hyperthyreoidismus können zu Hautveränderungen mit Juckreiz führen.

Wichtige Hinweise

- Ein juckender, unklarer Ausschlag, der sich in der Nacht verstärkt, ist wahrscheinlich eine Krätze, vor allem wenn auch Kontaktpersonen betroffen sind.
- Weisen Sie den Patienten darauf hin, dass bei der Krätzebehandlung die volle Remission der Beschwerden 1–2 Wochen dauern kann, da der Patient die Behandlung anderenfalls eventuell mehrfach durchführt, was zu chemischen Reizungen und diagnostischen Verwirrungen führen kann.
- In der Literatur steht mitunter, dass eine Psoriasis nicht juckt, was jedoch nicht stimmt. Lassen Sie die Diagnose also nicht völlig außer Acht.
- Bei einer einzigen Episode von Urtikaria ist das verantwortliche Allergen gewöhnlich nur sehr schwer zu identifizieren. Fordern Sie den Patienten auf, eine Liste mit allen zu sich genommenen Nahrungsmitteln und Medikamenten anzulegen, sodass der Auslöser bei erneutem Auftreten identifiziert werden kann.

Alarmsignale

- Ist keine eindeutige Ursache erkennbar, untersuchen Sie das Abdomen und die Lymphknoten, um keine Lymphadenopathie oder eine Vergrößerung von Leber, Milz oder Nieren zu übersehen.
- Untersuchen Sie auch den Juckreiz bei übel riechenden Patienten mit mangelhafter Körperhygiene, die andere Ursachen überlagern kann.
- Achtung bei scheinbaren floriden Ekzemen bei älteren Patienten, die erstmalig auftreten. Dabei kann es sich auch um die Manifestation einer schweren Pathologie handeln.
- Denken Sie auch an die möglichen iatrogenen Ursachen und fragen Sie gründlich nach allen kürzlich eingenommenen oder verordneten Medikamenten.

Lymphknotenschwellung

Es gibt viele Ursachen für eine Lymphknotenschwellung (Lymphadenopathie), doch ist es im Allgemeinen möglich, die Liste der möglichen Ursachen auf eine überschaubare Zahl zu verkleinern, indem man aufmerksam bei der Anamnese ist und gründlich untersucht. Alter, Herkunft (oder Reiseanamnese) und Verteilung der vergrößerten Lymphknoten haben eine große differenzialdiagnostische Bedeutung.

Ursachen

Häufig

- lokale Infektion (z. B. oberer Atemwegsinfekt, Tonsillitis)
- generalisierter Virusinfekt (z. B. Pfeiffer-Drüsenfieber, Röteln)
- Malignität: Metastasen
- Leukozytenneoplasien: Lymphom, Leukämie, Myelom
- Sepsis

Gelegentlich

- Sarkoidose
- Katzenkratzkrankheit (besonders Kinder)
- Röteln/Masern
- SLE
- rheumatoide Arthritis
- tropische/subtropische Geschlechtskrankheit: Lymphogranuloma venereum und Granuloma inguinale

Selten

- Syphilis (primär oder sekundär)
- HIV: AIDS und AIDS-related-Complex (ARC)
- Tuberkulose
- tropische Infektionskrankheiten: Lepra, Filariose, Trypanosomiasis, Tularämie
- Medikamentennebenwirkung (z. B. Phenytoin, Penicillin, Sulfonamide)

	Lokale Infektion	Generalisierter Virusinfekt	Metastasen	Leukozyten-neoplasien	Sepsis
druckempfindliche Lymphknoten	ja	ja	nein	eventuell	eventuell
anhaltend (über 6 Wochen)	nein	nein	ja	ja	nein
nur regionale Lymphknoten	ja	nein	ja	eventuell	nein
derbe Splenomegalie	nein	eventuell	nein	eventuell	nein
Nachtschweiß	nein	eventuell	eventuell	ja	eventuell

Untersuchungen

Standard: keine wenn lokalisiert; großes Blutbild und BSR/CRP wenn generalisiert
Gelegentlich: Paul-Bunnell-Reaktion, Thoraxröntgen, Serum in akuter Situation und bei Rekonvaleszenz, HIV-Test, Lymphknotenbiopsie
In Spezialfällen: Autoimmunscreening, Syphilisserologie, Kulturen und Geschabsel bei Lymphogranuloma venereum und Granuloma inguinale, Kveim-Test, CT, indirekter Immunfluoreszenz-Antikörpertest auf Bartonella henselae

- Großes Blutbild: atypische Lymphozyten bei akutem Virusinfekt. Viele der aufgeführten Ursachen führen zu einer erhöhten Leukozytenzahl und BSR-/CRP-Werten. Der Hb-Wert kann bei Malignität und bei Bindegewebserkrankungen erniedrigt sein; Leukozytenzahl und Blutausstrich können ein Lymphom oder eine Leukämie belegen.
- Paul-Bunnell-Test: zum Nachweis eines Pfeiffer-Drüsenfiebers.
- Thoraxröntgen: kann ein Karzinom, eine Tuberkulose, ein Lymphom, eine Sarkoidose und die Quelle einer Sepsis anzeigen.
- Serologie: Im Akutstadium und in der Rekonvaleszenz kann das Serum den spezifischen Virusnachweis erbringen.
- Kveim-Test: bei Sarkoidose.

- CT von Bauchraum und Thorax: sensitive Untersuchung im Hinblick auf eine pelvine, paraaortale, mesenteriale, hiläre oder paratracheale Lymphknotenvergrößerung (z. B. bei Lymphom).
- Autoimmunscreening: unterstützt die Diagnostik von Bindegewebserkrankungen.
- Kulturen und Geschabsel bei Lymphogranuloma venereum und Granuloma inguinale.
- Syphilisserologie, HIV-Test: für Syphilis und AIDS.
- Indirekter Immunfluoreszenz-Antikörpertest auf Bartonella henselae: zur Identifizierung des Erregers der Katzenkratzkrankheit.
- Eine Lymphknotenbiopsie kann zur Erlangung der definitiven Diagnose erforderlich sein.

Wichtige Hinweise

- Bei Kindern sind normale Halslymphknoten oft palpabel. Sie schwellen bei oberen Atemwegsinfekten und führen dann durch besorgte Eltern, die eine schwere Erkrankung befürchten, zur Vorstellung in der Praxis.
- Beziehen Sie den Ort und die Herkunft mit ein. Ein junger mitteleuropäischer Erwachsener mit anhaltender zervikaler Lymphknotenschwellung hat wahrscheinlich ein Pfeiffer-Drüsenfieber, während in Afrika eher eine Tuberkulose verantwortlich ist. Geschwollene inguinale Lymphknoten sind hier auch am ehesten die Folge eines Lymphogranuloma venereum oder eines Granuloma inguinale.
- Viele Patienten messen geschwollenen Lymphknoten eine große Bedeutung zu. Es lohnt sich oft zu erklären, dass die Lymphadenopathie gewöhnlich Ausdruck einer funktionierenden Abwehr gegenüber einer Infektion ist und für sich keiner Behandlung bedarf, sofern sie keine ungewöhnlichen Merkmale aufweist.

Alarmsignale

- Eine unklare und anhaltende zervikale Lymphadenopathie bei Patienten mittleren und höheren Alters sollte zur umgehenden Überweisung zu einem HNO-Arzt führen, um ein Nasopharyngealkarzinom auszuschließen.
- Ein vergrößerter linksseitiger supraklavikulärer Lymphknoten bei Patienten mit Gewichtsverlust führt zum Verdacht auf ein gastrointestinales Karzinom.

- Eine generalisierte, anhaltende Lymphknotenschwellung mit Gewichtsverlust und Schweißausbrüchen bei jungen Erwachsenen lässt an das Pfeiffer-Drüsenfieber, an ein Lymphom oder an AIDS denken.
- Ein sich langsam vergrößernder, nicht empfindlicher Lymphknoten an einer ungewöhnlichen Stelle ist nicht selten bösartig.

Müdigkeit

Das Gefühl von anhaltender Müdigkeit ist ein häufiges Symptom in der Hausarztpraxis. In 85 % der Fälle ist die Ursache nach der Konsultation gefunden. Obwohl die Beschwerden in der überwiegenden Zahl der Fälle nicht organisch sind, darf natürlich die Möglichkeit einer wichtigen körperlichen Erkrankung nicht außer Acht gelassen werden. Durch einen strukturierten Ansatz kann aus dieser scheinbar undankbaren Aufgabe doch noch eine erfolgreiche Konsultation werden.

Ursachen

Häufig

- Depression
- Stress (Überarbeitung, kleine Kinder, Langeweile usw.)
- Anämie
- akutes postvirales Müdigkeitssyndrom
- Hypothyreose

Gelegentlich

- alle Ursachen der Schlaflosigkeit (s. S. 102)
- chronisches postvirales Müdigkeitssyndrom
- Organversagen (Herz, Leber, Nieren)
- Hyperthyreoidismus
- Substanzmissbrauch
- Medikamente (β-Blocker, Diuretika)

Selten

- maligne Erkrankung
- chronische Infektion (z. B. Tuberkulose)
- chronische neurologische Erkrankung (Myasthenia gravis, multiple Sklerose, Motoneuronerkrankung)
- weitere endokrine Störungen (Diabetes mellitus, Addison-Krankheit)

- Bindegewebserkrankung (rheumatoide Arthritis, Polymyalgia rheumatica, SLE)
- Kohlenmonoxidvergiftung

	Depression	Stress	Anämie	Postviral	Hypothyreose
Tages-schwankungen	ja	eventuell	nein	nein	nein
Life Events	eventuell	ja	nein	nein	nein
kürzliche Erkrankung	eventuell	eventuell	eventuell	ja	nein
Blässe von Schleimhaut/ Nagelbett	nein	nein	ja	nein	eventuell
kalte, trockene Haut	nein	nein	eventuell	nein	ja

Untersuchungen

Standard: Urinstatus, großes Blutbild

Gelegentlich: BSR/CRP, Harnstoff und Elektrolyte, Leberwerte
In Spezialfällen: Thoraxröntgen, Autoantikörperscreening

- Urinstatus: einfaches Screening auf Diabetes und Nierenerkrankungen.
- Großes Blutbild: Anämie, Infektion und Alkoholmissbrauch.
- BSR/CRP: bei vielen Ursachen erhöht; liefert keine Diagnose, aber lenkt den Verdacht auf eine mögliche körperliche Ursache.
- Harnstoff und Elektrolyte: anormale Werte bei Nierenversagen und Addison-Krankheit.
- Leberwerte: bei Lebererkrankungen (Malignität, Alkoholmissbrauch und Hepatitis).
- Autoantikörperscreening: bei Bindegewebserkrankungen.
- Thoraxröntgen: kann Malignität, Herzinsuffizienz oder Tuberkulose aufdecken.

Wichtige Hinweise

- Müdigkeit als Hauptsymptom ohne andere signifikante Symptome, wie vor allem Gewichtsverlust oder -zunahme, hat vermutlich keine organischen Ursachen.
- Je länger die Müdigkeit besteht, desto unwahrscheinlicher finden Sie eine behandelbare Ursache.
- Stellen Sie den Blickkontakt zum Patienten her und geben Sie ihm die Hand. Der erste Eindruck dazu, ob der Patient krank oder gesund ist, ist wahrscheinlich richtig.
- Wenn Sie den Verdacht auf eine Depression haben, fahnden Sie direkt nach entsprechenden weiteren Symptomen. Sie müssen keine organische Erkrankung ausschließen, wenn Sie eine mutmaßliche Diagnose dieser Art stellen können.
- Die angeforderten Untersuchungen haben oft eher therapeutische als diagnostischen Charakter.
- Erkundigen Sie sich, ob andere Personen im Haushalt gesund und wohlauf sind. Vo einer Kohlenmonoxidvergiftung sind wahrscheinlich auch andere betroffen.

Alarmsignale

- Nehmen Sie Müdigkeit in Verbindung mit Gewichtsverlust Ernst, denn diese Kombination lenkt den Verdacht auf einen malignen Prozess oder auf Hyperthyreoidismus.
- Übersehen Sie keine depressive Erkrankung, weil Sie nicht nachfragen wollen oder nicht die Ablehnung des Patienten provozieren möchten.
- Konzentrieren Sie sich auf die körperliche Untersuchung, wenn eine körperliche Erkrankung möglich erscheint. Prüfen Sie den Puls, die Farbe der Schleimhäute, die Lymphknoten, den Thorax und das Abdomen.
- Denken Sie an seltene Ursachen, wenn die Symptome zunehmen und der Patient zunehmend krank aussieht.

Schwitzen

Unter normalen Umständen werden etwa 800 ml Wasser täglich extraglandulär abgegeben, und zwar vorwiegend über die Haut. Bei exzessivem Schwitzen kann sich diese Menge leicht verdoppeln. Als Symptom ist es meistens Teil eines Bündels weiterer Probleme, sodass es nur selten vorkommt, dass sich ein Patient ausschließlich wegen zu starken Schwitzens in Ihrer Praxis meldet.

Ursachen

Häufig

- Menopause
- somatoforme Störung
- Infektionen (häufig, akut)
- Hypoglykämie: eventuell reaktiv, also nicht diabetisch
- Hyperthyreoidismus

Gelegentlich

- Medikamente und Drogen: Alkohol, trizyklische Antidepressiva, Pilocarpin
- Alkohol- und Drogenentzug
- Schock/Synkope
- starke Schmerzen
- Hyperhidrosis
- andere Infektionen, z. B. Tuberkulose, HIV, Endokarditis, Brucellose.

Selten

- Malignität (z. B. Lymphom)
- strukturelle Nervenschädigung: Hirntumoren, Rückenmarkverletzung (das Schwitzen findet dann in den betroffenen Dermatomen statt)
- idiopathische hypertrophische Osteoarthropathie: in den Hautfalten der Stirn und der Extremitäten

- Hyperpituitarismus/Akromegalie
- seltene vasoaktive Tumoren: Phäochromozytom, Karzinoid
- Bindegewebserkrankungen

	Menopause	Somatoforme Störung	Infektion	Hypoglykämie	Hyperthyreoidismus
kurze Anamnese	nein	nein	ja	ja	nein
vasokonstriktorische Haut	nein	eventuell	eventuell	ja	eventuell
erhöhte Körpertemperatur	nein	nein	ja	nein	nein
Verwirrtheit	nein	nein	eventuell	eventuell	nein
allgemeines Unwohlsein	nein	nein	ja	ja	ja

Untersuchungen

Standard: großes Blutbild, BSR/CRP, Schilddrüsenfunktionstests
Gelegentlich: FSH/LH, Leberwerte, Glukose
In Spezialfällen: Autoimmunscreening, Thoraxröntgen, Tests auf seltene Infektionen, 24-h-Sammelurin auf Katecholamine, CT/MRT

- Großes Blutbild/BSR/CRP: BSR/CRP und Leukozytenzahl bei Infektionen erhöht. Erhöhte BSR-/CRP-Werte mit Anämie weisen möglicherweise auf ein Lymphom oder andere maligne Prozesse hin.
- Schilddrüsenfunktionstests: können eine Thyreotoxikose als Ursache für chronisches Schwitzen aufzeigen.
- Glukose: bei reaktiver Hypoglykämie nur während des Schweißausbruchs nützlich.
- FSH/LH: hilft, wenn die Diagnose Menopause zweifelhaft ist.
- Leberwerte: belegen einen hohen Alkoholkonsum.
- Thoraxröntgen: kann okkulte Infektionen (vor allem Tuberkulose) oder maligne Prozesse aufdecken.
- Tests auf ungewöhnliche Infektionen: z. B. Bluttest auf HIV, Echokardiographie wegen Endokarditis.

- Autoimmunscreening: kann bei der Diagnostik von Bindegewebserkrankungen helfen.
- Mit dem 24-h-Sammelurin auf Katecholamine wird klassischerweise nach Anhaltspunkten für ein Phäochromozytom gesucht, doch macht seine geringe Spezifität den Einsatz von CT/MRT nützlicher.

Wichtige Hinweise

- Der Zeitraum seit dem Beginn der Beschwerden ist eine hilfreiche Angabe. Besteht das exzessive Schwitzen erst seit kurzer Zeit, hat es wahrscheinlich eine offensichtliche, akute Ursache. Bei längerfristig bestehender Problematik ist die Ursache wohl konstitutionell bedingt oder Ängste sind dafür verantwortlich. In mittleren Zeiträumen sind die Differenzialdiagnosen viel zahlreicher.
- Bei somatoformen Störungen ist nächtliches Schwitzen selten.
- Unterschätzen Sie nicht die möglicherweise zermürbende Wirkung einer Hyperhidrose.

Alarmsignale

- Fehlendes Fieber schließt eine Infektion nicht aus. Bei manchen Infektionen (z. B. Tuberkulose, Brucellose) und bei Lymphomen kann das Schwitzen unabhängig vom Fieber auftreten.
- Wenn das Problem fortdauert, empfiehlt sich eine vollständige Untersuchung mit besonderem Augenmerk auf Lymphknoten, Leber und Milz. Findet sich keine Ursache, sollten Sie den Patienten ohne langes Zögern zu weiteren Untersuchungen überweisen, besonders, wenn sich der Patient krank fühlt oder Gewicht verloren hat.
- Gab es in jüngerer Vergangenheit einen Auslandsaufenthalt, sollten ungewöhnliche Infektionen in Betracht gezogen werden (z. B. Tuberkulose, Typhus).
- Episodische Hautrötungen (vor allem nach Alkoholkonsum) mit Durchfall und Luftnot gehen wahrscheinlich auf eine somatoforme Störung zurück. Denken Sie jedoch auch an die seltene Möglichkeit eines Karzinoids.

Sturz ohne Bewusstseinsverlust

Dies ist bei älteren Patienten kein seltenes Symptom und kann akut oder chronisch sein. Oft ist ein Hausbesuch erforderlich, der sich im Hinblick auf die Diagnostik und den Behandlungsplan als sehr hilfreich erweisen kann. Achtung: Der Begriff Drop-Attack wird in der Literatur nicht einheitlich verwendet. Mal beschreibt er «Stürze ohne Bewusstseinsverlust», mal «Stürze mit Bewusstseinsverlust» und wird dann wieder eher als Krankheitsbezeichnung benutzt und nicht zur Symptombeschreibung. Am besten gebraucht man diesen Begriff gar nicht.

Ursachen

Häufig

- orthostatische Hypotonie
- Hirnstammischämie (vertebrobasiläre Insuffizienz)
- iatrogen (z. B. Phenothiazine, Hypoglykämie, trizyklische Antidepressiva)
- Haltungsinstabilität (Osteoarthritis, Quadrizepsschwäche)
- alle akuten Erkrankungen (z. B. Sepsis, Schlaganfall)

Gelegentlich

- Konzentrationsstörung (z. B. über Teppich stolpern)
- Sehstörungen
- akute Alkoholintoxikation und chronischer Alkoholmissbrauch
- Parkinson-Krankheit
- kardiale Arrhythmie
- alle Ursachen für Schwindel (z. B. Labyrinthitis, Menière-Krankheit) oder unspezifischen Schwankschwindel (z. B. Anämie)

Selten

- Hypothyreose
- Hydrozephalus

- Tumor im Ventrikel III
- diabetische autonome Neuropathie
- Aortenstenose
- stummer Herzinfarkt

	Orthostatische Hypotonie	Vertebrobasiläre Insuffizienz	Iatrogen	Haltungs-instabilität	Akute Erkrankung
Gelenksteifigkeit	nein	nein	nein	ja	nein
aus dem Stand heraus	ja	nein	eventuell	eventuell	ja
Verwirrtheit	nein	nein	eventuell	nein	eventuell
zahlreiche Medikamente	eventuell	nein	eventuell	nein	nein
bei Kopfwendung	nein	ja	eventuell	nein	eventuell

Untersuchungen

Standard: Urinstatus, großes Blutbild
Gelegentlich: Schilddrüsenfunktionstests, Leberwerte, EKG (oder 24-h-EKG)
In Spezialfällen: CT, Echokardiographie

- Der Urinstatus im Hinblick auf Glukose kann einen Diabetes aufdecken, der eine der Hauptgründe für eine autonome Neuropathie ist, oder einen Harnwegsinfekt anzeigen.
- Großes Blutbild: Eine Anämie führt zur Exazerbation jeder Form der orthostatischen Hypotonie oder verursacht selbst Schwindelgefühle. Eine Sepsis kommt bei erhöhter Leukozytenzahl infrage. Hohe MCV-Werte können wichtige Anhaltspunkte für einen Alkoholmissbrauch oder für Hypothyreose bieten.
- Schilddrüsenfunktionstests: Die Hypothyreose ist bei älteren Patienten nicht selten und entwickelt sich im Verborgenen.
- Leberwerte: zum Nachweis eines Alkoholmissbrauchs (γ-GT).
- EKG oder 24-h-EKG: zur Aufdeckung einer Arrhythmie, einer Reizleitungsstörung oder eines Herzinfarktes.
- CT (z. B. bei Tumoren oder Hydrozephalus) oder Echokardiographie (bei Aortenstenose) werden nach der Überweisung vom Spezialisten durchgeführt.

Wichtige Hinweise

- Versäumt man es, das Gangbild des Patienten zu analysieren, können relevante Diagnosen wie die Parkinson-Krankheit übersehen werden.
- Wiederholte Stürze sind bei älteren Patienten oft die Folge verschiedener kombinierter Faktoren, wie Sehschwäche, schlechte Beleuchtung und Stolperfallen in der Wohnung. Hier kann eine Begehung der Räumlichkeiten wertvolle Hinweise liefern.
- In der akuten Situation kann das Management mehr auf eine sichere häusliche Umgebung (z. B. durch Inanspruchnahme sozialer Dienste) gerichtet sein als auf eine genaue Diagnose.
- Unterschätzen Sie nicht die möglichen Folgen zahlreicher Verschreibungen. Versuchen Sie, die Zahl der Medikamente möglichst niedrig zu halten und überprüfen Sie regelmäßig die Therapie.

Alarmsignale

- Unterscheiden Sie bei diesem Symptom sorgfältig zwischen den Sturzursachen und signifikanten Sturzfolgen.
- Plötzlich einsetzende Stürze bei bis dahin gesunden älteren Personen sprechen für eine akute Pathologie. Zögern Sie nicht zulange damit, den Patienten für weitere Untersuchungen und/oder eine fachärztliche Begutachtung zu überweisen.
- Allmählich einsetzende wiederholte Stürze sind bei Älteren häufig multifaktoriell bedingt. Bei jüngeren Patienten ist eine spezifische Erkrankung als Ursache anzunehmen, sodass Sie den Patienten zu weiteren Untersuchungen überweisen sollten.
- Hinweise auf Verletzungen (z. B. Stauchungen oder Frakturen) und mehrfaches Erscheinen in einer Unfallambulanz deuten entweder auf eine sehr schwache und empfindliche ältere Person oder auf eine relevante ursächliche Erkrankung hin.

Allgemeinsymptome bei Kindern und Jugendlichen

Fieber bei Kindern

Wahrscheinlich führt kein anderes Symptom zu so vielen Anrufen in der Hausarztpraxis und zu so besorgten Eltern wie dieses. Fast immer liegt irgendeine Infektion zugrunde. Die Liste der infrage kommenden Erreger ist so lang, dass wir uns auf die häufig und gelegentlich in der Hausarztpraxis auftretenden Fälle konzentriert haben.

Ursachen

Häufig

- unspezifische virale obere Atemwegsinfekte, z. B. Erkältung, grippaler Infekt, Pharyngitis, Tracheitis
- Gastroenteritis
- Otitis media
- Tonsillitis
- Lungeninfekt

Gelegentlich

- Harnwegsinfekt
- Bronchiolitis
- Krupp-Husten
- häufige virale Exantheme, z. B. Windpocken, Dreitagefieber, Hand-Foot-Mouth-Disease, Ringelröteln
- Appendizitis
- Zellulitis (besonders orbital) und andere relevante Hautinfektionen, z. B. Abszess, Epidermolysis acuta toxica
- Pfeiffer-Drüsenfieber
- nach Impfungen
- Giardiasis

Selten

- Meningitis/Meningokokkensepsis
- Enzephalitis

- Hepatitis
- AIDS
- seltene Exantheme, z. B. Masern, Röteln
- Mumps
- akute Epiglottitis
- atypische Infektionen, z. B. Brucellose, Listeriose, Lyme-Krankheit, Katzenkratzkrankheit
- Tuberkulose
- Protozoonose, z. B. Kryptosporidiose, Leishmaniose, Toxoplasmose, Malaria
- eitrige Arthritis, Osteomyelitis
- Kawasaki-Krankheit

	Obere Atemwegs-infekte	Gastroenteritis	Otitis media	Tonsillitis	Lungeninfekt
prominente Halslymphknoten	eventuell	nein	eventuell	ja	eventuell
deutliche Schmerzen	nein	eventuell	ja	ja	eventuell
Lungen-auskultationsbefund	nein	nein	nein	nein	ja
Diarrhö	eventuell	ja	eventuell	eventuell	eventuell
Husten	ja	nein	eventuell	nein	ja

Untersuchungen

Normalerweise sind keine Untersuchungen in der Hausarztpraxis erforderlich. Ist ein fieberndes Kind so krank, dass weitere Nachforschungen notwendig werden, muss es für gewöhnlich auch eingewiesen werden. Der Urinstatus, als Hinweisgeber auf einen Harnwegsinfekt (vorausgesetzt, dass eine Urinprobe gewonnen werden kann), ist manchmal zur Vermeidung bzw. Rechtfertigung einer Einweisung nützlich. Wenn möglich, sollte versucht werden, Mittelstrahlurin für eine bakteriologische Untersuchung zu gewinnen.

Wichtige Hinweise

- Viele der klinischen Marker (s. Diagnosetabelle) sind unspezifisch und kommen bei vielen verschiedenen Infektionen vor. Es ist dann oft eine Frage des Ausmaßes, wie wahrscheinlich sie eine spezifische Krankheit anzeigen. So führen etwa viele Infektionen zu einer mesenterialen Adenitis mit Bauchschmerzen, doch ist z. B. bei der Untersuchung die Druckempfindlichkeit bei Appendizitis gewöhnlich viel ausgeprägter. Die Atemfrequenz ist bei allen fieberhaften Infekten erhöht, doch bei einem Lungeninfekt noch deutlicher bei gleichzeitig vorhandenem Auskultationsbefund. Es empfiehlt sich, bei der Untersuchung so gründlich wie möglich vorzugehen, um ein Maximum an klinischer Information weitergeben zu können.
- Die Eltern werden um ihr Kind besorgt sein und ganz gleich, wie einfach Ihnen die Behandlung des Problems erscheinen mag, für die Eltern erscheint es gewiss als Vorbote einer schweren Erkrankung. Verhalten Sie sich stets besonnen und freundlich, empathisch und feinfühlig.
- Bei der telefonischen Beratung klären Sie immer drei Dinge: 1. Prüfen Sie, ob die Eltern mit Ihrem Rat zufrieden sind. 2. Halten Sie einen belastbaren «Plan B» mit simplen Instruktionen für die Eltern in der Hinterhand (z. B. «Wenn nach x Stunden y nicht eingetreten ist, rufen Sie mich wieder an.»). 3. Dokumentieren Sie detailliert ihre Einschätzung und die beiden erstgenannten Punkte.
- Im Zweifel sehen Sie sich das Kind immer persönlich an. Folgen Sie Ihrem Gefühl. Wenn Sie nach einem Telefonat irgendetwas nicht in Ruhe lässt, rufen Sie zurück und bestellen den Patienten ein oder arrangieren einen Hausbesuch. Dies wird man Ihnen nie als Unsicherheit, sondern als Gewissenhaftigkeit auslegen.
- Es gibt keinen physiologischen Grund dafür, warum ein Säugling bei der Zahnung Fieber entwickeln sollte, und dennoch passiert es manchen Babys. Das Fieber bei Zahnung ist nie hoch, und gewöhnlich dauert es höchstens 24 Stunden, während das Fieber bei einem Virusinfekt mehrere Tage andauern kann.
- Kontrollieren Sie bei Kindern nach der Diagnose eines Harnwegsinfektes immer den Verlauf unter Berücksichtigung des Alters nach den aktuellen Leitlinien.
- Es ist sehr einfach, die erhobenen klinischen Befunde auszudrucken und den Eltern auszuhändigen. Dies kann von unschätzbarem Wert für die Eltern (und den Krankenhausarzt) sein, wenn das Kind später vom Bereitschaftsdienst oder im Krankenhaus

vorgestellt werden muss und die klinischen Befunde dann oft nicht mehr verfügbar sind. Diese Stunden zuvor erhobenen Befunde sind im Hinblick auf den Krankheitsverlauf und die Diagnose sehr kostbar.

- Nehmen Sie sich die Zeit, um den Eltern den Sinn von Fieber zu erläutern. Betonen Sie auch, dass es mehr um die Ursache des Fiebers als um das Fieber selbst geht. Viele Eltern reagieren auf hohes Fieber ihres Kindes mit großer Angst.
- Häufig ist es wichtiger, zwischen «gesunden» und «kranken» Säuglingen oder Kindern unterscheiden zu können, als eine kluge und genaue Diagnose zu stellen. Die Leitlinien können hier helfen.

Alarmsignale

- Man kann leicht am Telefon oder beim Arztbesuch mit einer bloßen Fiebersenkung zufrieden sein, denn Fieber ist einfach sehr häufig. Vergessen Sie aber nie, dass auch seltene und sehr schwere Erkrankungen mit Fieber beginnen. Gehen Sie bei der Beurteilung immer gewissenhaft und systematisch vor, ganz gleich wie anstrengend vielleicht der Bereitschaftsdienst an diesem Wintertag schon gewesen sein mag.
- Eine Dehydratation kann ein Baby schnell töten. Vergewissern Sie sich, dass der Hydratationszustand des Babys zufriedenstellend ist. Die Urinfarbe und -menge oder die Frequenz des Windelwechsels bieten zusammen mit dem «Aussehen» des Kindes und der kapillären Füllungszeit dafür praktische Anhaltspunkte.
- Ein Baby mit Fieber, das schlaff und schläfrig ist, sollte sofort eingewiesen werden.
- Bleiben Sie bei reizbaren und nicht zu beruhigenden Kindern misstrauisch. Gehen Sie auch ohne eindeutige Befunde von einem ernsthaften Problem aus und arrangieren Sie eine dringliche pädiatrische Begutachtung.
- Die petechialen Flecken bei der Meningokokkensepsis sind ein spätes Symptom. Lassen Sie sich nicht durch ihr Fehlen in Sicherheit wiegen. Wenn sie vorhanden sind, rufen Sie den Rettungswagen und verabreichen sofort ein parenterales Antibiotikum.
- In den meisten Fällen korreliert die Höhe des Fiebers nicht mit der Schwere der Erkrankung. Eine Ausnahme sind Babys: Unter 3 Monaten ist eine Temperatur über 38° ein Alarmsignal und zwischen 3 und 6 Monaten eine Temperatur über 39°.

Gedeihstörung

Man spricht von einer Gedeihstörung, wenn das Kind nicht das alters- und geschlechtsentsprechende Wachstum zeigt. Den Weg durch den differenzialdiagnostischen Dschungel bietet ein logischer und systematischer Ansatz.

Ursachen

Es gibt sehr viele Gründe für eine Gedeihstörung. Um eine nützliche Liste zu erstellen, haben wir große Kategorien aufgeführt und unter diesen selbst die häufigsten Ursachen genannt.

Häufig

- normal: Die genetischen Komponenten für Größe und Gewicht wirken sich in den ersten beiden Jahren aus, sodass Babys von kleineren Eltern die Perzentilen kreuzen und scheinbar aus den Normbereichen «herausfallen».
- Vernachlässigung (emotional und körperlich)
- Ernährungsprobleme (inadäquate oder unangemessene Ernährung, körperliche Ursachen, z. B. Gaumenspalte)
- Erbrechen (häufig gastroösophagealer Reflux, andere Ursachen wie Pylorusstenose eher selten)
- Malabsorption: einschließlich Kuhmilchallergie (Laktose- oder Milcheiweißintoleranz), Zöliakie

Gelegentlich

- rezidivierende Infektionen, z. B. Harnwegsinfekt, häufige Viruserkrankungen
- metabolische/endokrine Ursachen, z. B. Diabetes mellitus, Hypo- und Hyperthyreoidismus
- häufige chronische Infekte (Harnwegsinfekt, Gastroenteritis)
- Syndrome, z. B. Turner-Syndrom, Down-Syndrom (obwohl das Wachstum auch den Perzentilen folgen kann)
- intrauterine Wachstumsverzögerung

- Frühgeburt mit Komplikationen
- Aufnahme fruchtschädigender Substanzen während der Schwangerschaft, z. B. Rauchen, Alkohol, Kokain und Amphetamine
- Medikamenteneinnahme oder Infektionen der Mutter während der Schwangerschaft

Selten

- schwere chronische Erkrankung, z. B. infantile Zerebralparese, Leber-, Herz- oder Nierenversagen
- schweres chronisches Asthma
- Malignität
- seltene chronische Infektionen: Tuberkulose, kongenitale HIV-Infektion, Parasiten
- Münchhausen-Stellvertreter-Syndrom
- zystische Fibrose
- angeborene Stoffwechselstörung
- seltene Ursachen einer infantilen Ernährungsstörung, z. B. Hypotonie, Mikrognathie, Prader-Willi-Syndrom

	Normal	Vernachlässigung	Ernährungsprobleme	Erbrechen	Malabsorption
extrem hungriges Baby/Kind	nein	ja	ja	ja	eventuell
lethargisches Kind	nein	nein	nein	eventuell	eventuell
Diarrhö	nein	nein	nein	nein	ja
Fieber	nein	nein	nein	eventuell	nein
psychosoziale Probleme der Eltern	nein	ja	eventuell	nein	nein

Untersuchungen

Standard: Urinstatus, Mittelstrahlurin, großes Blutbild, Harnstoff und Elektrolyte, Leberwerte, Schilddrüsenfunktionstests, Zöliakiescreening, Stuhlproben
Gelegentlich: Immunglobuline
In Spezialfällen: Mendel-Mantoux-Probe, Röntgenuntersuchungen, Schweißtest, Wachstumshormonspiegel, HIV-Test

- Urinstatus und Mittelstrahlurin: Nachweis eines Harnwegsinfekts.
- Großes Blutbild: kann die Folgen einer Malnutrition (Anämie) und mögliche Ursachen einer Gedeihstörung aufzeigen (z. B. erhöhte Leukozytenzahl als Indikator einer chronischen Infektion).
- Harnstoff, Elektrolyte und Leberwerte: können sowohl die Marker einer reduzierten metabolischen Funktion sein (Verminderung von Harnstoff, Kreatinin und Albumin sowie verringerte Leberenzymaktivitäten) als auch Hinweise auf eine primäre renale oder hepatische Erkrankung liefern.
- Schilddrüsenfunktionstests: unerlässlich und einfach zur Erkennung einer Schilddrüsenüber- oder -unterfunktion.
- Zöliakiescreening und Stuhlproben: bei Malabsorption (und zum Nachweis einer parasitären Erkrankung wie etwa durch Helminthen oder Giardiasis).
- Immunoglobuline: verschiedene Muster und Niveaus der verschiedenen Immunglobulinklassen geben Auskunft über eine Vielzahl von infektiösen, autoimmunologischen und neoplastischen Prozessen.
- Mendel-Mantoux-Probe: Eine positive Reaktion auf das injizierte Tuberkulin kann eine aktuelle Tuberkulosinfektion oder frühere Kontakte mit Tuberkulosestäbchen anzeigen.
- Röntgenuntersuchungen: Das Knochenalter kann bei der Unterscheidung zwischen genetischem Minderwuchs und konstitutioneller Wachstumsverzögerung helfen.
- Der Schweißtest ist ein zuverlässiges Diagnostikum für die zystische Fibrose (1 : 2500 Kinder).
- Wachstumshormonspiegel: Ein Wachstumshormonmangel betrifft 1 von 3500 Kindern.
- HIV-Tests: wenn eine vertikale Übertragung möglich erscheint.

Wichtige Hinweise

- Bedenken Sie, dass 3 % der gesunden Kinder unterhalb der 3. Perzentile sind. Erkundigen Sie sich bei einem ansonsten gesunden Kind nach der Körpergröße des anderen Elternteils und der Großeltern. Ein konstitutionell geringes Körperwachstum folgt weiterhin den Wachstumsperzentilen, wenn auch von einem niedrigeren Ausgangspunkt.
- Ein Drittel der Kinder mit psychosozial bedingten Gedeihstörungen ist in seiner Entwicklung verzögert und hat soziale und emotionale Störungen.
- Wenn die Eltern eher klein sind und es keine Hinweise auf andere ursächliche Störungen gibt, kann abgewartet und das Baby regelmäßigen Gewichtskontrollen unterzogen werden. Nach dem zweiten Jahr sollte die Entwicklung wieder parallel zu den Perzentilen verlaufen.

Alarmsignale

- Die Diagnose einer nicht organischen Gedeihstörung kann der früheste Hinweis auf eine schwer gestörte Eltern-Kind-Beziehung sein.
- Eine nicht organische Gedeihstörung im ersten Lebensjahr hat keine gute Prognose. Hier besteht eine hohe Wahrscheinlichkeit für Kindesmisshandlung.
- Bei Verdacht auf Kindesmisshandlung überweisen Sie das Kind direkt an einen Pädiater, und zwar durch Einweisung in eine Klinik.
- Je jünger und kränker ein Kind mit Gedeihstörung in der Praxis erscheint, desto dringender ist eine Einschätzung und Behandlung erforderlich.
- Es konnte gezeigt werden, dass in der Hälfte der Fälle mit Gedeihstörung ein psychosozialer Faktor beteiligt ist. Denken Sie daran, dass es sich um einen multifaktoriellen Zustand handeln kann.

Humpelndes Kind

Dies ist ein seltenes, aber alarmierendes Symptom, da es sich um den Vorboten einer signifikanten Pathologie handeln kann und es gleichzeitig schwierig ist, ein unkooperatives Kleinkind sorgfältig zu untersuchen. Die Untersuchung sollte methodisch und in Ruhe ablaufen, und unabhängig davon, ob sich bereits zu Beginn die Diagnose abzeichnet oder nicht, wird ein Folgetermin zur Verlaufskontrolle vereinbart.

Ursachen

Häufig

- Trauma, einschließlich Fremdkörper im Fuß (besonders Kleinkinder)
- Hüftreizung (transitorische Synovitis)
- akute Virusinfektion mit Arthralgie
- oligoartikuläre juvenile chronische Arthritis (1:1000 Kindern)
- Epiphysiolysis capitis femoris (gewöhnlich nach dem 10. Lebensjahr)

Gelegentlich

- Perthes-Krankheit (1:2000 Kindern zwischen 4 und 10 Jahren)
- eitrige Arthritis
- idiopathische Skoliose
- kongenitale Hüftgelenkluxation (5–10:1000 Kindern)
- akute untere Bauchschmerzen, vor allem Appendizitis
- Beinlängendifferenz
- neurologisch, z. B. infantile Zerebralparese

Selten

- akute Osteomyelitis
- rheumatisches Fieber
- Autoimmunerkrankung (z. B. SLE, Dermatomyositis)
- Rachitis

- echte juvenile rheumatoide Arthritis
- maligner Prozess mit Knochenbeteiligung
- Duchenne-Muskeldystrophie

	Trauma	Hüftreizung	Virusinfektion	Juvenile chronische Arthritis	Epiphysiolysis capitis femoris
Fieber	nein	eventuell	ja	eventuell	nein
plötzlicher Beginn	ja	eventuell	eventuell	nein	ja
Morgensteifigkeit	nein	nein	nein	ja	nein
meist Alter über 10	nein	nein	nein	nein	ja
viele Gelenke beteiligt	nein	nein	ja	eventuell	nein

Untersuchungen

Standard: großes Blutbild, BSR/CRP, Röntgen
Gelegentlich: Autoimmunscreening
In Spezialfällen: Kalzium, Phosphat, alkalische Phosphatase, Kreatinkinase, Antistreptolysintiter, Blutkultur

- Großes Blutbild und BSR/CRP: Leukozytenzahl und BSR/CRP bei entzündlichem Prozess oder infektiöser Ursache erhöht.
- Hüftröntgen: kann Frakturen, Epiphysiolysis capitis femoris, Hüftgelenkluxation, Perthes-Krankheit und andere signifikante Störungen sichtbar machen, aber auch bei einer schweren Pathologie normal sein.
- Rheumafaktor und Autoimmunscreening: hilfreich bei Verdacht auf eine Bindegewebserkrankung.
- Kalzium, Phosphat und alkalische Phosphatase: bei Rachitis Kalzium und Phosphat niedrig, alkalische Phosphatase hoch.
- Kreatinkinase: bei Muskeldystrophie deutlich erhöht.
- Der Antistreptolysintiter ist beim rheumatischen Fieber in 80 % der Fälle erhöht.
- In der Klinik kann bei Osteomyelitis und eitriger Arthritis durch eine Blutkultur der infektiöse Organismus identifiziert werden.

Wichtige Hinweise

- Vergessen Sie nie, sich die Fußsohlen und die Zehenzwischenräume anzusehen, um keine offenkundigen und potenziell leicht behandelbaren Ursachen für ein Hinken zu übersehen.
- Es lohnt sich, einige Zeit zur Erlangung des kindlichen Vertrauens aufzubringen, was Sie dann in die Lage versetzt, eine saubere Untersuchung durchzuführen und ein gutes Gefühl für das weitere Management zu erlangen.
- Die Eltern neigen eventuell dazu, für das Symptom ein kleineres, banales Trauma verantwortlich zu machen, das aber wahrscheinlich nur eine Koinzidenz darstellt.
- Denken Sie auch an Referred Pain. Eine Hüfterkrankung kann Schmerzen im Knie erzeugen.

Alarmsignale

- Deutliche Bewegungseinschränkung und/oder erhebliche Druckempfindlichkeit der Knochen zeigen ein beträchtliches Problem wie Fraktur, eitrige Arthritis oder Osteomyelitis an.
- Fieber in Verbindung mit Hinken erfordert unbedingt die Einschätzung eines Spezialisten. Weisen Sie den Patienten zum Ausschluss einer Osteomyelitis oder eitrigen Arthritis ein.
- Achtung bei übergewichtigen pubertierenden Jungen mit Leistenschmerzen und Hinken: Hier besteht der Verdacht auf eine Epiphyseolysis capitis femoris.
- Beschränken Sie die Untersuchung nicht auf die Hüfte. Bauchschmerzen, wie etwa bei einer Appendizitis, können auch ein kindliches Hinken verursachen.

Schreiender Säugling

Dies ist ein häufiger Anlass für einen Anruf beim Bereitschaftsdienst. Es ist für Eltern praktisch unmöglich, das Schreien eines Säuglings zu ignorieren. Wenn das Schreien trotz sämtlicher Beruhigungsversuche der Eltern anhält, werden sie zunehmend gestresst und wenden sich schließlich auf der Suche nach Antworten und Lösungen an Sie.

Ursachen

Häufig

- normal
- Koliken
- Obstipation
- Zahnung
- Viruserkrankung

Gelegentlich

- Otitis media oder externa
- schwere Windeldermatitis und/oder entzündete Vorhaut
- Gastroenteritis
- Harnwegsinfekt
- nach Impfungen
- respiratorische Störungen: schwere Bronchiolitis, Lungeninfekt, Krupp-Husten

Selten

- Kindesmisshandlung
- Mastoiditis
- Meningitis, Enzephalitis
- Blutvergiftung
- Darmverschluss einschließlich Invagination und strangulierter Hernie
- Appendizitis

- Osteomyelitis
- Hodentorsion
- nicht diagnostizierte Geburtsverletzung, z. B. Klavikulafraktur
- angeborene Störungen, z. B. Hirschsprung-Krankheit, Pylorusstenose.

	normal	Koliken	Obstipation	Zahnung	Viruserkrankung
trinkt schlecht	nein	eventuell	eventuell	eventuell	ja
sabbern	nein	nein	nein	ja	eventuell
schwerer Stuhlgang	nein	nein	ja	nein	nein
Fieber	nein	nein	nein	eventuell	ja
tympanisches Abdomen	nein	eventuell	eventuell	nein	nein

Untersuchungen

Standard: keine; alle weiteren Untersuchungen in der Klinik
Gelegentlich: Abstrich bei möglichem Ausfluss
In Spezialfällen: siehe Untersuchungen in der Klinik

- Außer bei einem offensichtlichen Ausfluss (z. B. bei Otitis externa) gibt es keine geeigneten Untersuchungsmethoden in der Hausarztpraxis. Findet sich keine eindeutige Ursache bei einem weiterhin schreienden Säugling, muss das Kind zur Beobachtung und für weitere Untersuchungen eingewiesen werden.
- In der Klinik werden wahrscheinlich folgende Untersuchungen durchgeführt: Urinstatus, Mittelstrahlurin zur bakteriologischen Untersuchung, Blutproben für ein großes Blutbild, BSR, Glukose-, Harnstoff- und Elektrolytwerte und viele weitere in Abhängigkeit von der Indikation (z.B. Thoraxröntgen, Abdomenaufnahme, Lumbalpunktion, Blutgasanalyse).

Wichtige Hinweise

- Ein Säugling schreit durchschnittlich 1,5–2 Stunden täglich. Manche gesunden Säuglinge schreien ohne erkennbaren Grund noch mehr oder anhaltender.
- Bleiben Sie ruhig und einfühlsam. Die Eltern eines schreienden Säuglings sind häufig völlig aufgelöst. Und wie ernst oder harmlos auch immer Sie die Situation beurteilen, untersuchen Sie das Kind immer gründlich und machen Sie den Eltern deutlich, dass Sie sie ernst nehmen.
- Erläutern Sie alle Ihre Befunde und geben Sie klare Hilfestellungen. Vergewissern Sie sich, dass die Eltern alles verstanden haben. Fertigen Sie ggf. für sie Notizen an. Sie sind vollkommen abhängig von Ihren kommunikativen Fertigkeiten.
- Machen Sie sich klar: Babys schreien aus Müdigkeit, vor Hunger, wegen Blähungen, aus Langeweile und wegen voller Windeln. Gehen Sie nie davon aus, dass die Eltern perfekt sind und prüfen Sie auch selbst diese Punkte, «nach denen man eigentlich nicht fragen muss».
- Säuglinge schreien manchmal nach einer Impfung für 1–2 Tage mehr als üblich. Wenn ein Baby noch darüber hinaus exzessiv schreit, ist es fahrlässig, dies ohne klinische Beurteilung weiterhin auf die Impfung zu schieben.
- Bei rein telefonischer Beratung muss sehr sorgfältig selektiert werden und es werden nur Empfehlungen ausgesprochen, vorausgesetzt, dass die Eltern sich immer wieder kurzfristig melden können oder Hilfe an anderer Stelle gewährleistet ist, wenn sich die Situation nicht zügig verbessert.
- Beobachten Sie ganz allgemein, wie sich das Baby während der Untersuchung verhält. Reizbarkeit beim Handling ist ein wichtiges allgemeines Zeichen. Ungeachtet der weiteren Untersuchungsergebnisse kann dies allein der Grund für eine Überweisung zum Pädiater sein.
- Die Babys können nicht sagen, was nicht in Ordnung ist, sondern nur, *dass* etwas nicht in Ordnung ist. Wenn Sie Zweifel an der Diagnose haben, holen Sie eine zweite Meinung ein oder stellen Sie das Kind einem Pädiater vor. Hören Sie dabei ruhig auf Ihre persönlichen «Alarmglocken». Aufmerksame und erfahrene Pädiater werden Sie dabei ernst nehmen. Machen Sie sich also keine Gedanken, wenn Sie Ihren Eindruck nicht mit dem Lehrbuch in der Hand belegen können.

Alarmsignale

- Denken Sie auch an die Möglichkeit einer Kindesmisshandlung, wenn das Baby fortgesetzt schreit. Wenn Sie auf große Ängstlichkeit treffen oder eine ungewöhnliche emotionale Distanziertheit beim anrufenden Elternteil wahrnehmen, sollten Sie das Baby unbedingt sehen und gründlich untersuchen.
- Ein Baby, das viel geschrien hat und nun lethargisch wirkt (im Gegensatz zu einer normalen Ruhephase) ist wahrscheinlich sehr krank. Auch wenn Sie sich bei der Diagnose nicht sicher sind, sollten Sie Ihrem Eindruck vertrauen und einen Termin beim Pädiater arrangieren.
- Eine dauerhaft vorgewölbte Fontanelle ist immer ein Grund für die sofortige pädiatrische Vorstellung.
- Beobachten Sie das schreiende Baby und achten Sie auch auf seinen Muskeltonus. Eine anhaltende Steifigkeit oder auch Schlaffheit ist ein beunruhigendes Signal und sollte zur sofortigen Überweisung führen.

Verzögerte Pubertät

Unter verzögerter Pubertät versteht man die verspätete Entwicklung aller sekundären Geschlechtsmerkmale. Es handelt sich dabei um ein seltenes, aber schwerwiegendes Problem. Bei Mädchen äußert es sich zumeist in der verzögerten Menarche (keine Menstruation bis 16), allerdings kann sie sich auch schon in der ausbleibenden Entwicklung der sekundären Geschlechtsmerkmale ab 14 äußern. Bei Jungen ist das maßgebliche Alter 15. Es folgt eine Auswahl der häufigeren Ursachen. (Denken Sie daran, dass die Einteilung in «häufig», «gelegentlich» und «selten» sehr relativ sind und es sich insgesamt um ein seltenes Symptom handelt.)

Ursachen

Häufig

- konstitutionell (50 % der Fälle bei Jungen, 16 % der Fälle bei Mädchen)
- Hyperthyreoidismus
- Turner-Syndrom
- Anorexia nervosa (1 % der Mädchen in den westlichen Ländern)
- hypothalamischer GnRH-Mangel (z. B. Noonan- und Kallman-Syndrom)

Gelegentlich

- hypothalamisch/hypophysäre Raumforderung (verschiedene Typen)
- chronische Erkrankung (z. B. Diabetes, Nierenversagen, zystische Fibrose, Zöliakie)
- Hyperprolaktinämie
- Nebennierenerkrankung: adrenogenitales Syndrom und Cushing-Krankheit
- Medikamente (z. B. Thyroxin und Chemotherapie bei beiden Geschlechtern; Androgene, anabole Steroide nur bei Mädchen)

- Strahlentherapie
- Wachstumshormonmangel

Selten
- andere ovarielle Störungen (z. B. reine Dysgenesie, Autoimmunerkrankung)
- Hypothyreose bei autoimmuner Genese (sonst in Verbindung mit früh einsetzender Pubertät)
- reine Gonadendysgenesie
- Maldescensus testis (heute selten, meist frühzeitig entdeckt)
- Trauma, Infektion und hypothalamisch/hypophysäre Granulome

	Konstitutionell	Hyperthyreoidismus	Turner-Syndrom	Anorexia nervosa	GnRH-Mangel
Kleinwuchs	eventuell	eventuell	ja	eventuell	nein
Anosmie	nein	nein	nein	nein	eventuell
ansonsten gesund	ja	eventuell	eventuell	nein	ja
andere körperliche Symptome	nein	eventuell	ja	eventuell	nein
Familienanamnese positiv	eventuell	eventuell	nein	eventuell	nein

Untersuchungen

Fälle, die eine Ursachenforschung erfordern, werden am besten an einen Pädiater oder Endokrinologen weitergeleitet. Die Rolle des Hausarztes ist hier also sehr limitiert. Einige Untersuchungen können bei einer wahrscheinlich konstitutionell bedingten Ursache auch in Ihrer Praxis durchgeführt werden, um in erster Linie eine zugrunde liegende Erkrankung auszuschließen und den Patienten, die Eltern und sich selbst zu beruhigen (z. B. Urinstatus, großes Blutbild, Harnstoff und Elektrolyte, Schilddrüsenfunktionstests). Komplexere Nachforschungen in der Klinik oder beim Spezialisten könnten CT (Tumoren), Beckensonographie (zur Untersuchung der Ovarien und zur Suche nach nicht palpablen Gonaden), Chromosomenanalyse und verschiedene endokrinologische Funktionstests sein.

Wichtige Hinweise

- Eine verzögerte Pubertät bereitet den Eltern sorgen und bedeutet für die Kinder oftmals große Qualen, weil sie womöglich von den Mitschülern gehänselt und tyrannisiert werden. Nehmen Sie diese Sorgen und Ängste von Beginn an ernst.
- Denken Sie an die Familienanamnese, die bei einer konstitutionell bedingten verzögerten Pubertät nicht selten positiv ist.
- Die meisten Kinder, die wegen «verzögerter Pubertät» vorstellig werden, sind normal. Entweder haben die Eltern dann die Entwicklung der sekundären Geschlechtsmerkmale nicht erkannt oder ihnen war die Zeitspanne, in der das Einsetzen der Pubertät normal ist, nicht bewusst.
- Unterscheiden Sie zwischen einer verzögerten Pubertät und einer primären Amenorrhö bei ansonsten normaler pubertärer Entwicklung, die ihre Ursachen z. B. in einer Vaginalatresie, einer Follikelreifungsstörung und sehr selten in einer testikulären Feminisierung haben kann.

Alarmsignale

- Obwohl für die Hälfte aller Fälle bei Jungen verantwortlich, sollten Sie die Diagnose einer konstitutionell bedingten verzögerten Pubertät nicht stellen, wenn Sie einen sehr kleinen Penis vorfinden oder eine Anosmie ein zusätzliches Symptom ist. In solchen Fällen ist eine krankhafte Ursache wahrscheinlich.
- Bei den Mädchen liegt in über 80 % der Fälle eine Krankheit zugrunde, sodass hier meist Ursachenforschung betrieben werden muss.
- Kleine Statur, Unwohlsein und Beschwerden oder Symptome einer Hypothyreose lassen an eine hypothalamisch/hypophysäre Ursache denken.

Gehirn und Nervensystem

Akute Verwirrtheit

Es gibt Hunderte verschiedene Gründe für Verwirrtheit. Patienten mit einer akuten Verwirrtheit sind gewöhnlich älter und gelangen oft erst nach Praxisschluss durch Anrufe besorgter Angehöriger oder Nachbarn zum Arzt.
Bei den Demenzen geht es um chronische Verwirrtheit, die an dieser Stelle nicht behandelt wird.

Ursachen

Häufig

- Hypoxie (respiratorisch und kardial)
- systemische Infektion
- Schlaganfall und TIA
- Hypoglykämie
- diabetische Ketoazidose

Gelegentlich

- Alkoholentzug oder -intoxikation
- Gehirninfektion
- Elektrolytstörungen und Urämie
- iatrogen (z. B. Digoxin, Diuretika, Steroide und Opiate)
- Myxödem
- Drogenkonsum

Selten

- Wernicke-Krankheit
- Gehirntumor
- Hypo- und Hyperparathyreoidismus
- Cushing-Krankheit
- postiktaler Zustand
- Kohlenmonoxidvergiftung

	Hypoxie	Infektion	Schlaganfall und TIA	Hypoglykämie	Diabetische Ketoazidose
zentrale Zyanose	ja	nein	nein	nein	nein
Fieber	eventuell	ja	nein	nein	eventuell
Halbseiten-symptomatik	nein	nein	eventuell	eventuell	nein
Ketongeruch in Atemluft	nein	nein	nein	nein	ja
Tachypnoe	ja	ja	nein	nein	ja

Untersuchungen

Die akute Verwirrtheit hat so viele Ursachen und Erscheinungsformen, dass es schwerfällt, einen definitiven Untersuchungsplan für den Hausarzt vorzulegen. Einige Untersuchungen ergeben sich aus dem klinischen Bild und dem sozialen Umfeld des Patienten. Meistens wird der Patient jedoch eingewiesen, weshalb die erforderlichen Tests dann auch in der Klinik durchgeführt werden.
Standard: Urinstatus, Glukose (vor allem Teststreifenuntersuchung)
Gelegentlich: großes Blutbild, Thoraxröntgen, EKG, Herzenzyme, Schilddrüsenfunktionstests
In Spezialfällen: Kalzium, Digoxinspiegel, CT

- Der Urinstatus ist sehr hilfreich: Glukose und Ketonkörper im Hinblick auf eine diabetische Ketoazidose, das spezifische Gewicht wegen Dehydration sowie Eiter, Blut und Nitrit beim Harnwegsinfekt. Eine Erhöhung der Ketonkörper alleine findet sich bei Auszehrung und eventuell bei Hypoglykämie.
- Die Teststreifenuntersuchung ist in der akuten Situation zur Bestimmung einer Hypo- oder Hyperglykämie leichter durchführbar als die Bestimmung des Blutglukosespiegels im venösen Blut.
- Großes Blutbild: erhöhte Leukozytenzahl bei Infektionen. Eine Erhöhung des MCV-Wertes ist ein hilfreicher Marker bei Alkoholmissbrauch und beim Myxödem.
- Harnstoff und Elektrolyte: vor allem wichtig, wenn es Hinweise auf eine Dehydration gibt oder wenn Diuretika eingenommen werden.

- Leberwerte und Schilddrüsenfunktionstests: Alkohol, disseminierte maligne Prozesse und eine Hypothyreose können hier immer eine Rolle spielen.
- Thoraxröntgen: kann Ursachen einer Hypoxämie aufdecken (z. B. Pneumonie, Herzversagen).
- EKG, Herzenzyme: wenn ein stummer Infarkt als Ursache in Betracht kommt.
- Kalzium: zur Bestimmung eines möglichen Hypo- oder Hyperparathyreoidismus.
- Digoxinspiegel: wegen möglicher Digoxin-Intoxikation.
- CT: bei akuter Verwirrtheit zum Nachweis einer Raumforderung, einer Blutung oder eines Infarktes.

Wichtige Hinweise

- Der Schlüssel zur Behandlung besteht darin zu ermitteln, dass die Verwirrtheit wirklich akut ist und es sich nicht um eine allmähliche Verschlechterung der kognitiven Fähigkeiten handelt. Dafür ist eine sorgfältige Fremdanamnese durch eine Person erforderlich, die den Patienten gut kennt.
- Vergessen Sie die Medikamentenanamnese nicht: Wenn bei einem Hausbesuch nur wenige Informationen verfügbar sind, kontrollieren Sie den Medikamentenschrank.
- In Stadien der akuten Verwirrtheit kann es schwierig sein, hilfreiche klinische Informationen vom Patienten zu bekommen, sodass der Untersuchung hier eine größere Bedeutung als üblich zufällt.

Alarmsignale

- Es ist praktisch unmöglich, in der häuslichen Umgebung eine sichere Diagnose zu stellen und eine sichere Behandlung einzuleiten. Überlegen Sie es sich sehr genau, ob Sie den Patienten wirklich nicht einweisen wollen.
- Eine zentrale Zyanose ist immer ein Alarmsignal. Geben Sie nach Möglichkeit Sauerstoff und rufen Sie den Rettungswagen.
- Bei einem bekannten und eingestellten Diabetes mellitus prüfen Sie immer den Blutzuckerspiegel. Eine Hypoglykämie kann eine Verwirrtheit mit neurologischer Symptomatik verursachen, die wie ein Schlaganfall oder eine TIA aussieht.

- Bei älteren Patienten können veränderte physiologische Reaktionsmuster sogar bei einer schweren Infektion Puls und Körpertemperatur normal erscheinen lassen. Lassen Sie sich dadurch nicht in die Irre führen.
- Fragen Sie nach, ob sich andere Personen im Haushalt auch schlecht gefühlt haben. Eine Kohlenmonoxidvergiftung kann auch andere Personen betreffen.

Benommenheit/Schwankschwindel

Dieses verbreitete und recht vage Symptom kann bei den Betroffenen ganz unterschiedliche Ausprägungen haben. Wir gehen hier von einem Gefühl der «Leichtigkeit» im Kopf aus, das nicht von der beim echten Schwindel vorherrschenden Empfindung einer Bewegung begleitet ist. Diese Unterscheidung ist für die Praxis recht hilfreich, da die Ursachen des Schwindels andere sind (s. S. 105).
Der Schwankschwindel ist ein «undankbares» Symptom, da er so verbreitet ist, so viele differenzialdiagnostische Möglichkeiten hat, oft mit Unruhe, Ängsten und anderen somatoformen Störungen verbunden ist und seine tatsächliche Ursache sehr oft im Dunkeln bleibt.

Ursachen

Häufig

- Virusinfekt
- somatoforme Störung (Unruhe und Hyperventilation)
- Hypoglykämie
- orthostatische Hypotonie (z. B. bei Älteren und in der Schwangerschaft)
- vertebrobasiläre Insuffizienz (bei Älteren mit zervikaler Osteoarthritis)

Gelegentlich

- akute Intoxikation: Drogen/Alkohol
- Folgen eines chronischen Alkoholmissbrauchs
- iatrogen: Medikamente (Antihypertensiva, Antidepressiva)
- kardiale Arrhythmie
- schwere Systemerkrankung

Selten

- Aortenstenose
- Subclavian-steal-Phänomen

- fokale Anfälle
- Addison-Krankheit
- Kohlenmonoxidvergiftung (verstopfter Kamin)

	Virusinfekt	Somatoforme Störung	Hypoglykämie	Orthostatische Hypotonie	Vertebrobasiläre Insuffizienz
plötzlicher Beginn	nein	nein	ja	ja	ja
Reizbarkeit	nein	eventuell	eventuell	nein	nein
episodisches Auftreten	nein	eventuell	ja	ja	ja
Kopfdrehungen als Auslöser	nein	nein	nein	nein	ja
Besserung beim Hinlegen	nein	nein	nein	ja	nein

Untersuchungen

Standard: keine
Gelegentlich: Urinstatus, großes Blutbild, Harnstoff und Elektrolyte, Leberwerte, Teststreifenuntersuchung
In Spezialfällen: EEG, EKG/24-h-EKG, Echokardiographie, CT

- Urinstatus auf Glukose: Der zugrunde liegende Diabetes kann den Schwankschwindel verursachen, entweder aufgrund des allgemeinen Zustandes oder wegen einer autonomen Neuropathie.
- Großes Blutbild: Eine Anämie verschlechtert alle Formen des Schwankschwindels. Erhöhte MCV-Werte können für Alkoholabusus sprechen.
- Harnstoff, Elektrolyte und Leberwerte können bei Verdacht auf eine Systemerkrankung wertvolle Hinweise liefern, besonders bei einem niedrigem Natrium- und hohen Kalium- und Harnstoffspiegel, was für eine Addison-Krankheit spricht. Die Leberwerte sind bei Alkoholabusus häufig auffällig.
- Teststreifenuntersuchung: Die Bestimmung des Blutzuckerspiegels führt nur zur Diagnose Hypoglykämie, wenn die Abnahme während einer solchen Episode erfolgt (schwierig umzusetzen).

- EEG: wenn es sich um fokale Anfälle handeln könnte (würde auch ein CT erforderlich machen).
- EKG/24-h-EKG: bei fraglicher Arrhythmie.
- Echokardiographie: bei Verdacht auf eine Aortenstenose.

Wichtige Hinweise

- Verschaffen Sie sich zu Beginn der Anamnese Klarheit darüber, was der Patient genau mit «Schwindel», «Wanken», «Dusseligkeit» oder «Benommenheit» meint, um es vom echten Schwindel abzugrenzen.
- Der Schwankschwindel ist, besonders bei Älteren, oft multifaktoriell bedingt. Erwarten Sie also nicht unbedingt, eine einzelne Ursache ausmachen zu können.
- Wenn die Anamnese zu keiner eindeutigen Diagnose führt, der Schwankschwindel schon länger besteht und der Patient weitere unscharfe Symptome präsentiert – wobei es ihm objektiv betrachtet relativ gut geht (also z. B. keine Gewichtsabnahme) –, ist wahrscheinlich eine somatoforme Störung verantwortlich.
- Denken Sie daran, dass viele der häufig verschriebenen Medikamente eine orthostatische Hypotonie auslösen oder verschlechtern können. Schauen Sie sich daraufhin noch einmal die Medikamentenliste des Patienten an.

Alarmsignale

- Wenn der Patient neben den Schwankschwindelgefühlen auch vorübergehende Bewusstseinsausfälle beschreibt, ist eine schwere Pathologie viel wahrscheinlicher. Untersuchen Sie hier weiter oder überweisen Sie den Patienten.
- In verwirrenden Fällen fragen Sie nach dem Befinden anderer Familienmitglieder sowie nach der Heizungsart. Eine Kohlenmonoxidvergiftung lässt sich leicht verhindern, doch fallen ihr immer wieder Menschen zum Opfer.
- Wenn Sie ein deutliches Aortengeräusch auskultieren, sollten Sie den Patienten umgehend überweisen, denn eine signifikante Aortenstenose kann einen plötzlichen Tod verursachen.
- Denken Sie daran, dass Verdrängung und Verleugnung bei Alkoholikern oft sehr ausgeprägt sind. Im Zweifel kontrollieren Sie das MCV und die Leberwerte.

Gedächtnisverlust

Ein Gedächtnisverlust ist sowohl für den Betroffenen als auch für seine Umgebung ein sehr belastendes und beunruhigendes Symptom. Es gibt dafür organische und nicht organische Ursachen. Das Gedächtnis wird unterteilt in das Ultrakurzzeit-, das Kurzzeit- und das Langzeitgedächtnis. Die Art des Gedächtnisverlustes hängt mit der Ursache zusammen. Der Gedächtnisverlust ist auch ein Merkmal bei allen Ursachen der akuten Verwirrtheit (s. S. 82).

Ursachen

Häufig

- somatoforme Störung/Stress
- depressive Erkrankung
- Demenz (Multiinfarktdemenz, Alzheimer-Krankheit und Demenz mit anderen Ursachen wie Tumor, Neurosyphilis, Hypothyreose, Vitamin-B_{12}- und Folsäuremangel)
- Trauma: Kopfverletzung
- Schlaganfall (Versorgungsgebiet der A. cerebri posterior)

Gelegentlich

- chronischer Alkoholmissbrauch (Thiaminmangel: Korsakow-Syndrom)
- Subarachnoidalblutung
- Thiaminmangel mit anderen Ursachen: Malabsorption, Karzinom Magen, Hyperemesis gravidarum
- transiente globale Amnesie
- Dämmerzustand und psychogene Amnesie
- Tumor im Ventrikel III oder im Hypothalamus

Selten

- Persönlichkeitsstörung
- Simulation
- schwere Epilepsie

- Kohlenmonoxidvergiftung
- Herpes-simplex-Enzephalitis

	Somatoforme Störung	Depression	Demenz	Trauma	Schlaganfall
sich des Problems bewusst	ja	ja	nein	eventuell	eventuell
Verlust des Kurzzeit-gedächtnisses	ja	ja	ja	ja	eventuell
Verlust des Langzeit-gedächtnisses	nein	nein	nein	eventuell	eventuell
neurologische Symptome	nein	nein	eventuell	eventuell	eventuell
plötzlich einsetzend	nein	nein	nein	ja	ja

Untersuchungen

Standard: (außer bei offensichtlicher somatoformer Störung oder Depression) großes Blutbild, Schilddrüsenfunktionstests, Leberwerte, Kalzium
Gelegentlich: Syphilisserologie, Vitamin-B_{12}- und Folsäurespiegel, CT/MRT
In Spezialfällen: keine

- Das große Blutbild kann erhöhte MCV-Werte ergeben, die für Alkoholmissbrauch und/oder Vitamin-B_{12}- und Folsäuremangel sprechen. Prüfen Sie in diesem Fall auch die Spiegel für Vitamin B_{12} und Folsäure selbst.
- Schilddrüsenfunktionstests: Die Hypothyreose ist eine wichtige und behandelbare Ursache einer Demenz.
- Leberwerte und γ-GT geben nützliche Anhaltspunkte im Hinblick auf den Alkoholkonsum (anamnestische Angaben sind unzuverlässig).
- Kalziumspiegel: zeigt eine Hypo- oder Hyperkalzämie an.
- Syphilisserologie: wenn eine Neurosyphilis als Ursache der Demenz infrage kommt.
- CT/MRT: zeigt Raumforderungen, zerebrovaskuläre Erkrankungen, Atrophie und eine Subarachnoidalblutung an.

Wichtige Hinweise

- Patienten mit Demenz ist ihr Gedächtnisverlust oft gar nicht bewusst oder sie verleugnen ihn. Meist wenden sich Angehörige oder Freunde an den Hausarzt.
- Patienten, die selbst in der Hausarztpraxis über einen Gedächtnisverlust klagen, leiden oft unter somatoformen Störungen oder Depression.
- Auch wenn die Diagnose somatoforme Störung oder Depression offensichtlich erscheint, machen sich die Patienten wahrscheinlich Sorgen wegen einer möglichen Demenz, die alles nur noch schlimmer machen würde. Wenn Sie erklären, dass das Problem eher mit unzureichender Konzentration als mit Gedächtnisverlust zusammenhängt, wird das dem Patienten helfen.
- Findet man heraus, wann das Problem begonnen hat, gewinnt man einen wertvollen diagnostischen Hinweis: Ein sich über 1–2 Jahre langsam verschlechternder Zustand ist wahrscheinlich eine Alzheimer-Demenz oder eine Multiinfarktdemenz. Bei einem kürzeren Verlauf ist eine andere Ursache möglich. Bei einem plötzlichen Gedächtnisverlust handelt es sich ursächlich wahrscheinlich um ein vaskuläres Problem oder um ein Trauma.
- Die Unterscheidung zwischen Depression und Demenz kann sehr schwierig sein, zumal beides auch gleichzeitig vorkommen kann. Ziehen Sie eine versuchsweise antidepressive Behandlung in Betracht.

Alarmsignale

- Eine über 3–6 Monate oder schneller einsetzende «Demenz» lenkt den Verdacht auf eine greifbare Ursache.
- Ein echter Gedächtnisverlust nach einer Kopfverletzung spricht für ein signifikantes Trauma.
- Eine Depression kann vor allem bei Älteren wie eine Demenz aussehen (Pseudodemenz) einschließlich Verhaltensänderung wie Verarmungswahn oder Übellaunigkeit. Eine Depression können Sie behandeln.

Halluzinationen

Eine Halluzination ist eine sensorische Wahrnehmung ohne äußeren Reiz, was sie von der Illusion unterscheidet, bei der Sinneseindrücke fehlgedeutet werden. Eine Halluzination kann jede sensorische Modalität haben und durch Isolation entstehen oder als Teil eines größeren klinischen Problems auftreten (besonders bei akuter Verwirrtheit). Für den Betroffenen ist eine Halluzination häufig eine sehr erschreckende Erfahrung.

Ursachen

Häufig

- Drogen und Medikamente (Amphetamin, Kokain, LSD, Ecstasy, Lösungsmittel und überdosierte trizyklische Antidepressiva) sowie Drogenentzug
- extreme Müdigkeit
- alkoholische Halluzination (Delirium tremens beim akuten Alkoholentzug)
- Fieberdelir
- Schizophrenie

Gelegentlich

- schwere metabolische Entgleisung unterschiedlicher Genese
- Temporallappenepilepsie
- zerebrale Raumforderung
- psychotische Depression
- Trauerreaktion
- Hypoxie

Selten

- Narkolepsie
- Manie
- Kommotionspsychose
- iatrogen: besondere Medikamentennebenwirkung
- Nahtoderfahrung

	Drogen/ Medikamente	Müdigkeit	Alkoholentzug	Fieberdelir	Schizophrenie
plötzlicher Beginn	ja	eventuell	ja	ja	nein
Tremor	eventuell	nein	ja	eventuell	nein
vorwiegend akustische Halluzinationen	nein	nein	eventuell	nein	ja
Tachykardie	eventuell	nein	ja	ja	nein
Wahrnehmungs-störung	ja	eventuell	ja	ja	nein

Untersuchungen

Die in der Praxis durchgeführten Untersuchungen hängen vom klinischen Erscheinungsbild ab. Wenn die Halluzinationen Teil eines akuten Verwirrtheitszustandes sind, ist vor allem bei Erwachsenen die Einweisung erforderlich, die dann in der Klinik zu einer ganzen Reihe von Tests führen wird, um etwa die Ursachen von Fieber, Hypoxie und metabolischer Entgleisung zu finden. Die folgenden Untersuchungen kann der Hausarzt bei Patienten durchführen, die nicht eingewiesen werden müssen oder deren Zustand nicht akut ist.

- Urinstatus: sehr nützlich in akuten Fällen, vor allem bei älteren Patienten; kann einen Harnwegsinfekt, eine hyperglykämische Ketoazidose oder eine schwere Dehydratation aufdecken.
- Teststreifenuntersuchung auf Blutzucker: bei bekanntem Diabetes oder bei Glukosurie.
- Großes Blutbild und Leberwerte: Ein erhöhtes MCV und abnormale Leberwerte sprechen für einen chronischen Alkoholmissbrauch.
- Harnstoff und Elektrolyte: können Elektrolytstörungen als Ursache ausmachen.
- EEG: kann Hinweise auf eine Temporallappenepilepsie oder Narkolepsie liefern.
- CT: Verfahren der Wahl bei zerebralen Raumforderungen.

Wichtige Hinweise

- Ein Delirium ist bei Kindern mit Fieber relativ normal, besonders nachts, und für sich kein Alarmzeichen. Suchen Sie in der üblichen Weise nach den möglichen Ursachen für das Fieber. Findet sich keine ernsthafte Erkrankung, beruhigen Sie die Eltern, da sie wahrscheinlich aufgrund der Halluzinationen ihres Kindes sehr beunruhigt sein werden.
- Patienten mit einer somatoformen Störungen, Persönlichkeitsstörungen oder einer Borderlinestörung klagen mitunter über akustische Halluzinationen. Mitunter geschieht das, weil sie aus Erfahrung wissen, dass die Ärzte dann aktiv werden. Echte akustische Halluzinationen sind oft sehr belastend, und die «Ansprachen» werden häufig in der zweiten oder dritten Person erlebt. Zudem finden sich in diesen Fällen auch weitere Hinweise auf eine psychische Erkrankung.
- Leichte oder vorübergehende akustische und optische Halluzinationen sind in tiefen Trauersituationen normal, doch dem Patienten sollten Sie noch einmal versichern, dass er nicht dabei ist, «verrückt zu werden».

Alarmsignale

- Halluzinationen durch Einnahme von Drogen oder durch Drogen-/Alkoholentzug können für den Patienten und seine Bezugspersonen beängstigend und gefährlich sein, sodass eine Einweisung wahrscheinlich unausweichlich ist.
- Akustische Halluzinationen lenken den Verdacht auf eine psychotische Erkrankung, vor allem auf Schizophrenie und Depression. Optische Halluzinationen sind meist organischen Ursprungs.
- Rein olfaktorische Halluzinationen sind pathognomisch für eine Temporallappenepilepsie und erfordern dringend weitere Untersuchungen.
- Taktile Halluzinationen trifft man häufig bei Alkoholentzug und gelegentlich bei Kokainmissbrauch an.

Kopfschmerzen

Es gibt in der Medizin beinahe so viele Ursachen für Kopfschmerzen, wie es Krankheiten gibt. Dieses universelle Symptom ist immer wieder eine Herausforderung für jeden Hausarzt, weil es so häufig und sehr oft nicht organischen Ursprungs ist. Zugleich zeigen Kopfschmerzen aber oft genug eine ernste Erkrankung an, um eine gründliche Untersuchung notwendig zu machen, die dann aber oft ergebnislos bleibt. Es besteht immer die Möglichkeit eines schweren und unerkannten Problems. Weil die allermeisten Kopfschmerzen aber gutartig sind, besteht die Gefahr, sie zu leicht zu nehmen.

Ursachen

Häufig

- Spannungskopfschmerz (ursächlich somatoforme Störung oder Depression)
- Stirnhöhlenentzündung
- Migräne
- Spondylosis der HWS
- Überanstrengung der Augen

Gelegentlich

- alle fieberhaften Erkrankungen (häufige Ursache für Kopfschmerzen, aber der Arztbesuch erfolgt meist wegen anderer Symptome)
- iatrogen (z. B. Schmerzmittelmissbrauch, Kalziumantagonisten, Nitrate)
- chronische Kopfschmerzen
- reaktive Hypoglykämie
- Müdigkeit/Schlafentzug (besonders bei jungen Eltern)
- Neuralgie (N. trigeminus, N. sphenopalatinus und N. occipitalis)
- Arteriitis temporalis
- Kommotionssyndrom
- menstruelle Migräne (10 bis 14 % der Frauen)

Selten

- Clusterkopfschmerz
- intrakranielle Läsion (z. B. Karzinom, Abszess, Hämatom, gutartige Hirndrucksteigerung)
- Meningitis
- Hirnblutung
- Kohlenmonoxidvergiftung (verstopfter Kamin)
- Paget-Krankheit des Schädels
- schwere Hypertonie
- Präeklampsie

	Spannungskopfschmerz	Stirnhöhlenentzündung	Migräne	Spondylosis der HWS	Überanstrengung der Augen
Verschlechterung im Liegen	nein	ja	nein	eventuell	nein
verstopfte Nase	nein	ja	eventuell	nein	nein
Verschlechterung bei HWS-Bewegung	nein	nein	eventuell	ja	nein
druckschmerzhafter Punkt	eventuell	ja	nein	nein	nein
einseitig	nein	eventuell	eventuell	nein	eventuell

Untersuchungen

Standard: keine
Gelegentlich: großes Blutbild, BSR
In Spezialfällen: Harnstoff und Elektrolyte, alkalische Phosphatase, Röntgen von Nasennebenhöhlen, HWS oder Schädel, CT, Lumbalpunktion

- Großes Blutbild: Leukozytenzahl bei Abszess und Sinusitis erhöht; BSR essenziell bei Verdacht auf Arteriitis.
- Harnstoff und Elektrolyte: Na^+/K^+-Entgleisung bei Hypophysentumoren, alkalische Phosphatase bei Paget-Krankheit erhöht.
- Röntgen: eventuell Flüssigkeitsspiegel bei Sinusitis (selten diagnostisch hilfreich); bestätigt Spondylosis der HWS und Paget-Krankheit.

- CT: zum Ausschluss einer intrakraniellen Läsion.
- Lumbalpunktion: bei Verdacht auf Meningitis; dient auch der Diagnose einer gutartigen Hirndrucksteigerung.

Wichtige Hinweise

- Finden Sie heraus, wovor der Patient Angst hat. Die meisten Patienten befürchten eine ernste Erkrankung hinter den Kopfschmerzen, wie einen Hirntumor und verlassen eventuell enttäuscht die Praxis, wenn Sie nicht genau diesen Punkt abgeklärt haben.
- Ein anderes wichtiges Thema ist der Blutdruck. Die Patienten werden erwarten, dass Sie ihren Blutdruck kontrollieren, auch wenn dieser fast nie die Ursache der Beschwerden ist.
- Schmerzmittel können paradoxerweise einen Spannungskopfschmerz verstärken. Es ist dann hilfreich, andere Behandlungsansätze zu verfolgen, wie etwa eine Entspannungstechnik oder ggf. Antidepressiva.
- Kopfschmerzen aufgrund einer intrakraniellen Läsion verursachen in der Regel andere neurologische Beschwerden und Symptome.

Alarmsignale

- Der Verdacht auf eine Subarachnoidalblutung kommt auf bei Angaben über einen plötzlichen, explosiven Kopfschmerz. Häufige Beschreibungen sind «wie ein Schlag vor den Kopf» oder «Kopfschmerzen wie noch nie».
- Bei Verdacht auf eine Arteriitis temporalis sollten Sie sofort behandeln. Die BSR dient dann nur der nachträglichen Bestätigung der Diagnose.
- Vorsicht bei schwangeren Frauen, die im dritten Trimenon über Kopfschmerzen klagen: Kontrollieren Sie den Blutdruck, die Knöchel und den Urinstatus. Kopfschmerzen können dann, besonders in Verbindung mit Sehstörungen, ein Zeichen für eine drohende Eklampsie sein.
- Neue, zunehmende Kopfschmerzen, die beim Aufwachen da sind und sich beim Bücken oder bei Belastung verstärken, können auf einen erhöhten Hirndruck deuten. Suchen Sie nach weiteren Beschwerden und Symptomen und überweisen Sie den Patienten im Zweifelsfalle dringend.

- Wenn ein Kopfschmerz sich einfach nach Migräne anhört, dann ist es auch eine Migräne – unabhängig vom Alter des Patienten. Stellen Sie bei Älteren die Diagnose allerdings nicht, ohne zuvor schwerwiegendere Ursachen ausgeschlossen zu haben.

Libidoverlust

Libidoverlust kann als Symptom auch für den erfahrenen Hausarzt noch seinen Schrecken haben. Dieses verbreitete Problem betrifft Erwachsene beider Geschlechter. Die klassische Medizinerausbildung scheint den Hausarzt nicht auf solche Fälle vorzubereiten. Allerdings ist der Ansatz der systematischen Befragung und Untersuchung der Schlüssel für eine erfolgreiche Behandlung.

Ursachen

Häufig

- Depression
- Partnerschaftsprobleme
- Perimenopause
- übermäßiger Alkoholkonsum (und Leberzirrhose beim Mann)
- das Altern

Gelegentlich

- Hypothyreose
- antihypertensive Therapie bei Männern
- Medikamente gegen Hyperprolaktinämie bei Männern (z. B. Phenothiazin, Haloperidol)
- antiandrogen wirksame Medikamente bei Männern (z. B. Cimetidin, Finasterid)
- antiandrogen wirksame Medikamente bei Frauen (z. B. Cyproteron)

Selten

- hypothalamisch/hypophysäre Erkrankung
- Nierenversagen
- primäre Hodenerkrankungen oder -schädigungen
- Nebennierenerkrankungen (Cushing-Krankheit und Addison-Krankheit)
- feminisierende Tumoren beim Mann: Hoden- oder Nebennierentumor.

	Depression	Partnerschafts-probleme	Perimenopause	Alkohol	Alterung
große Müdigkeit	ja	eventuell	ja	eventuell	eventuell
nicht nachvollziehbare Stimmungs-schwankungen	ja	eventuell	ja	eventuell	nein
Hitzewallungen	nein	nein	ja	eventuell	nein
verändert sich mit anderem Partner	eventuell	ja	nein	nein	nein
ansonsten gesund	nein	ja	eventuell	eventuell	ja

Untersuchungen

Standard: keine
Gelegentlich: großes Blutbild, Harnstoff und Elektrolyte, Leberwerte, Schilddrüsenfunktionstests
In Spezialfällen: Hormonprofil

- Großes Blutbild: gibt Hinweise auf eine Allgemeinerkrankung; MCV ist bei Alkoholmissbrauch erhöht.
- Harnstoff und Elektrolyte: Kontrolle der Nierenfunktion. Na^+ und K^+ weisen bei Nebennierenerkrankungen anormale Werte auf.
- Leberwerte und γ-GT: offenbaren einen Alkoholmissbrauch.
- Schilddrüsenfunktionstests: belegen eine Hypothyreose.
- Hormonprofile: FSH/LH, Prolaktin, Östradiol und Testosteron können bei beiden Geschlechtern hilfreich sein. Veränderungen kommen bei primären endokrinen Erkrankungen, Drogen- und Alkoholmissbrauch vor.

Wichtige Hinweise

- Dieses Problem wird oft nebenbei oder «wenn ich einmal hier bin» angesprochen. Man sollte der Versuchung widerstehen, dem Patienten einen neuen Termin für dieses Problem zu geben, weil dies eine verpasste Gelegenheit der Hilfeleistung bedeuten könnte.
- Die allgemeine Untersuchung ist wichtig, um seltene Ursachen auszuschließen. Es zeigt zudem, dass Sie das Problem ernst nehmen.
- Vermeiden Sie es, Medikamente zu verschreiben, wenn es sich doch um ein Partnerschaftsproblem handelt.
- Stellen Sie sich darauf ein, ihre Diagnose zu korrigieren oder zu erweitern, denn das Problem ist oft multifaktoriell begründet.
- Behalten Sie auch iatrogene Ursachen im Hinterkopf und denken Sie über einen Medikamentenauslassversuch nach.

Alarmsignale

- Ein Libidoverlust kann die Spitze des Eisbergs einer signifikanten Erkrankung sein, wie etwa Depression oder Alkoholismus. Lassen Sie sich nicht zu einer oberflächlichen Betrachtung verleiten.
- Depressionen und Partnerschaftsprobleme können einander bedingen und gleichzeitig vorliegen. Eine sorgfältige Anamnese wird zeigen, ob eine antidepressive Behandlung und/oder eine psychosexuelle Psychotherapie angezeigt sind.
- Weitere Untersuchungen führen oft nicht weiter, aber seien Sie großzügig mit Bluttests, wenn der Patient sich allgemein unwohl fühlt, ohne offensichtlich depressiv zu sein.
- Eine Hypothyreose ähnelt im Anfangsstadium sehr einer Depression.

Schlafstörungen

Unter Schlafstörungen leiden häufiger Frauen und dann vornehmlich im Alter. Das normale Schlafbedürfnis ist weiten Schwankungen unterworfen. Manche Menschen brauchen nur 3–4 Stunden Schlaf in der Nacht, und die durchschnittliche Schlafdauer sinkt mit zunehmendem Alter. Die selbst bestimmten Einschlafzeiten und die Zahl der geschlafenen Stunden sind bekanntermaßen recht ungenaue Werte, doch ist das Entscheidende in der Praxis die Veränderung des jeweils normalen Schlafmusters.

Ursachen

Häufig

- Belastung durch übermäßigen psychischen Stress (Arbeit, Beziehung, Finanzen)
- manifeste Depression
- chronischer Alkoholmissbrauch
- schlechte Schlafhygiene: Hyperstimulation (z. B. Koffein, Nikotin, Drogen, aufregende Filme) und Nickerchen tagsüber
- Schmerzen bei chronischen Erkrankungen (z. B. Osteoarthritis)

Gelegentlich

- menopausale Hitzewallungen und Schweißausbrüche
- Nykturie (z. B. bei Prostatahypertrophie)
- äußerliche Probleme (z. B. Schnarchen des Partners, Kinder, die den elterlichen Schlaf stören)
- Unterbrechung des Biorhythmus (z. B. durch Jetlag oder Schichtarbeit)
- respiratorische Probleme: Asthma, COPD, Linksherzinsuffizienz
- Benzodiazepinentzug

Selten

- Fehlernährung und Untergewicht
- posttraumatische Belastungsstörung

- Parasomnie: Albträume, Pavor nocturnus und Schlafwandeln
- Hyperthyreoidismus
- Manie
- Schlafapnoe-Syndrom (nur 30 % bemerken, dass sie in der Nacht wiederholt erwachen)

	Stress	Depression	Alkohol	Schlechte Schlafhygiene	Schmerzen
schlecht abschalten können	ja	eventuell	eventuell	ja	eventuell
Erwachen am frühen Morgen	eventuell	ja	nein	nein	eventuell
schlechte Stimmung	eventuell	ja	eventuell	nein	eventuell
zusätzlich körperliche Erkrankung	nein	nein	eventuell	nein	ja
Gewichtsabnahme	eventuell	eventuell	nein	nein	eventuell

Untersuchungen

Standard: keine
Gelegentlich: großes Blutbild, Leberwerte, Schilddrüsenfunktionstests
In Spezialfällen: Suche nach dem Hauptsymptom, das zur Schlaflosigkeit führt (s. u.)

- Großes Blutbild: MCV, Leberwerte und γ-GT können einen chronischen Alkoholmissbrauch aufzeigen.
- Der TSH-Wert hilft bei der Unterscheidung zwischen einer nicht organischen Unruhe und einer Thyreotoxikose.

Anmerkung: Schmerzen, Nykturie, respiratorische Störungen und ein Schlafapnoe-Syndrom erfordern jeweils eigene Untersuchungen.

Wichtige Hinweise

- Finden Sie alle körperlichen Probleme wie Schmerzen oder Nykturie und behandeln Sie diese angemessen. Es ist sinnlos, sich eine bessere Schlafhygiene anzugewöhnen, wenn das Problem vornehmlich körperlicher Natur ist.
- Denken Sie stets an die Rolle des Alkohols für den Schlaf: Oft ist er die eigentliche Ursache oder liefert zumindest seinen Beitrag. Paradoxerweise trinken die Patienten oft den Alkohol, um die Schlaflosigkeit zu bekämpfen.
- Wenn die Schlaflosigkeit wahrscheinlich auf Spannungen oder schlechte Schlafhygiene zurückgeht, sollten Sie zunächst herausfinden, was der Patient eigentlich möchte. Patienten, die einfach nur Schlaftabletten wollen, hören Ihren gut gemeinten Ratschlägen wahrscheinlich nicht sehr aufmerksam zu, solange ihr eigentliches Anliegen nicht besprochen und abgehakt wurde.
- Erklären Sie älteren Patienten, dass das Schlafbedürfnis mit zunehmendem Alter nachlässt und ein Nickerchen tagsüber nicht mehr empfehlenswert ist.

Alarmsignale

- Schichtarbeiter haben ein signifikant höheres Risiko, an einer Depression zu erkranken. Forschen Sie an dieser Stelle gründlich nach, wenn Ihnen ein Schichtarbeiter mit Schlafstörungen gegenübersitzt.
- Achtung bei jungen Männern, die «ganz dringend» etwas gegen die Schlaflosigkeit brauchen. Dabei kann es sich auch um Drogenabhängige handeln, die Benzodiazepine verschrieben haben wollen.
- Wacht ein älterer Patient in der Nacht wegen Knochen- oder Gelenkschmerzen auf, ist dies ein deutliches Warnsignal. Bei einer bekannten Arthritis kann ein Gelenkersatz indiziert sein. In anderen Fällen kann eine ernste Knochenkrankheit dahinterstecken, wie etwa Knochenmetastasen.
- Nehmen Sie das Problem ernst, auch wenn die Ursache trivial oder allzu offensichtlich erscheint (z. B. ein schnarchender Partner). Schlaflosigkeit kann sehr zermürbend sein, und bis die Patienten sich schließlich behandeln lassen, kann die Verzweiflung bereits groß sein.
- Unruhe mit starkem Gewichtsverlust und Tachykardie lassen an einen Hyperthyreoidismus denken. Prüfen Sie also den TSH-Wert, bevor Sie die Beschwerden als nicht organisch einordnen.

Schwindel

Der echte Schwindel ist die Illusion einer Bewegung entweder des Patienten selbst oder seiner Umgebung, die sowohl optisch als auch haltungsbezogen ist. Begleitsymptome wie Übelkeit und Erbrechen sind häufig, und in seiner akuten Form handelt es sich um ein schweres und alles überlagerndes Symptom. Es gilt dabei, die Abgrenzung zum Schwankschwindel und zur Benommenheit zu schaffen (s. S. 86).

Ursachen

Häufig

- viral: Neuronitis vestibularis und Labyrinthitis
- gutartiger paroxysmaler Lagerungsschwindel
- vertebrobasiläre Ischämie
- Dysfunktion der Eustachi-Röhre (führt zu leichtem Schwindel)
- Menière-Krankheit

Gelegentlich

- chronische Otitis media
- Medikamente: Salizylate, Chinin, Aminoglykoside
- akute Alkoholintoxikation (häufig, aber unwahrscheinlich als Symptom in der Hausarztpraxis)
- Migräne
- Epilepsie

Selten

- Zerumen (verbreitetes Problem, aber selten als Ursache für Schwindel)
- Syphilis
- Akustikusneurinom
- Nasopharyngealkarzinom

- neurologische Ursachen, wie z. B. multiple Sklerose (MS), Thrombose der A. cerebelli inferior posterior, Syringobulbie, Kleinhirntumor
- posttraumatisch

	Viral bedingt	Gutartiger paroxysmaler Lagerungsschwindel	Vertebrobasiläre Ischämie	Dysfunktion der Eustachi-Röhre	Menière-Krankheit
Tinnitus	eventuell	nein	nein	eventuell	ja
plötzlicher Beginn, starke Symptomatik	ja	nein	nein	nein	ja
vorübergehend	nein	ja	eventuell	eventuell	nein
gleichzeitige Viruserkrankung	ja	nein	nein	eventuell	nein
rezidivierend	nein	ja	eventuell	nein	ja

Untersuchungen

Es gibt keine sinnvollen Untersuchungen in der Hausarztpraxis. Nach Überweisung werden verschiedene Tests durchgeführt, wie z. B. die Audiometrie zur Prüfung der Kochleafunktion, Elektronystagmographie, Kalorimetrie und Hirnstamm-evozierte Potenziale zur Bestimmung der Vestibularfunktion, CT oder MRT im Hinblick auf mögliche neurologische Erkrankungen, EEG bei Anzeichen für eine Epilepsie, eine Lumbalpunktion bei möglicher MS und die Syphilisserologie, wenn eine Syphilis denkbar erscheint.

Wichtige Hinweise

- Erheben Sie sorgfältig die Anamnese. Eventuell setzt der Patient den Begriff «Schwindel» nicht ganz richtig ein oder beschreibt einen echten Schwindel als «Schwankschwindel» oder «Benommenheit». Die diagnostischen Möglichkeiten sind sehr unterschiedlich.

- In den allermeisten Fällen in der Praxis handelt es sich um einen viral bedingten Schwindel, um einen Lagerungsschwindel oder um eine Menière-Krankheit.
- Tendenziell wird die Diagnose einer Menière-Krankheit zu schnell gestellt. Zu der Diagnose gehören heftige, stundenlange Schwindelanfälle, Hörstörungen und Tinnitus. Die Beschwerden führen zum Erbrechen und zur Entkräftung des Patienten, der deshalb gut versorgt sein muss.
- Ein gutartiger paroxysmaler Lagerungsschwindel ist anamnestisch zumeist leicht zu diagnostizieren. Der Patient beschreibt sekundenlangen Schwindel, der sich klassischerweise beim Hinlegen ins Bett einstellt.

Alarmsignale

- Ein anhaltender oder vertikaler Nystagmus oder neurologische Beschwerden oder Symptome lenken die Überlegungen in Richtung einer zentralen, neurologischen Ursache.
- Patienten mit einer chronischen Otitis media und Schwindelentwicklung haben wahrscheinlich eine signifikante Erkrankung, vor allem, wenn das Fistelzeichen positiv ist (Druckerhöhung im inneren Gehörgang bei mit einem Finger fest verschlossenem äußerem Gehörgang verursacht Schwindel). Überweisen Sie den Patienten umgehend.
- Junge Patienten oder Patienten mittleren Alters mit atypischem, episodenhaftem Schwindel und weiteren, diffusen und vorübergehenden neurologischen Symptomen haben eventuell eine multiple Sklerose.
- Schwindel, der von einem Bewusstseinsverlust begleitet wird, ist wahrscheinlich Ausdruck einer Epilepsie.
- Ein Akustikusneurinom kann leichten Schwindel verursachen. Denken Sie an diese Möglichkeit, wenn der Patient zudem einseitig eine sensorische Schwerhörigkeit und einen Tinnitus aufweist.
- Ein plötzlicher einseitiger und vollständiger Hörverlust mit Schwindel lässt an eine ischämische Episode denken und erfordert umgehende Untersuchungen in einer Klinik.

Taubheitsgefühle und Parästhesien

Unter Taubheitsgefühlen und Parästhesien verstehen wir hier Kribbelgefühle, Nadelstiche, subjektive Taubheit und Empfindungen von Kälte und Hitze. Diese Empfindungen können spontan auftreten oder bei Berührung des entsprechenden Hautareals aufkommen. Die Patienten sind oft beunruhigt und denken direkt an eine schwere Erkrankung. Es gibt viele Differenzialdiagnosen, doch in den meisten Fälle in der Hausarztpraxis geht es um somatoforme Störungen, Nerveneinklemmungen und zerebrovaskuläre Erkrankungen.

Ursachen

Häufig

- somatoforme Störung mit Hyperventilation
- Karpaltunnelsyndrom
- Ischialgie
- diabetische Neuropathie
- zervikale Spondylose

Gelegentlich

- multiple Sklerose und Myelitis
- Polyneuropathie (besonders durch Alkohol; auch Vitamin-B_{12}- und Folsäuremangel, iatrogen, metabolisch, Bindegewebserkrankung, bei malignen Prozessen und bei seltenen Ursachen wie dem Guillain–Barré-Syndrom oder Lepra)
- Schlaganfall und TIA
- Trauma/Kompression eines peripheren Nerven oder des Rückenmarks
- Migräne mit fokal-neurologischer Symptomatik

Selten

- intramedullärer Rückenmarktumor
- Syringomyelie

- Trauma, Gehirntumor und Epilepsie mit Beteiligung der sensorischen Rinde
- Hysterie
- vaskulär: ischämische Herzerkrankung, peripher-vaskuläre Erkrankung

	Somatoforme Störung	Karpaltunnel-syndrom	Ischialgie	Diabetische Neuropathie	Zervikale Spondylose
assoziierte Schwank-schwindelgefühle	ja	nein	nein	nein	eventuell
episodenhaft	ja	eventuell	nein	eventuell	eventuell
assoziierte Schmerzen	nein	ja	ja	eventuell	ja
Verschlechterung in der Nacht	nein	ja	nein	nein	eventuell
assoziierte Muskelschwäche	nein	ja	ja	nein	eventuell

Untersuchungen

Standard: Urinstatus, Blutglukose
Gelegentlich: großes Blutbild, Leberwerte, γ-GT, Harnstoff und Elektrolyte, Serum-Kalzium, Vitamin-B_{12}- und Folsäurespiegel, Schilddrüsenfunktionstests, Nervenleitgeschwindigkeit
In Spezialfällen: Autoimmunscreening, HWS-Röntgen, weitere Untersuchungen in der Klinik (MRT/CT, Lumbalpunktion, Angiographie v. a. der Karotiden, Myelographie)

- Urinstatus: kann eine Glykosurie bei unbekanntem Diabetes mellitus anzeigen.
- Blutglukose: zur Bestätigung eines Diabetes.
- Großes Blutbild: im Hinblick auf eine Makrozytose (Hinweis auf Alkoholmissbrauch und/oder Vitamin-B_{12}-/Folsäuremangel); eventuell Hinweise auf eine Anämie bei chronischen Erkrankungen oder maligne Prozesse.

- Leberwerte und γ-GT: bei Verdacht auf alkoholische Neuropathie.
- Stoffwechselscreening (einschließlich Harnstoff und Elektrolyte, Kalzium, Leberwerte, Vitamin B_{12} und Folsäure).
- Schilddrüsenfunktionstests: Eine Hypothyreose kann eine Polyneuropathie verursachen oder ein Karpaltunnelsyndrom auslösen.
- Autoimmunscreening: zur Unterstützung der Diagnostik bei Bindegewebserkrankungen.
- Nervenleitgeschwindigkeit: zur Bestätigung einer Nervenkompression vor der chirurgischen Intervention.
- HWS-Röntgen: zur Bestätigung der Diagnose einer zervikalen Spondylose, aber nicht wirklich hilfreich, da positive Befunde häufig sind und nicht gut mit der Symptomatik korrelieren. Zudem ändert der Befund wahrscheinlich nichts an der Behandlung.
- Weitere Untersuchungen in der Klinik: Lumbalpunktion (multiple Sklerose, Guillain-Barré-Syndrom), Angiographie der Karotiden (TIA), CT oder MRT (Wirbelsäulenpathologie oder -kompression, multiple Sklerose, Gehirntumor, Syringomyelie), Angiographie (vaskuläre Ursachen), Myelographie (Rückenmarkkompression).

Wichtige Hinweise

- Eine intermittierende periorale Parästhesie ist pathognomisch für die Hyperventilation.
- Gehen Sie logisch vor: Eine sorgfältige Anamnese führt häufig zu der wahrscheinlichen Ursache. So führt z. B. die Symptomatik eines scharf umrissenen Gebietes in einer anatomisch nachvollziehbaren Verteilung zur Diagnose periphere Nerveneinklemmung. Ein größeres Gebiet oder eine ganze Extremität spricht für eine Wurzelkompression und eine ganze betroffene Körperhälfte kann nur eine Hirnschädigung bedeuten. Beschränkt sich die Symptomatik auf Hände und Füße, deutet dies auf eine Polyneuropathie hin. Sind nur die Beine betroffen, handelt es sich um eine Rückenmarkschädigung.
- Eine Atrophie des Thenars spricht für ein signifikantes Karpaltunnelsyndrom, das die operative Dekompression erfordert.
- Erinnern Sie Frauen, die durch die kombiniere orale Kontrazeption eine Migräne mit fokaler Symptomatik entwickelt haben, daran, nach anderen Verhütungsmethoden zu suchen.

Alarmsignale

- Eine plötzliche und zunehmende beidseitige Symptomatik in den Beinen mit Sphinkterstörung legt den Verdacht auf eine Rückenmarkkompression nahe und verlangt die sofortige Einweisung.
- Intermittierende Parästhesien mit wechselnden Verteilungsmustern – besonders in Kombination mit weiteren Merkmalen wie Schwindel oder Neuritis nervi optici – lassen an eine multiple Sklerose denken.
- Patienten mit einer TIA und einem ABCD2-Score von 4 oder darüber sollten innerhalb von 24 Stunden einem Facharzt oder der Klinik zugeführt werden, bei niedrigeren Scores innerhalb einer Woche.
- Die Grenzen der Sensibilitätsstörung sind bei Hysterie häufig scharf begrenzt, ohne dabei einem anatomischen Muster zu entsprechen.
- Eine anhaltende, zunehmende Parästhesie lässt vor allem in Kombination mit weiteren neurologischen Beschwerden oder Symptomen eine deutliche Pathologie vermuten, und der Patient sollte dringend überwiesen werden.

Zittern

Ein Tremor ist die rhythmische Bewegung von Körperteilen. Man unterscheidet drei Formen: den Ruhetremor (am stärksten in Ruhe), den Haltungstremor (am stärksten in einer bestimmten Position, z. B. bei ausgestrecktem Arm) und den Intentionstremor (am stärksten bei willkürlichen Bewegungen). Eventuell wird der Tremor vom Hausarzt erst während der Untersuchung wegen einer anderen Beschwerde entdeckt. Dann ist der Patient womöglich erschüttert über seine fehlende «Selbstkontrolle», sodass ein einfühlsames Vorgehen wichtig ist.

Ursachen

Häufig

- somatoforme Störung, innere Unruhe, Angst
- Thyreotoxikose
- Drogenentzug (z. B. Opiate, Benzodiazepine, Alkohol)
- gutartiger essenzieller Tremor (familiär)
- Parkinson-Krankheit

Gelegentlich

- Medikamentennebenwirkung (z. B. Phenothiazin, β-Agonisten)
- Kohlendioxidretention (z. B. COPD)
- multiple Sklerose
- zerebellare Ataxie: viele Ursachen, wie z. B. Tumoren, Akustikusneurinom, Friedreich-Ataxie, Schlaganfall, Abszess

Selten

- fulminantes Leberversagen
- Wilson-Krankheit
- tertiäre Syphilis
- hysterisch: gewöhnlich auf eine Extremität beschränkt und sehr grobschlägig
- Meningoenzephalitis

	Somatoforme Störung	Thyreotoxikose	Drogenentzug	Gutartiger essenzieller Tremor	Parkinson-Krankheit
Ruhetremor	nein	nein	nein	nein	ja
Besserung unter Alkohol	eventuell	nein	eventuell	ja	nein
ansonsten gesund	eventuell	nein	nein	ja	nein
Tachykardie	ja	ja	eventuell	nein	nein
Bradykinesie	nein	nein	nein	nein	ja

Untersuchungen

Standard: Schilddrüsenfunktionstests
Gelegentlich: großes Blutbild, Leberwerte
In Spezialfällen: Syphilisserologie and in der Klinik MRT, Lumbalpunktion, visuell evozierte Potenziale, Caeruloplasmin i. S./Kupferspiegel, Blutgasanalyse

- Großes Blutbild: Makrozytose bei chronischem Alkoholmissbrauch.
- Leberwerte: zu Nachweis eines Alkoholmissbrauchs oder eines Leberversagens.
- Schilddrüsenfunktionstests: bei Verdacht auf Hyperthyreoidismus.
- MRT: sensitivste Untersuchung im Hinblick auf demyelinisierende Erkrankungen und Tumoren (z. B. zerebellar).
- Lumbalpunktion: Eine Liquorelektrophorese kann oligoklonale Banden bei multipler Sklerose aufzeigen oder Beweise für eine Meningoenzephalitis liefern.
- Visuell evozierte Potenziale: verlängert bei multipler Sklerose.
- Syphilisserologie: bei Verdacht auf Syphilis.
- Blutgasanalyse: belegt eine Kohlendioxidretention.
- Caeruloplasmin i. S./Kupferspiegel: zur Diagnose der Wilson-Krankheit.

Wichtige Hinweise

- Patienten, die wegen des Tremors kommen, haben immer Angst vor einer schweren Erkrankung, besonders vor der Parkinson-Krankheit. Versichern Sie dem Patienten, dass diese Frage während der Konsultation beantwortet werden wird.
- Ein essenzieller Tremor lässt sich typischerweise durch eine geringe Menge Alkohol unterdrücken, was ein wertvoller anamnestischer Hinweis sein kann.
- Ein Tremor kann mehrere Ursachen haben und muss nicht immer genau den genanten Mustern folgen, schon gar nicht bei älteren Patienten.
- Der Tremor bei der beginnenden Parkinson-Krankheit bereitet dem Patienten oft nur wenige Probleme. Somit fällt er vielleicht zuerst dem Hausarzt auf, der den Patienten eigentlich wegen anderer Beschwerden untersucht, oder besorgten Angehörigen oder Freunden.

Alarmsignale

- Halten Sie die Schwelle für die Durchführung von Schilddrüsenfunktionstests niedrig. Eine innere Unruhe mit Ängsten kann wie eine Thyreotoxikose aussehen und umgedreht.
- Die Parkinson-Krankheit kann sich auch zunächst durch zahlreiche Stürze äußern. Suchen Sie nach weiteren Anzeichen wie Salbengesicht, Mikrographie, Akinese, kleinschrittigem Gang und Schwierigkeiten beim Aufstehen aus einem Stuhl.
- Bei Männern im mittleren und höheren Alter, die alleine leben und einen Haltungstremor entwickeln, denken Sie auch an eine mögliche Alkoholproblematik.
- Ein Intentionstremor mit Nystagmus oder Dysarthrie legt eine signifikante Kleinhirnstörung nahe.

Extremitäten

Akuter singulärer Gelenkschmerz

Dieses Symptom begegnet einem in der Hausarztpraxis sehr häufig. Normalerweise lassen sich kaum körperliche Befunde erheben, obwohl gelegentlich eine Monarthritis mit allen Zeichen einer Entzündung nachweisbar ist. Insgesamt ist die wahrscheinlichste Ursache ein Trauma, wenngleich auch andere Umstände ein Gelenk schädigen können. Bei älteren Patienten trifft man häufig auf eine Exazerbation einer Osteoarthritis, wovon auch mehrere Gelenke betroffen sein können (s. S. 139). Das am häufigsten alleine betroffene Gelenk ist das Knie.

Ursachen

Häufig

- akute Exazerbation einer Osteoarthritis
- traumatische Synovitis
- Gicht/Pseudogicht
- Chondromalacia patellae und andere anteriore Knieschmerzsyndrome
- traumatische Hämarthrose (z. B. nach Kreuzbandverletzung)

Gelegentlich

- Fraktur
- Reiter-Krankheit
- Arthritis psoriatica
- rheumatoide Arthritis
- Tendinitis patellaris, Osgood-Schlatter-Krankheit

Selten

- eitrige Arthritis
- Hämophilie
- lokale tropische Infektion (z. B. Madurafuß oder Myzetom, Filariose)
- Malignität (meist sekundär)

- avaskuläre Nekrose
- rezidivierende Gelenksubluxation

	Osteoarthritis	Synovitis	Gicht	Chondromalacia patellae/ anteriore Knieschmerz-syndrome	Traumatische Hämarthrose
plötzlicher Beginn	eventuell	ja	eventuell	nein	ja
akutes Trauma in der Vorgeschichte	eventuell	ja	eventuell	nein	ja
rezidivierendes Problem	ja	nein	ja	ja	nein
mehrere Gelenke schmerzhaft	eventuell	nein	eventuell	nein	nein
überwärmtes, rotes Gelenk	nein	nein	ja	nein	eventuell

Untersuchungen

Standard: keine
Gelegentlich: großes Blutbild, BSR/CRP, Harnsäure, Röntgen, Gelenkaspiration (bei Monarthritis eines großen Gelenks)
In Spezialfällen: Rheumafaktor, Gerinnungsparameter/Faktor-VIII-Bestimmung, Arthroskopie

- Großes Blutbild/BSR/CRP: Leukozytenzahl und BSR/CRP-Werte bei Infektionen und systemischen Entzündungen erhöht; Hb-Werte können bei Letzterem vermindert sein.
- Harnsäure: Wenn sich die akuten Beschwerden gelegt haben, unterstützt dieser Wert die klinische Diagnose einer Gicht (besonders wenn eine Behandlung mit Allopurinol in Betracht gezogen wird).
- Rheumafaktor: kann hilfreich sein, wenn der Verdacht auf eine rheumatoide Arthritis besteht.
- Röntgen: unerlässlich bei Verdacht auf eine Fraktur; zeigt auch eine Osteoarthritis, eine avaskuläre Nekrose und Malignität an

und hilft bei der Differenzierung zwischen rheumatoider Arthritis und Arthritis psoriatica.
- Sterile Aspiration von Gelenkflüssigkeit: im Eiter (eitrige Arthritis), Blut (Hämarthrose) und Kristalle (Gicht/Pseudogicht) nachzuweisen.
- Gerinnungsparameter/Faktor-VIII-Bestimmung: bei möglicher Hämophilie.
- Arthroskopie: kann beim Facharzt oder in der Klinik indiziert sein, wenn ein Trauma zu einem Hämarthros geführt hat.

Wichtige Hinweise

- Autoimmuntests des Blutes können fälschlicherweise eine Arthritis anzeigen. Die Diagnose sollte klinisch gestellt werden. Der Bluttest stützt lediglich die klinische Beurteilung und bietet prognostische Anhaltspunkte. Positive Tests kommen jedoch auch bei gesunden Patienten vor. Hüten Sie sich davor, ein insignifikantes Problem aufgrund eines Bluttests zu einer signifikanten Arthritis zu machen.
- Die Gicht ist sehr schmerzhaft, schränkt die Beweglichkeit ein und kann ein leichtes Fieber verursachen. Eine eitrige Arthritis bietet ein ähnliches Bild, jedoch mit deutlicher Bewegungseinschränkung und gewöhnlich hohem Fieber. Im Zweifel sorgen Sie für die notfallmäßige Beurteilung durch einen Spezialisten.
- In fraglichen Fällen befragen und untersuchen Sie den Patienten sorgfältig. Bei der Reiter-Krankheit können z. B. die Symptome einer Urethritis oder Konjunktivitis minimal oder schon wieder vergessen sein. Bei der Arthritis psoriatica finden sich eventuell nur uneindeutige Hautläsionen.

Alarmsignale

- Bei roten, überwärmten und sehr schmerzhaften Gelenken mit deutlicher Bewegungseinschränkung und allgemeinem Krankheitsgefühl besteht der Verdacht auf eine eitrige Arthritis. Überweisen Sie den Patienten dann umgehend.
- Eine Hämarthrose entwickelt sich gewöhnlich sehr rasch nach einem Trauma und zeigt eine signifikante Schädigung an, die eine sofortige Überweisung erfordert. Der Erguss bei einer Synovitis sammelt sich gewöhnlich mindestens über einem Tag an und ist weniger dringlich.

- Bei Patienten mit rheumatoider Arthritis wird eine eitrige Arthritis immer wieder übersehen. Die systemischen Beschwerden können fehlen und die Diagnose kann fälschlicherweise als aufflackernde rheumatoide Arthritis gedeutet werden.

Armschmerzen

Armschmerzen kommen häufig vor und bieten ein weites Spektrum an Differenzialdiagnosen. Viele generalisierte Störungen wie Arthritis und Neuropathie verursachen vielfältige Symptome, die auch die Arme einbeziehen können – von denen soll hier nicht die Rede sein. Dieses Kapitel konzentriert sich auf spezifische Armschmerzen oder auf Schmerzen, die typischerweise in den Arm ausstrahlen.

Ursachen

Häufig

- einfache Muskelzerrung
- Epikondylitis (Tennis- oder Golferellenbogen)
- subakromiale Bursitis/Kapsulitis
- HWS-Spondylose
- Angina pectoris

Gelegentlich

- Quervain-Krankheit
- Karpaltunnelsyndrom
- Halsrippe
- Plexusneuritis und Neuritis nervi ulnaris (einschließlich Post-Zoster-Neuralgie)
- HWS- und BWS-Bandscheibenprolaps

Selten

- Refluxkrankheit
- Malignität: lokaler Knochentumor, Rückenmark, Wirbelsäule und Lunge
- Aneurysma der A. subclavia
- multiple Sklerose
- syphilitische Aortitis
- Thoracic-outlet-Syndrom

	Muskelzerrung	Epikondylitis	Bursitis/ Kapsulitis	HWS-Spondylose	Angina pectoris
Verschlechterung bei Bewegungen von Arm oder Hand	ja	ja	ja	eventuell	nein
Parästhesien in der Hand	nein	nein	nein	eventuell	eventuell
belastungsabhängig	eventuell	eventuell	eventuell	nein	ja
lokale Druckschmerz-haftigkeit des Arms	eventuell	ja	eventuell	nein	nein
Bewegungs-einschränkung	eventuell	eventuell	ja	eventuell	nein

Untersuchungen

Standard: keine
Gelegentlich: großes Blutbild, BSR/CRP, Schilddrüsenfunktionstests, EKG/Belastungs-EKG, Nervenleitgeschwindigkeit, HWS- und BWS-Röntgen
In Spezialfällen: andere Röntgenaufnahmen/Knochenszintigramm, MRT, Lumbalpunktion, Syphilisserologie

- Großes Blutbild, BSR/CRP: Anämie und erhöhte BSR-/CRP-Werte können eine Entzündung oder einen malignen Prozess anzeigen.
- Schilddrüsenfunktionstests: Myxödem und Karpaltunnelsyndrom treten signifikant häufig zusammen auf.
- HWS-Röntgen: mitunter hilfreich zur Bestätigung einer HWS-Spondylose und zur Beurteilung ihrer Ausprägung. Allerdings korreliert sie nicht gut mit der Symptomatik und kann einfach ein Zufallsbefund sein.
- EKG/Belastungs-EKG: um eine mögliche Angina pectoris nachzuweisen.
- Nervenleitgeschwindigkeit: kann eine Nerveneinklemmung nachweisen (z. B. im Karpaltunnel).
- Thoraxröntgen: im Hinblick auf einen Pancoast-Tumor.

- Andere Röntgenaufnahmen/Knochenszintigramm: bei Verdacht auf Knochentumor (besonders Metastasen).
- MRT, Lumbalpunktion: bei Verdacht auf multiple Sklerose; auch hilfreich zur Darstellung möglicher Rückenmarkläsionen (alle Maßnahmen wahrscheinlich beim Spezialisten).
- Syphilisserologie: selten bei denkbarer Syphilis.

Wichtige Hinweise

- Die Versuchung ist groß, einen Armschmerz als dankbare, schnelle Aufgabe anzusehen. Tatsächlich ist aber eine sorgfältige Anamnese notwendig, um die ungewöhnlicheren und ernsten Pathologien auszuschließen. Die Untersuchung dient gewöhnlich nur zur Bestätigung einer bereits entwickelten Diagnose.
- Patienten mit Armschmerzen – besonders in Verbindung mit intermittierenden Parästhesien – sind oft unbegründeterweise sehr besorgt, dass es sich um eine Angina pectoris oder um einen Herzinfarkt handeln könne. Stellen Sie sicher, dass Sie diese Sorgen zerstreuen können.
- Der normale Verlauf vieler der häufigeren Probleme (z. B. Bursitis subacromialis, Epikondylitis) kann recht langwierig sein. Wenn Sie dies dem Patienten von Anfang an klar machen, wird er das Vertrauen zu Ihnen auch dann behalten, wenn es eine Weile dauert, bis die Symptomatik abklingt.
- Ein Thoracic-outlet-Syndrom ist schwer zu diagnostizieren. Überweisen Sie den Patienten am besten an einen Gefäßchirurgen mit besonderer Erfahrung auf diesem Gebiet.

Alarmsignale

- Vorsicht bei anhaltenden Parästhesien mit Armschmerzen, vor allem, wenn der Patient auch eine Schwäche im Arm oder in der Hand beschreibt. Entweder liegt eine schwere Nervenkompression oder eine andere signifikante neurologische Pathologie zugrunde.
- Eine Angina pectoris kann sich allein durch einen schmerzenden Arm äußern. Erforschen Sie gründlich das Muster der Schmerzen.
- Ein Lungenspitzentumor (Pancoast-Tumor) kann, lange bevor sich andere Symptome einstellen, zu starken Schmerzen im Arm führen. Gehen Sie dem bei Rauchern mit unklaren Armschmerzen nach.

- Ziehen Sie die anderen, selteneren Diagnosen in Betracht, wenn die Schmerzen stark und anhaltend sind, sich die Diagnose nicht aus der Anamnese ergibt und die Armbeweglichkeit nicht eingeschränkt ist.

Fußschmerzen

Schmerzen im Fuß lassen sich schlecht verdrängen, und so kommen die Patienten oft mit einer relativ kurzen Vorgeschichte in die Hausarztpraxis. Es dominieren lokale Ursachen, doch sollte man auch weiter entfernte Regionen im Blick behalten. Die Übertragung der Schmerzen kann über die S1- (lateraler Fußrand) und die L5-Nervenwurzel (Fußrücken oder Großzehe) erfolgen. Knöchelschmerzen werden an dieser Stelle nicht besprochen.

Ursachen

Häufig

- Gicht
- Warzen
- Ballenentzündung/Hallux valgus
- infizierter eingewachsener Zehennagel
- Fasciitis plantaris

Gelegentlich

- Morton-Neuralgie
- Metatarsalgie
- Arthritis (Osteoarthritis und rheumatoide Arthritis)
- Achillestendinopathie/-bursitis
- Ödem
- Fremdkörper

Selten

- Marschfraktur
- Apophysitis calcanei (gewöhnlich ein Problem der Adoleszenz).
- Köhler-Krankheit I (aseptische Kahnbeinnekrose), Köhler-Krankheit II (aseptische Nekrose des 2. oder 3. Metatarsalköpfchens)
- Osteomyelitis und eitrige Arthritis
- Erythromelalgie und schmerzhafte Polyneuropathie
- Ischämie

	Gicht	Warzen	Ballen-entzündung	Infizierter eingewachsener Zehennagel	Fasciitis plantaris
Vorfußschmerz	ja	eventuell	ja	ja	nein
sehr druckempfindliche Gelenke	ja	nein	eventuell	nein	nein
Ruheschmerz	ja	nein	nein	eventuell	nein
druckempfindliche Ferse	nein	eventuell	nein	nein	ja
plötzlicher Beginn	ja	nein	nein	eventuell	eventuell

Untersuchungen

Standard: keine
Gelegentlich: Urinstatus, großes Blutbild, BSR/CRP, Rheumafaktor, Harnsäure, Röntgen
In Spezialfällen: Knochenszintigramm, Angiographie

Anmerkung: Steckt ein Ödem dahinter, erfordert dies ein eigenes Untersuchungsprogramm zur Abklärung (s. S. 42).

- Urinstatus: kann bei bisher unerkanntem Diabetes mit Neuropathie eine Glykosurie anzeigen (der Verdacht auf eine Neuropathie kann für sich weitere Untersuchungen erforderlich machen).
- Großes Blutbild/BSR/CRP: erhöhte Leukozytenzahl und BSR-/CRP-Werte bei Infekten und schwerer Entzündung.
- Rheumafaktor: von prognostischem Interesse, wenn der Fußschmerz Teil der klinischen Diagnose einer rheumatoiden Arthritis ist.
- Röntgen: bei möglicher Arthritis, Osteomyelitis, Marschfraktur, Osteochondritis oder röntgendichtem Fremdkörper hilfreich. Bei starkem klinischen Verdacht aber nicht aussagekräftigem Röntgenbefund, kann ein Knochenszintigramm nützlicher sein.
- Angiographie: bei ischämischem Fuß mit Ruheschmerzen.

Wichtige Hinweise

- Die allermeisten Ursachen ergeben sich deutlich aus der Anamnese oder aus der oberflächlichen Untersuchung. Je länger Sie darüber nachdenken müssen, desto wahrscheinlicher ist eine seltenere Ursache, die einer eingehenderen Untersuchung bedarf.
- Die Unterscheidung zwischen einer Gicht und einem stark entzündeten Fußballen kann schwierig sein. Bei der Gicht hatte der Patient eventuell schon mehrere Episoden hinter sich, die Schmerzen setzen eher plötzlich ein, das Gelenk ist extrem empfindlich und die Gelenkbewegungen sind stark eingeschränkt.
- Wichtige Hinweise finden sich in der Anamnese, vor allem, wenn es um weniger häufige Ursachen geht. So verursacht die Morton-Neuralgie scharfe Schmerzen, die in die 3. und 4. Zehe ausstrahlen und bei Entfernung der Schuhe nachlassen. Die Fasciitis plantaris wird beschrieben wie das «Gehen auf einem Stein», besonders nach Ruhe. Die Marschfraktur führt zu Schmerzen, die zunächst vorhersagbar bei Belastung einsetzen und später dann anhaltend sind, während die Knochen lokal druckschmerzhaft sind und sich möglicherweise ein Knoten gebildet hat.

Alarmsignale

- Klagt ein Patient mit bekannter Gefäßerkrankung über nächtliche Fußballenschmerzen, die seinen Schlaf stören, liegt wahrscheinlich eine kritische Ischämie vor, die der dringenden Überweisung bedarf.
- Fieber und Allgemeinsymptome mit lokal extremen Knochenschmerzen und Zeichen einer lokalen Infektion sind bis zum Beweis des Gegenteils eine akute Osteomyelitis oder eine eitrige Arthritis. Weisen Sie den Patienten umgehend ins Krankenhaus ein.
- Schmerzen im Fuß ohne spezielle Symptomatik, vor allem ohne Druckschmerzhaftigkeit, lassen an eine Ischämie, Neuropathie oder eine Wurzelläsion L5/S1 denken.
- Wenn keine Ursache greifbar ist, der Patient aber eine sehr umschrieben druckschmerzhafte Fußsohle aufweist (abseits der Ferse), könnte ein Fremdkörper die Ursache sein.

Ganganomalie

Es stellen sich nur sehr wenige Patienten wegen einer Ganganomalie in der Praxis vor. Häufiger fällt sie dem Hausarzt auf, während der Patient selbst eher die Folgen beklagt (wie etwa die Unsicherheit im Rahmen der Parkinson-Krankheit) oder die Ursachen (z. B. Schmerzen bei Arthritis).
Angeborene Ursachen werden hier nicht besprochen, da die Betroffenen nur höchst unwahrscheinlich mit einem solchen Problem die Hausarztpraxis aufsuchen.

Ursachen

Häufig

- Trauma (Rücken und Bein)
- Osteoarthritis oder andere schmerzhafte Gelenkerkrankungen
- vestibuläre Ataxie (akute Labyrinthitis, Menière-Krankheit, Schlaganfall)
- Parkinson-Krankheit
- Claudicatio intermittens

Gelegentlich

- Fallfuß (Atrophie des N. peronaeus)
- multiple Sklerose
- Nervenwurzelreizung (besonders L5 und S1)
- Kauda-Syndrom
- Myasthenia gravis

Selten

- Tabes dorsalis (Syphilis)
- Dystrophia myotonica
- Motoneuronerkrankung
- zerebellare Ataxie
- Hysterie.

	Trauma	Osteoarthritis u.a.	Vestibulär	Parkinson-Krankheit	Claudicatio intermittens
plötzlich einsetzend	ja	eventuell	ja	nein	eventuell
schmerzhaftes einseitiges Hinken	ja	ja	nein	nein	ja
Verschlechterung unter Belastung	ja	ja	nein	nein	ja
schlurfender Gang	nein	eventuell	nein	ja	nein
schwankender Gang	nein	nein	ja	nein	nein

Untersuchungen

Zumeist müssen die Patienten für weitere Tests an Spezialisten überwiesen werden. Die Rolle des Hausarztes bei der Ursachenforschung ist also somit sehr beschränkt.
Standard: keine
Gelegentlich: Röntgen, großes Blutbild, BSR/CRP, Rheumafaktor, Harnsäure
In Spezialfällen: CT/MRT, Lumbalpunktion, Angiographie

- Großes Blutbild, BSR/CRP, Rheumafaktor, Harnsäure: Manche Arthritisformen resultieren in einer chronischen Anämie. Die BSR-/CRP-Werte können auch erhöht sein. Je nach Muster des Gelenkschmerzes können Rheumafaktor und Harnsäure wichtige Hinweise bei der Diagnostik der rheumatoiden Arthritis bzw. der Gicht liefern.
- Röntgen: nützlich bei Knochentrauma. Bei Osteoarthritis ist der Wert gering, außer zum Ausschluss anderer Knochenerkrankungen.
- Syphilisserologie: bei Verdacht auf Tabes dorsalis.
- Bei neurologisch bedingten Koordinationsstörungen kommen CT/MRT und Lumbalpunktion in Betracht.
- Angiographie: eingeleitet durch den Gefäßchirurgen, wenn ein Eingriff bei Claudicatio intermittens in Betracht gezogen wird.

Wichtige Hinweise

- Schauen Sie vom Schreibtisch oder PC auf, sobald der Patient eintritt, da Ihnen sonst wichtige Hinweise mit Blick auf den Gang des Patienten verborgen bleiben können.
- Klagt der Patient über Probleme beim Gehen, nehmen Sie sich die Zeit, um das Symptom genau zu beurteilen. Geben Sie dem Patienten vor allem die Möglichkeit, es zu demonstrieren, indem Sie ihn z. B. mehrfach den Flur entlang laufen lassen.
- Wenn sich die Ursache nicht direkt aus der Anamnese ergibt, führen Sie eine sorgfältige neurologische Untersuchung durch. Dabei könnten Sie auf eindeutige Befunde zur Sicherung der Diagnose stoßen.

Alarmsignale

- Eine Labyrinthitis legt sich gewöhnlich nach einigen Tagen wieder. Bleibt eine Ataxie bestehen, vor allem bei anhaltendem Nystagmus, kommt ursächlich eine zentrale Läsion infrage, und Sie müssen den Patienten sofort überweisen.
- Taubheit in beiden Beinen (sattelförmig) mit Rückenschmerzen und Inkontinenz spricht für ein Kauda-Syndrom und erfordert die sofortige Klinikeinweisung.
- Wenn der Patient ataktisch ist und anamnestisch neurologische Symptome wie Parästhesien oder eine Neuritis nervi optici berichtet werden, spricht vieles für eine multiple Sklerose.
- Hüten Sie sich davor, den Patienten leichtfertig als «hysterisch» anzusehen. Scheinbar bizarre Gangmuster können Ausdruck einer seltenen aber signifikanten neurologischen Erkrankung sein.

Hüftschmerzen bei Erwachsenen

Hüftschmerzen sind im mittleren und höheren Alter häufig, und die Patienten machen dafür oft eine Osteoarthritis verantwortlich. Das kann auch zutreffend sein, wenngleich es zahlreiche Differenzialdiagnosen gibt, abgesehen davon, dass das, was der Patient als «Hüfte» bezeichnet, nicht mit der anatomischen Struktur übereinstimmen muss. Die Differenzialdiagnosen beim kindlichen Hüftschmerz weichen stark von den hier beschriebenen ab (s. S. 70).

Ursachen

Häufig

- Muskelzerrung/Bänderdehnung
- Osteoarthritis
- Bursitis trochanterica
- Referred Pain vom Rücken
- Meralgia paraesthetica

Gelegentlich

- entzündliche Arthritis
- avaskuläre Nekrose
- Hernie
- Komplikationen einer totalen Hüftprothese (z. B. Prothesenlockerung, Infektion)
- Spinalstenose
- Tractus-iliotibialis-Syndrom
- Riss des Labrum acetabulare

Selten

- Stauchungsfraktur
- Dislokation
- Knochenpathologie (z. B. Metastasen, Paget-Krankheit)

	Muskelzerrung/ Bänderdehnung	Osteoarthritis	Bursitis trochanterica	Referred Pain vom Rücken	Meralgia paraesthetica
Schmerzen beim Liegen auf der betroffenen Seite	eventuell	nein	ja	nein	nein
Taubheit im Bein	nein	nein	nein	eventuell	ja
schmerzhafte Hüftbewegungen	ja	ja	eventuell	nein	nein
Schmerzen vor allem in der Leiste	eventuell	ja	nein	eventuell	nein
gleichzeitige Rückenschmerzen	nein	eventuell	nein	ja	nein

Untersuchungen

Standard: Röntgen
Gelegentlich: großes Blutbild, CRP, Autoantikörper, HLA-B_{27}, alkalische Phosphatase, Urinstatus
In Spezialfällen: Arthroskopie, Knochenszintigramm, MRT der LWS (alle Untersuchungen in der Klinik)

- Röntgen: kann Hinweise auf eine Osteoarthritis, avaskuläre Nekrose, Fraktur, Dislocation, Endoprothesenlockerung und Knochenpathologie liefern. Die Wirbelsäulenaufnahme kann eine dortige Pathologie als Ursache aufdecken.
- Großes Blutbild, CRP: Bei entzündlicher Arthritis können das CRP erhöht und der Hb-Wert verringert sein. CRP und Leukozytenzahl sind bei einer infizierten Gelenkprothese erhöht.
- Autoantikörper: liefern Hinweise zur Ätiologie einer entzündlichen Arthritis.
- HLA-B_{27}: hohe Prävalenz bei Spondylarthritiden.
- Alkalische Phosphatase: erhöht bei Paget-Krankheit.
- Urinstatus: kann Proteinurie oder Hämaturie bei Nierenbeteiligung im Rahmen einer entzündlichen Arthritis aufdecken.
- Arthroskopie: diagnostisch und eventuell therapeutisch bei Ruptur des Labrum acetabulare.

- Knochenszintigramm: zeigt eventuell knöcherne Metastasen.
- MRT der LWS: zum Nachweis einer Spinalstenose; kann auch andere Ursachen für von der Wirbelsäule übertragene Schmerzen anzeigen.

Wichtige Hinweise

- Klären Sie, was genau der Patient unter der «Hüfte» versteht. Den meisten Patienten ist nicht bewusst, dass sich das Hüftgelenk eigentlich in der Leiste befindet.
- Eine Röntgenaufnahme ist eventuell nicht nötig, selbst wenn der klinische Verdacht auf eine Hüftgelenksarthritis besteht. Doch wenn der Patient eine solche erwartet, sollten Sie die Frage zumindest mit ihm diskutieren.
- Untersuchen Sie den Patienten im Stehen, wodurch eine Hernie als möglicher Verursacher hervortreten kann.
- Umschriebene laterale Schmerzen, die im Liegen auf der betroffenen Seite zunehmen, gehen wahrscheinlich auf eine Bursitis trochanterica zurück.

Alarmsignale

- Denken Sie an die Möglichkeit einer Prothesenlockerung oder -infektion.
- Wenn ein Patient nach einer langfristigen Kortikoidmedikation starke Hüftschmerzen entwickelt, kann eine avaskuläre Nekrose dafür verantwortlich sein.
- Achtung: Ältere Patienten belasten manchmal trotz Schmerzen und Hinken das Gelenk nach einer Stauchungsfraktur weiter.
- Die Schmerzen einer Hüftgelenksarthritis können eine signifikante Depression auslösen oder verschlechtern. Erwägen Sie den Einsatz eines Antidepressivums.

Knieschmerzen

Rezidivierende Knieschmerzen sind in der Hausarztpraxis sehr häufig und haben zahlreiche Differenzialdiagnosen. Die Klassifizierung der Ursachen ist aufgrund einer wechselnden und verwirrenden Nomenklatur wenig hilfreich. Wie so oft in der Hausarztpraxis liefern die gründliche Anamnese und die körperliche Untersuchung wertvolle Hinweise, doch sollte sich das Management eher dem Grad der Einschränkung und den Bedürfnissen des Patienten widmen, als unbedingt eine präzise Diagnose zutage fördern zu wollen.

Ursachen

Häufig

- Bänderdehnung/leichte Weichteilverletzung
- Osteoarthritis
- Knorpelschädigung
- Chondromalacia patellae
- Osgood-Schlatter-Krankheit

Gelegentlich

- rezidivierende Monoarthritis, z. B. Gicht, Pseudogicht, Reiter-Krankheit
- Teil einer Polyarthritis, z. B. rheumatoide Arthritis, Spondylitis ankylopoetica, Arthritis psoriatica
- Bursitis
- Referred Pain von der Hüfte oder vom Rücken
- Bandruptur
- Tendinitis patellaris
- Baker-Zyste
- Gelenkmaus
- Knochenerkrankung, z. B. Paget-Krankheit
- rezidivierende Patelladislokation
- Plicasyndrom
- Osteochondritis dissecans

Selten

- Hämochromatose
- rezidivierendes Hämarthros, z. B. Gerinnungsstörung
- Osteosarkom

	Bänderdehnung/ Weichteil-verletzung	Osteoarthritis	Knorpel-schädigung	Chondromalazie	Osgood-Schlatter-Krankheit
Erguss	nein	eventuell	eventuell	eventuell	nein
spezifische Verletzung	ja	nein	ja	nein	nein
Gelenkblockade	nein	eventuell	eventuell	nein	nein
beide Knie betroffen	nein	eventuell	nein	eventuell	eventuell
häufiger bei Frauen	nein	nein	nein	ja	nein

Untersuchungen

Standard: Röntgen
Gelegentlich: großes Blutbild, CRP, Harnsäure, MRT, Autoantikörper
In Spezialfällen: HLA-B_{27}, Gelenkaspiration, Untersuchungen von Hüfte und Rücken bei Verdacht auf Referred Pain, alkalische Phosphatase, Ferritin i. S., Gerinnungswerte

- Röntgen: kann Hinweise auf die möglichen Ursachen oder den ausstehenden Beweis bei starkem klinischen Verdacht liefern z. B. bei Osteoarthritis, Gelenkmaus, Paget-Krankheit, Osteochondritis dissecans.
- Großes Blutbild, CRP: CRP bei entzündlicher Polyarthritis erhöht und Hämoglobin eventuell vermindert.
- Harnsäure: bei Gicht typischerweise erhöht.
- MRT: hilfreich zur Beurteilung von Weichteilstrukturen wie etwa den Knorpel, vor allem wenn eine chirurgische Intervention erwogen wird.
- Autoantikörper: bei Verdacht auf entzündliche Polyarthritis.
- HLA-B_{27}: hohe Prävalenz für Spondylarthritiden.

- Gelenkaspiration: diagnostisch hilfreich bei Erguss, um etwa doppelbrechende Kristalle bei der Pseudogicht nachzuweisen (meist nach Überweisung zum Spezialisten).
- Untersuchungen von Hüfte und Rücken: bei Verdacht auf Referred Pain aus diesen Regionen.
- Alkalische Phosphatase: erhöht bei der Paget-Krankheit.
- Ferritin i.S: erhöht bei Hämochromatose.
- Gerinnungswerte: bei Verdacht auf eine Koagulopathie.

Wichtige Hinweise

- Die Patienten legen großen Wert auf Röntgenaufnahmen, auch wenn sie in der Praxis vielleicht nur einen geringen Wert für das Management unkomplizierter rezidivierender Knieschmerzen haben. Um Frustrationen zu verhindern, sollten Sie das Thema aktiv zur Sprache bringen, wenn eine Röntgenaufnahme tatsächlich nicht notwendig ist.
- Lassen Sie sich vom Patienten möglichst genau den Ort der Schmerzen angeben, um dadurch die Zahl der Differenzialdiagnosen auch möglichst stark einschränken zu können.
- Eine «einfache» Osteoarthritis kann plötzlich sehr schmerzhaft werden – häufig ohne ersichtlichen Grund. Exazerbationen und Remissionen gehören zum normalen Verlauf der Erkrankung.
- Sportler stellen sich oft mit rezidivierenden Knieschmerzen vor und wollen wahrscheinlich nicht dem in der Hausarztpraxis bevorzugten Ansatz des «Zuwartens» folgen. Frühzeitige Untersuchungen oder Eingriffe können hier erforderlich werden.

Alarmsignale

- Denken Sie daran, dass Knieschmerzen auf übertragen sein können. Wenn die Ursache nicht greifbar erscheint, untersuchen Sie auch die Hüfte, vor allem bei Kindern.
- Eine vordere Kreuzbandläsion wird bei Verletzten im akuten Stadium recht leicht übersehen. Später äußert sie sich dann als instabiles Knie.
- Ein Osteosarkom ist selten, doch tritt es am häufigsten in der Umgebung des Knies auf. Vorsicht bei unerklärlichen, anhaltenden und zunehmenden Schmerzen, von denen der Patient in der Nacht wach wird. Schwellung und Entzündung treten erst später auf.

Knöchelschwellung

Es gehört zu den häufigsten Beschwerdebildern bei älteren Patienten und kann in dieser Altersgruppe auch mit rezidivierenden Stürzen verbunden sein. Dadurch ist es auch häufiger der Grund für die Bitte um einen Hausbesuch. Bei Jüngeren tritt das Symptom viel seltener auf, doch verbirgt sich dann dahinter eher eine signifikante Pathologie.

Ursachen

Häufig

- Stauungsinsuffizienz
- renal: akute oder chronische Nephritis, nephrotisches Syndrom
- in der Schwangerschaft (venöse Insuffizienz, häufig bei eingeschränkter Mobilität)
- Adipositas
- Raumforderung im Becken (einschließlich Schwangerschaft)

Gelegentlich

- Zirrhose
- prämenstruelles Syndrom
- Anämie
- Medikamentenwirkung, z. B. Kalziumantagonisten, NSAID
- Gastroenteropathie, z. B. Zöliakie, entzündliche Darmerkrankung

Selten

- Malnutrition
- Thrombose der V. cava inferior
- Filariose
- Nonne-Milroy-Lymphödem
- Hakenwurmbefall
- angioneurotisches Ödem

	Stauungs-insuffizienz	Renal	Schwangerschaft	Adipositas	Raumforderung im Becken
Kurzatmigkeit bei Belastung	ja	eventuell	nein	eventuell	eventuell
verändertes Atemgeräusch	ja	eventuell	nein	nein	nein
Schwellung morgens geringer	eventuell	eventuell	ja	eventuell	eventuell
Proteinurie	eventuell	ja	nein	nein	nein
andere Beschwerden und Symptome	ja	ja	nein	nein	ja

Untersuchungen

Standard: Urinstatus, großes Blutbild, Harnstoff und Elektrolyte, Leberwerte
Gelegentlich: Schilddrüsenfunktionstests
In Spezialfällen: Thoraxröntgen, Beckensonographie, weitere Untersuchungen zur Ursachenforschung

- Urinstatus: auf Proteinurie.
- Großes Blutbild: eventuell Anämie bei chronischen Erkrankungen; erhöhter MCV (Alkoholmissbrauch).
- Harnstoff und Elektrolyte: belegen ein zugrunde liegendes Nierenversagen; Natrium bei Stauungsinsuffizienz und Zirrhose niedrig.
- Leberwerte: zeigen eine Hypoproteinämie (z. B. bei Zirrhose, Gastroenteropathie und nephrotischem Syndrom).
- Thoraxröntgen: Lungenödem und Pleuraerguss bei Stauungsinsuffizienz.
- Beckensonographie: bei pelviner Raumforderung.
- Weitere Untersuchungen zur Ursachenforschung: Dazu können EKG, BNP und Echokardiographie (Stauungsinsuffizienz), CT (pelvine Raumforderung), Nierenbiopsie (Nephritis) und Darmuntersuchungen (Gastroenteropathie) gehören.

Wichtige Hinweise

- Bei älteren Patienten ist die Ursache oft multifaktoriell, wobei Immobilität eine große Rolle spielt.
- Eine gründliche Untersuchung dauert ihre Zeit. Vielleicht verteilen Sie die Aufgabe auf mehrere Konsultationen und nutzen die Zwischenzeit, um Untersuchungstermine zu vereinbaren und die Ergebnisse zu bewerten.
- Knöchelschwellungen treten oft symmetrisch auf, auch wenn besonders die venöse Insuffizienz einseitig stärker ausgeprägt sein kann. Wenn aber nur ein Knöchel geschwollen ist, ist eine tiefe Beinvenenthrombose, eine rupturierte Baker-Zyste oder eine Zellulitis wahrscheinlich.
- Denken Sie auch daran, dass viele Medikamente (besonders Kalziumantagonisten und NSAID) eine deutliche Knöchelschwellung verursachen können.

Alarmsignale

- Auch eine Schwangerschaft ist bei Frauen im gebärfähigen Alter eine mögliche Erklärung.
- Wenn bei älteren Patienten keine Ursache offensichtlich ist, untersuchen Sie das Abdomen und führen eventuell auch eine rektale Untersuchung durch.
- Je jünger die Patienten, desto größer ist die Wahrscheinlichkeit für eine signifikante, vor allem renale Erkrankung.
- Eine frische, deutliche Schwellung, die sich rasch entwickelt hat, ist wahrscheinlich ungeachtet des Alters signifikant.

Multiple Gelenkschmerzen

Multiple Gelenkschmerzen gibt es in akuter, chronischer und rezidivierender Form. Bei Älteren ist das häufigste Problem eine multiple Osteoarthritis, in mittleren Jahren herrschen entzündliche Zustände vor, und bei Jüngeren sind systemische Erkrankungen wahrscheinlicher.

Ursachen

Häufig

- rheumatoide Arthritis
- Arthropathia psoriatica
- virale Polyarthritis (z. B. Hepatitis, Röteln)
- Bindegewebeserkrankungen (z. B. SLE, systemische Sklerose, Polymyositis, Periarteriitis nodosa, Riesenzellarteriitis
- multiple Osteoarthritis

Gelegentlich

- Spondylarthritiden: Spondylarthritis ankylopoetica, Reiter-Krankheit, enteropathische Arthritis, Behçet-Syndrom, juvenile chronische Arthritis
- Purpura anaphylactica
- Malignität (meist Metastasen)
- iatrogen: Kortikoidtherapie, Isoniazid, Hydralazin
- hypertrophe pulmonale Osteoarthropathie (bei Lungenkrebs)
- Sarkoidose

Selten

- Sichelzellenkrise
- Amyloidose
- rheumatisches Fieber
- atypische systemische Infektionen, z. B. Lyme-Krankheit, Weil-Krankheit, Brucellose, Syphilis (sekundär)
- Caisson-Krankheit

	Rheumatoide Arthritis	Psoriasis	Viral	Bindegewebserkrankung	Osteoarthritis
symmetrisch	ja	eventuell	eventuell	eventuell	eventuell
Ausschlag	nein	ja	eventuell	eventuell	nein
Fieber, Krankheitsgefühl	eventuell	nein	ja	eventuell	nein
junger Patient	eventuell	eventuell	eventuell	eventuell	nein
selbstlimitierend	nein	nein	ja	nein	nein

Untersuchungen

Standard: großes Blutbild, BSR/CRP, Autoantikörper
Gelegentlich: Urinstatus, Harnstoff und Elektrolyte, HLA-B_{27}, Gelenkaufnahmen, Synoviaanalyse
In Spezialfällen: Blutausstrich, Serologie, CK, Thoraxröntgen, Knochenszintigramm, Kveim-Test

- Großes Blutbild, BSR/CRP, Blutausstrich: Leukozytenzahl und BSR-/CRP- Werte bei akuter Entzündung und Infektion erhöht. Eine Anämie bei chronischer Erkrankung kann sichtbar werden und der Blutausstrich ermöglicht den Nachweis von Sichelzellen.
- Autoantikörper: Rheumafaktor in den meisten Fällen von rheumatoider Arthritis positiv, aber auch bei vielen anderen Autoimmunerkrankungen sowie bei chronischen Infektionen. Antinukleäre Faktoren sind in 90 % der SLE-Fälle positiv aber auch bei 30 % der Fälle von rheumatoider Arthritis sowie bei vielen anderen Krankheiten.
- Urinstatus: kann eine Proteinurie oder Hämaturie aufdecken, wenn die Bindegewebserkrankung mit einer Nierenbeteiligung einhergeht.
- Harnstoff und Elektrolyte: Prüfung der Nierenfunktion wegen möglicher Nierenbeteiligung bei Bindegewebserkrankungen.
- HLA-B_{27}: hohe Prävalenz bei Spondylarthritiden.
- Serologie: eventuell hilfreich in der Diagnostik viraler oder atypischer systemischer Infektionen. Ein ansteigender Antistreptolysintiter zeigt eine kürzlich durchlaufene Streptokokkeninfektion an (z. B. rheumatisches Fieber).
- CK: erhöht bei Polymyositis.

- Gelenkaufnahmen: Das Handröntgen kann typische Merkmale anzeigen, die bei der Differenzierung zwischen rheumatoider Arthritis und Arthritis psoriatica helfen. Auf der Becken- und LWS-Aufnahme können die charakteristischen Merkmale einer Spondylarthritis ankylopoetica zu sehen sein (wenn nicht, kann bei starkem klinischen Verdacht ein Knochenszintigramm Aufschluss geben). Die Röntgenaufnahme der betroffenen Gelenke kann die klinische Diagnose einer Osteoarthritis bestätigen.
- Thoraxröntgen: zeigt eventuell maligne Prozesse in der Lunge.
- Synoviaanalyse: hilft bei der Differenzierung zwischen entzündlicher, infektiöser und Kristall-Arthropathie.
- Sarkoidose: Der Kveim-Test kann die Diagnose bestätigen.

Wichtige Hinweise

- Eine Bindegewebserkrankung kann fast jedes Organsystem betreffen. Erheben Sie die vollständige Anamnese, um keinen Hinweis und keine mögliche Komplikation zu übersehen.
- Schauen Sie sich die Haut gut an, weil dies der Diagnosefindung sehr dienlich sein kann (z. B. schuppiger Ausschlag bei Psoriasis, Schmertterlingserythem bei SLE, verdickte Haut bei Sklerose und heliotroper Ausschlag bei Dermatomyositis).
- Hüten Sie sich vor einer Überbewertung autoimmunologischer Bluttests. Die meisten Arthritisdiagnosen werden klinisch gestellt. Die Bluttests dienen nur der Bestätigung oder haben prognostische Aussagekraft.

Alarmsignale

- Denken Sie bei einer entzündlichen Oligoarthritis der unteren Gliedmaßen bei jungen Männern an die Reiter-Krankheit.
- Eine schleichend einsetzende symmetrische Polyarthritis mit Morgensteifigkeit, Schmerzen und Hand- und Fußschwellungen lässt bei Patienten zwischen 30 und 50 Jahren am ehesten an eine rheumatoide Arthritis denken.
- Schmerzen in Handgelenk und Knöchel bei einem Raucher mittleren oder höheren Alters mit Trommelschlägelfingern und einer Lungensymptomatik sprechen am ehesten für eine hypertrophe pulmonale Osteoarthropathie bei einem zugrunde liegenden Lungenkrebs.

- Berücksichtigen Sie auch die Arbeit des Patienten, da dies in manchen Fällen relevant sein kann. So sind z. B. bei Tierärzten oder Landwirten die Brucellose und die Weil-Krankheit denkbare infektiöse Ursachen der Gelenkbeschwerden.

Muskelschmerzen

Muskelschmerzen haben vielfältige Ursachen. Eine sorgfältige Anamneseerhebung ist notwendig, um Muskel- und Gelenkschmerzen einerseits und Muskelschmerzen und Muskelschwäche andererseits voneinander unterscheiden zu können. Bei manchen ursächlichen Erkrankungen kommt beides vor. Wadenkrämpfe, die nur zu kurzzeitigen Muskelschmerzen führen, werden an anderer Stelle besprochen (s. S. 155).

Ursachen

Häufig

- Überlastung (einschließlich Muskelzerrung)
- akute Viruserkrankung
- Depression
- Polymyalgia rheumatica
- Statin-Nebenwirkungen (Myalgie viel häufiger als Myositis)

Gelegentlich

- übertragener Gelenkschmerz (Referred Pain, z. B. von der Hüfte auf den Schenkel, vom Nacken zur Schulter, von der Schulter in den Arm)
- Fibromyalgie
- chronisches Müdigkeitssyndrom
- Bindegewebserkrankung, z. B. rheumatoide Arthritis, SLE, Polyarteriitis nodosa, Sklerodermie
- periphere Gefäßkrankheit: Claudicatio intermittens
- Neuropathie: diabetisch, alkoholisch
- Bornholmer Krankheit (epidemische Myalgia)
- Hypothyreose
- Medikamente: Statin, Clofibrat, Drogenentzug, Chemotherapie, Lithium, Cimetidin

Selten

- Polymyositis (meist mehr Schwäche als Schmerzen)
- Dermatomyositis (adulte und kindliche Form)
- zugrunde liegende Malignität
- Porphyrie
- Guillain-Barré-Syndrom und Poliomyelitis

	Überlastung	Viruserkrankung	Depression	Polymyalgia rheumatica	Statin-Nebenwirkung
plötzlich einsetzend	ja	ja	nein	eventuell	eventuell
Morgensteifigkeit	ja	eventuell	nein	ja	nein
mehr oder weniger generalisiert	nein	eventuell	ja	nein	eventuell
persistierend	nein	nein	ja	ja	ja
Muskel-empfindlichkeit	ja	eventuell	nein	eventuell	eventuell

Untersuchungen

Standard: großes Blutbild, BSR/CRP
Gelegentlich: Urinstatus, Autoimmuntests, Schilddrüsenfunktionstests, Leberwerte, Blutglukose, CK
In Spezialfällen: Gelenk- und Thoraxaufnahmen; in der Klinik oder beim Spezialisten Angiographie, Elektromyographie, Muskelbiopsie, Lumbalpunktion, Porphyrine im Urin

- Urinstatus: Glykosurie bei bisher unbekanntem Diabetes.
- Großes Blutbild und BSR/CRP: Hb-Wert kann bei Bindegewebserkrankung und Polymyalgia rheumatica erniedrigt sein. Die Leukozytenzahl und der BSR-/CRP-Wert sind bei allen entzündlichen Störungen erhöht (BSR bei Polymyalgia rheumatica wichtiger als CRP). Der MCV-Wert ist bei Hypothyreose und Alkoholmissbrauch erhöht.
- Autoimmuntests: können bei Verdacht auf Bindegewebserkrankung hilfreich sein.

- Schilddrüsenfunktionstests: bestätigen eine Hypothyreose.
- Blutglukose, Leberwerte: Blutglukose bestätigt Diabetes; Leberwerte belegen eine Alkoholproblematik; beides kann eine Neuropathie mit resultierenden Muskelschmerzen verursachen.
- CK: bei akuten entzündlichen und viralen Myopathien erhöht.
- Gelenkaufnahmen: bei Verdacht auf Referred Pain von primärer Gelenkpathologie.
- Angiographie: bei peripherer Gefäßkrankheit.
- Elektromyographie und Muskelbiopsie (beides in Klinik oder beim Facharzt): zur Bestätigung einer Polymyositis oder Dermatomyositis.
- Lumbalpunktion: um den Liquor bei Verdacht auf Guillain-Barré-Syndrom oder Poliomyelitis zu untersuchen.
- Porphyrine im Urin: zum Ausschluss einer Porphyrie.
- Weitere Untersuchungen: bei Verdacht auf ursächlichen malignen Prozess (z. B. Thoraxröntgen).

Wichtige Hinweise

- Bei polysymptomatischen Patienten mit Muskelschmerzen aber ohne objektivierbare Beschwerden bei normalen Bluttests kommen Fibromyalgie, Depression und ein chronisches Müdigkeitssyndrom als Diagnosen in Betracht (Anmerkung: Diese Störungen können auch gleichzeitig auftreten).
- Die Diagnose einer Polymyalgia rheumatica lässt sich durch einen Behandlungsversuch mit Prednisolon (20 mg/d) verifizieren, denn unter dieser Therapie verschwindet die Symptomatik innerhalb weniger Tage.
- Muskelschmerzen stehen am ehesten in sehr jungen Jahren und im Alter mit einer signifikanten Pathologie in Zusammenhang und weniger in den mittleren Jahren, in denen psychische Ursachen und Überlastungen wahrscheinlicher sind.

Alarmsignale

- Denken Sie bei älteren Patienten mit Schmerzen und Steifigkeit in Hüfte und Schultergürtelmuskulatur, die morgens am stärksten sind, immer auch an eine Polymyalgia rheumatica.
- Wenn eine Polymyalgia rheumatica möglich erscheint oder Sie eine Behandlung einleiten wollen, halten Sie immer auch nach

Anzeichen für eine Arteriitis temporalis Ausschau. Etwa 30 % der Patienten entwickeln auch diese Komplikation und laufen dabei Gefahr, ihr Augenlicht zu verlieren.
- Muskelschmerzen mit signifikanter und progressiver Schwäche (z. B. Probleme beim Treppegehen oder beim Aufstehen aus einem Stuhl) lenken die Überlegungen in Richtung Polymyositis, Hypothyreose oder malignen Prozess.

Offenes Bein

Das chronisch offene Bein (Ulcus cruris) ist ein großes Problem und belastet etwa in Großbritannien die Krankenkassen jährlich mit bis zu 600 Millionen Pfund. Etwa 1 % der Bevölkerung wird irgendwann in seinem Leben einmal von einem Ulcus cruris betroffen sein, Rezidive sind häufig. In den weitaus meisten Fällen hat es vaskuläre Gründe.

Ursachen

Häufig

- Venenerkrankungen: 70 bis 80 % der offenen Beine
- periphere Gefäßkrankheit: etwa 15 % der offenen Beine
- in Verbindung mit einer Systemerkrankung: Diabetes (5 % der offenen Beine), rheumatoide Arthritis (8 %), Vaskulitis
- ausgedehnte Ödeme aus systemischen Gründen, z. B. Stauungsinsuffizienz, Nierenerkrankung, Osteoarthritis, schwere Adipositas, längere Immobilität
- chronische Infektion, z. B. nach Trauma, Insektenstich

Gelegentlich

- Drogenmissbrauch
- nach primärem Herpes zoster
- primär maligner Prozess: Plattenepithelkarzinom, Melanom, maligne Veränderung eines bestehenden Ulkus
- Metastasen

Selten

- tropische Infektion
- AIDS
- Tuberkulose
- systemische Medikamentenreaktion
- künstlich erzeugt, selbst beigebracht: Münchhausen-Syndrom, Persönlichkeitsstörung

Anmerkung: In der Praxis ist es sehr schwierig, die Ursachen eines offenen Beins nur aufgrund der klinischen Untersuchung zu ergründen. Dies ist nur eine Übersicht zu den häufigsten Ursachen.

	Venenerkrankung	Arterielle Verschlusskrankheit	Systemerkrankung	Ödem	Infektion
venöses Ekzem/ Lipodermatosklerose	ja	nein	eventuell	eventuell	nein
schwache oder fehlende periphere Pulse	nein	ja	eventuell	eventuell	nein
allgemein krank	nein	nein	ja	eventuell	eventuell
eingeschränkte Beweglichkeit	eventuell	eventuell	eventuell	ja	nein
bekannter Auslöser	nein	nein	nein	eventuell	eventuell

Untersuchungen

Standard: großes Blutbild, BSR/CRP, TSH, Leberwerte, Harnstoff und Elektrolyte, Nüchternblutzucker und Rheumafaktor, ABPI (Ankle Brachial Pressure Index)
Gelegentlich: Abstrich für Bakterienkultur, kardiovaskuläre Untersuchung
In Spezialfällen: Duplexsonographie

- Großes Blutbild, BSR/CRP, TSH, Leberwerte, Harnstoff und Elektrolyte, Nüchternblutzucker und Rheumafaktor als Basisscreening für mögliche systemische Ursachen und zugrunde liegende Erkrankungen.
- Abstriche zur bakteriologischen Untersuchung sind nur sinnvoll, wenn es klinische Hinweise auf eine Gewebeinfektion gibt (z. B. Zellulitis).
- Komplette kardiovaskuläre Untersuchung: bei Verdacht auf eine arterielle Insuffizienz.

- ABPI in beiden Beinen mit Handdopplergerät: Die Sensitivität beträgt bis zu 95 %. Liegt der Messwert unter 0,8, kann man von einer arteriellen Erkrankung ausgehen. Bei einer mikrovaskulären Erkrankung ist der Nutzen begrenzt (z. B. rheumatoide Arthritis, Diabetes, systemische Vaskulitis). Hierbei kann es zu falsch hohen ABPI-Werten kommen.
- Duplexsonographie: das Verfahren der Wahl zur Bestimmung einer arteriellen und venösen Insuffizienz (beim Spezialisten).

Wichtige Hinweise

- Zeichnen Sie Ihre klinischen Beobachtungen mit System auf: Beschreiben Sie den Rand (z. B. aufgerollt, ausgestanzt), die Basis (z. B. schorfig, nekrotisch, granulomatös), den Ort, die Morphologie (kann seltenere Ursachen aufzeigen) und die Oberfläche (durch eine Reihenmessung der Ulkusoberfläche lässt sich der Heilungsverlauf gut überblicken).
- Die Palpation der peripheren Pulse ist kein zuverlässiger Parameter für eine arterielle Insuffizienz. Verwenden Sie den ABPI.
- Eine Lipodermatosklerose ist ein roter oder brauner Fleck auf der Unterschenkelhaut, meist medial gleich oberhalb des Knöchels. Zusammen mit einem venösen Ekzem sind dies die Zeichen einer Venenklappeninsuffizienz, auch ohne dass eine Varikosis vorliegen muss. Es kann sich dabei um ein operables Bild handeln, sodass Sie den Patienten einem Gefäßchirurgen vorstellen sollten.
- Tiefe Ulzera, die auf die tiefen Faszien, die Sehnen, das Periost oder sogar den Knochen übergreifen, haben wohl eine arterielle Komponente.
- Die Ätiologie gemischter Ulzera kann zu einem verwirrenden klinischen Bild führen und die Behandlungsauswahl erschweren. Überweisen Sie den Patienten im Zweifel an einen Spezialisten.
- Über die Hälfte der Ulkus-Patienten weisen eine Allergie gegenüber einer oder mehreren Substanzen wie Lanolin, topische Antibiotika, Palmitylalkohol, Perubalsam und Parabene. Dadurch können die Wundheilung behindert und der Patient zusätzlich belastet werden. Überweisen Sie den Patienten bei einer Dermatitis in Verbindung mit einem Ulcus cruris zur Epikutantestung
- Topische Antibiotika tragen nicht zur Heilung bei, führen aber oft zur Sensibilisierung, weshalb Sie auf diese verzichten sollten.

Alarmsignale

- Von einem Ulkus ausgehende Schmerzen stehen oft in Zusammenhang mit einer arteriellen Genese.
- Wenn das Ulkus ein atypisches Erscheinungsbild oder Verteilungsmuster aufweist oder nach einer 12-wöchigen Behandlung nicht abgeheilt ist, überweisen Sie den Patienten zur Biopsie. Hüten Sie sich vor neoplastischen Veränderungen in einem bestehenden Ulkus. Dies ist zwar selten, darf aber nicht übersehen werden.
- Kompressionsbandagen sind bei Diabetes und arterieller Insuffizienz gefährlich. Verordnen Sie sie nicht, solange diese beiden Pathologien nicht ausgeschlossen sind. Wenn das ABPI-Resultat uneindeutig ist, überweisen Sie den Patienten, um die Meinung eines Gefäßexperten einzuholen.

Rückenschmerzen

Anhaltende Rückenschmerzen sind in der Hausarztpraxis ein vertrautes Symptom, und akute Rückenschmerzen gehören zu den häufigsten Gründen für einen außerplanmäßigen Besuch in der Hausarztpraxis. Im Durchschnitt kommt ein Hausarzt wegen dieses Problems auf jährlich etwa 120 Konsultationen. Etwa 80 % der Bevölkerung in den Industrienationen leiden in verschiedenen Lebensabschnitten unter diesem Symptom. Es ist die häufigste Einzelursache für Fehlzeiten am Arbeitsplatz, was sowohl für manuelle als auch für sitzende Tätigkeiten gilt. Im ersten Fall ist es sogar ein wichtiger Grund für die Berufsunfähigkeit. Denken Sie daran, dass es viele nicht-orthopädische Ursachen für Rückenschmerzen gibt. Gehen Sie deshalb systematisch vor.

Ursachen

Häufig

- mechanische (muskuläre) Rückenschmerzen
- Bandscheibenprolaps: Nervenwurzelschmerz
- Spondylosis (Exazerbation)
- Pyelonephritis und Nierensteine
- Infektion des Beckenraums

Gelegentlich

- Spondyloarthritiden (z. B. Spondylitis ankylosans, Reiter-Krankheit)
- neoplastische Erkrankungen der Wirbelsäule (meist metastatisch), Myelom
- Ulcus duodeni/akute Pankreatitis
- depressive Zustände und somatoforme Störung
- Wirbelbruch (osteoporotisch)

Selten

- spinale Stenose
- Osteomalazie

- Aortenaneurysma
- Pankreaskarzinom
- Spondylolisthesis
- Osteomyelitis
- Simulation

	Mechanische Schmerzen	Bandscheiben-prolaps	Spondylosis	Pyelonephritis/ Nierensteine	Infektion des Beckenraums
Schmerzen oder Taubheit im Bein	eventuell	ja	eventuell	nein	nein
einseitige Beschwerden	eventuell	ja	eventuell	ja	eventuell
abgeschwächte Reflexe	nein	eventuell	eventuell	nein	nein
druckschmerzhaftes Abdomen	nein	nein	nein	eventuell	ja
Fieber	nein	nein	nein	eventuell	ja

Untersuchungen

Standard: keine
Gelegentlich: Urinstatus, Mittelstrahlurin, großes Blutbild, BSR/CRP, Plasmaelektrophorese, Kalziumspiegel, PSA
In Spezialfällen: Röntgen der LWS, Ausscheidungsurogramm, HLA-B_{27}, CT/MRT, Knochenszintigramm, Untersuchung des Gastrointestinaltraktes, Sonographie, Knochendichtemessung nach der DEXA-Methode

- Der Urinstatus ist bei Verdacht auf einen Harnwegsinfekt hilfreich: Man achte auf Blut, Eiter und Nitrit als Infektionsmarker; Bestätigung durch Mittelstrahlurin; Blut alleine weist auf mögliche Steine hin.
- BSR/CRP: erhöht bei entzündlichen und malignen Prozessen.
- Großes Blutbild: Der Hb-Wert kann bei Malignität vermindert sein. Eine hohe Leukozytenzahl macht eine Osteomyelitis wahrscheinlicher.
- Plasmaelektrophorese: Paraproteinbanden beim Myelom.

- Kalziumspiegel: beim Myelom und bei Knochenmetastasen erhöht; bei Osteomalazie vermindert.
- PSA: bei Verdacht auf disseminiertes Prostatakarzinom.
- Röntgen der Wirbelsäule: selten hilfreich bei mechanischen Schmerzen. Ist nach 6 Wochen keine Besserung eingetreten, sollte nach einer zugrunde liegenden Erkrankung gefahndet werden. Bei jüngeren Patienten findet sich manchmal eine Sakroiliitis oder eine Spondylolisthesis, bei älteren lohnt die Suche nach einem Wirbelbruch. Im Allgemeinen sind CT und MRT für die Bildgebung geeigneter.
- Knochenszintigramm: zeigt Knochenmetastasen und Knocheninfektionen.
- CT oder MRT: geeignet bei Spinalstenose, signifikantem Bandscheibenprolaps und diskreten Knochenläsionen.
- Zur Untersuchung des Gastrointestinaltraktes zählen im Hinblick auf den Rückenschmerz Endoskopie (bei Ulcus duodeni), Serumamylase (bei Pankreatitis) und das CT (bei Pankreaskarzinom).
- Sonographie: bei Aortenaneurysma.
- Ausscheidungsurogramm: bei rezidivierender Pyelonephritis und möglichen Nieren- oder Uretersteinen.
- Knochendichtemessung nach der DEXA-Methode: zur Bestätigung einer Osteoporose.

Wichtige Hinweise

- Die überwiegende Mehrzahl der Fälle ist mechanisch bedingt, und die meisten bessern sich ungeachtet der Behandlungsform nach 6–8 Wochen von selbst wieder. Hier ist eine positive und optimistische Grundhaltung hilfreich.
- Die Patienten erwarten oft eine Röntgenuntersuchung. Widerstehen Sie diesen Forderungen (wenn es angebracht ist) und erklären Sie auch den Grund dafür. Auch wenn der Patient nicht danach fragt, können Sie den Grund dafür darlegen und damit die Arzt-Patient-Beziehung stärken, vor allem, wenn es einige Zeit dauert, bis die Symptome wieder verschwinden.
- Bei einer rezidivierenden Symptomatik müssen Sie signifikante Pathologien ausschließen und die Sorgen des Patienten ansprechen. Bei simplen rezidivierenden mechanischen Rückenschmerzen lohnt es, sich über präventive Maßnahmen zu unterhalten, so wie auch über die Möglichkeit der Eigenbehandlung in zukünftigen Fällen.

- Echte Simulanten sind selten, doch gehören die Rückenschmerzen für sie aufgrund ihres subjektiven Charakters zu den «bevorzugten» Symptomen. Achten Sie auf Patienten, bei denen das Lasègue-Zeichen offenbar stark positiv ist, die aber ohne Probleme auf dem Stuhl oder der Couch sitzen können sowie auf Patienten, die während der Konsultation lieber stehen bleiben.

Alarmsignale

- Beidseitige Ischiadikusbeschwerden, Reithosenanästhesie sowie Blasen- und/oder Darmfunktionsstörungen lenken den Verdacht auf einen Bandscheibenprolaps, wobei es sich in dieser Symptomkonstellation um einen neurologischen Notfall handelt.
- Denken Sie bei Männern über 55 mit atypischen unteren Rückenschmerzen an ein Prostatakarzinom. Tasten Sie rektal, bestimmen Sie den PSA und die Knochenmarker.
- Vorsicht bei anhaltenden Rückenschmerzen, die vor allem den älteren Patienten in der Nacht aufwachen lassen. Hier ist eine signifikante Pathologie wahrscheinlich.
- Rückenschmerzen ohne Einschränkung der Wirbelsäulenbeweglichkeit und ohne Exazerbation bei Rückenbewegungen gehen wahrscheinlich auf eine Erkrankung mit anderer Lokalisierung zurück, wie etwa eine Nieren-, Aorten- oder gastrointestinale Erkrankung oder eine Beckenerkrankung bei Frauen.
- Ein reißender interskapulärer oder unterer Rückenschmerz bei bekannter Arteriosklerose kann Ausdruck eines dissezierten Aortenaneurysmas sein, was die sofortige Einweisung zur Folge haben muss.

Wadenschmerzen

Wadenschmerzen sind gewöhnlich harmlos, sofern sie nicht von einer Schwellung begleitet werden. Eine häufige Ursache sind Krämpfe, was vor allem bei älteren Patienten zutrifft. Hier kann das Symptom zu erheblichen Belastungen und zu einem durchweg gestörten Nachtschlaf führen. Seltenere Diagnosen, wie etwa eine periphere Gefäßkrankheit, können wichtige Implikationen haben, weshalb eine sorgfältige Beurteilung wichtig ist.

Ursachen

Häufig

- idiopathische (einfache) Krämpfe (einschließlich nächtlicher Wadenkrämpfe)
- Muskelverhärtung (ungewohnte Belastung)
- Zellulitis
- periphere Gefäßkrankheit (Claudicatio intermittens)
- Muskelverletzung (z. B. Zerrung)

Gelegentlich

- Referred Pain von der LWS (L4 und 5)
- Referred Pain vom Knie (Arthropathie, Infektion)
- alkoholische oder diabetische Polyneuropathie
- Krämpfe aufgrund einer zugrunde liegenden Hypokalzämie oder einer anderen Elektrolytstörung.
- rupturierte Baker-Zyste
- tiefe Beinvenenthrombose
- Thrombophlebitis

Selten

- Motoneuronerkrankung
- multiple Sklerose
- Muskelenzymstörung
- psychisch: muskuläre Spannung

- Blei- und Strychninvergiftung
- rupturierte Achillessehne

	Krämpfe	Muskel-verhärtung	Zellulitis	Periphere Gefäßkrankheit	Muskel-verletzung
nachts stärker	ja	nein	nein	nein	nein
allgemeines Krankheitsgefühl	nein	nein	eventuell	nein	nein
schlechter bei Belastung	eventuell	ja	eventuell	ja	ja
Wadenschwellung	nein	nein	ja	nein	eventuell
kühle Peripherie	nein	nein	nein	ja	nein

Untersuchungen

Standard: keine
Gelegentlich: Urinstatus, Leukozytenzahl, BSR/CRP, Harnstoff und Elektrolyte, Leberwerte, Glukose, D-Dimer
In Spezialfällen: Sonographie, Venogramm, Angiographie

- Urinstatus: Prüfung von spezifischem Gewicht, Glukose und Eiweiß (Hyper- und Dehydratation, Diabetes, Nierenversagen als gelegentliche Ursachen «einfacher» Krämpfe).
- Leukozytenzahl und BSR/CRP: alles bei Infektionen erhöht, BSR/CRP bei Arthropathie.
- Harnstoff, Elektrolyte und Kalzium: Prüfung der Nierenfunktion und der Elektrolyte (z.B. bei Diuretikamedikation oder Hypokalzämie).
- Leberwerte und Blutglukose: bei Verdacht auf alkoholischer oder diabetischer Polyneuropathie.
- D-Dimer (meist in der Klinik): Erhöhte Werte sprechen für eine tiefe Beinvenenthrombose, sind aber nicht beweisend.
- Sonographie, Venogramm: eventuelle dringende Überweisung zur Sonographie der tiefen Beingefäße – mit oder ohne Venogramm – bei entsprechendem Verdacht.
- Angiographie: über den Spezialisten bei Verdacht auf eine periphere Gefäßkrankheit.

Wichtige Hinweise

- Ersparen Sie dem Patienten eventuell unnötige Untersuchungen und eine mögliche Antikoagulation, indem Sie sorgsam die Anamnese erheben. Sowohl eine Muskelruptur als auch eine tiefe Beinvenenthrombose können zu einer geschwollenen und warmen Wade führen. Die Ruptur ist jedoch mit einem heftigen und plötzlichen Wadenschmerz verbunden, der manchmal als Tritt oder auch Schuss in die Wade beschrieben wird.
- Die Unterscheidung zwischen einer einfachen Muskelzerrung und einer Claudicatio kann schwierig sein. Die Muskelschmerzen stellen sich ein, sobald der Patient steht. Die Claudicatio beginnt gewöhnlich erst, nachdem der Patient eine bestimmte, vorhersagbare Strecke zurückgelegt hat.
- Patienten mit einer oberflächlichen Phlebitis fürchten sich vor der gefährlicheren tiefen Thrombose. Erläutern Sie den Unterschied.
- Übersehen Sie keine Achillessehnenruptur. Das klinische Bild kann mitunter weniger ausgeprägt sein, als Sie es vielleicht erwarten.

Alarmsignale

- Kinder werden selten wegen Krämpfen Ihre Praxis aufsuchen (obwohl das Symptom häufig ist). Vermeiden Sie eine Etikettierung wie «Wachstumsschmerzen», solange ernstere Ursachen noch nicht ausgeschlossen sind.
- Stellen Sie weitergehende Untersuchungen bei Patienten mit einer neuen Neigung zu scheinbar einfachen Krämpfen an, wenn sie von einem allgemeinen Krankheitsgefühl begleitet sind (was selten passieren wird).
- Eine Claudicatio mit nächtlichem Ballenschmerz lässt an eine schwere Ischämie denken. Überweisen Sie den Patienten dringend.
- Das Homans-Zeichen ist bei praktisch allen Formen des Wadenschmerzes positiv und somit kein diagnostisches Kriterium für eine tiefe Beinvenenthrombose.

Wadenschwellung

Die öffentliche Aufmerksamkeit zu dem Thema «Economy-Class-Syndrom» war so groß, dass dieses Symptom – und auch der eng verwandte Wadenschmerz (s. S. 158) – inzwischen recht bekannt sind. Die Angst des Patienten vor einer tiefen Beinvenenthrombose kann sich dabei auf den Hausarzt übertragen, der fürchtet, ein signifikantes Problem zu übersehen. In den meisten Fällen vermag eine gründliche Anamnese in Verbindung mit einer angemessenen Untersuchung die tatsächlichen Umstände des Symptoms aufzudecken.

Ursachen

Häufig

- Zellulitis
- die meisten Ursachen geschwollener Knöchel (s. S. 136)
- Muskelzerrung/-ruptur (vor allem Ruptur der Plantarissehne)
- rupturierte Baker-Zyste
- tiefe Beinvenenthrombose

Gelegentlich

- rupturierte Achillessehne
- Stauungsekzem
- Phlebitis

Selten

- Muskelhernie durch die Faszie (vor allem M. tibialis anterior)
- muskuläres Neoplasma
- Pseudohypertrophie (bei Muskeldystrophie)

	Zellulitis	Knöchel-schwellung	Muskelzerrung/-ruptur	Baker-Zyste	Tiefe Beinvenen-thrombose
Fieber	ja	nein	nein	nein	eventuell
beidseitig	eventuell	eventuell	nein	nein	eventuell
plötzlicher Schmerz	nein	nein	ja	eventuell	eventuell
früher Schwellung hinter dem Knie	nein	nein	nein	ja	nein
Hautrötung	ja	eventuell	nein	nein	eventuell

Untersuchungen

Standard: keine (außer in der Klinik)
Gelegentlich: großes Blutbild, BSR/CRP und andere Verfahren im Hinblick auf Knöchelschwellungen (s. S. 136); in der Klinik: D-Dimer, Sonographie, Venographie
In Spezialfällen: Radiofibrinogentest (in der Klinik)

- Großes Blutbild, BSR/CRP: bei Zellulitis erhöhte Leukozytenzahl und BSR-/CRP-Werte.
- D-Dimer: erhöhte Spiegel weisen in Richtung der tiefen Beinvenenthrombose, sind aber nicht beweisend.
- Sonographie: hilft bei der Diagnose einer tiefen Beinvenenthrombose und bestätigt eine rupturierte Baker-Zyste.
- Venographie, Radiofibrinogentest: Test in der Klinik zur Bestätigung einer einer tiefen Beinvenenthrombose.

Wichtige Hinweise

- Die Schwellung aufgrund einer Muskelruptur kann beeindruckend sein. Die der Schwellung vorausgehende typische Anamnese sollte jedoch die korrekte Diagnose liefern («wie ein Tritt/Schuss in die Wade»).
- Ein Stauungsekzem wird oft als Zellulitis fehlinterpretiert. Wichtige Hinweise sind, dass es gewöhnlich beidseitig auftritt, eher juckt als schmerzt und nicht mit Fieber einhergeht.

- Die Angst vor einer möglichen tiefen Beinvenenthrombose kann das ganze Erscheinungsbild beeinflussen. Bei einer gründlichen Anamnese kann dann herauskommen, dass die Schwellung tatsächlich schon länger besteht und/oder beidseitig besteht, was beides eine solche Thrombose äußerst unwahrscheinlich macht.

Alarmsignale

- Bei Patienten mit einer unklaren tiefen Beinvenenthrombose ist die Wahrscheinlichkeit für einen zugrunde liegenden malignen Prozess um das 3- bis 4-Fache erhöht, d.h., wenn die Thrombose gesichert ist, sollte eine angemessene Ursachenforschung betrieben werden.
- Bei Hochrisikopatienten, also Personen, die gerade einen Langstreckenflug absolviert haben, sollte Ihre Wachsamkeit im Hinblick auf eine tiefe Beinvenenthrombose nochmals erhöht werden.
- Wenn die Anamnese für eine Muskelruptur spricht, prüfen Sie, ob die Achillessehne intakt ist.

Thorax

Akute Atemnot

Dabei handelt es sich um ein für den Patienten erschreckendes Symptom, und das subjektive Empfinden einer Kurzatmigkeit korreliert nicht unbedingt mit der Art oder dem Ausmaß der Pathologie. Dies macht zusammen mit dem Umstand, dass es zumeist organische Ursachen gibt, eine sorgfältige und dringende Untersuchung notwendig.

Ursachen

Häufig

- Asthma
- Pneumonie
- akute Linksherzinsuffizienz
- akute Exazerbation einer COPD
- Hyperventilation

Gelegentlich

- Pneumothorax
- Lungenembolie
- Pleuraerguss
- diabetische Ketoazidose
- Lappenatelektase (Tumor)

Selten

- Aspirationspneumonie
- Guillain-Barré-Syndrom
- hypovolämischer Schock
- Schocklunge (ARDS)
- Kehlkopfobstruktion

	Asthma	Pneumonie	Akute Linksherz-insuffizienz	Exazerbation einer COPD	Hyperventilation
eitriges Sputum	eventuell	ja	nein	ja	nein
grobe Rasselgeräusche	nein	ja	nein	ja	nein
beidseitiges Giemen	ja	nein	eventuell	ja	nein
beidseitige feine Rasselgeräusche	nein	nein	ja	eventuell	nein
lokal reduziertes Atemgeräusch	nein	ja	nein	nein	nein

Untersuchungen

Es ist unwahrscheinlich, dass der Hausarzt überhaupt irgendwelche Untersuchungen einleitet. Wenn der kurzatmige Patient zu krank erscheint oder die Diagnose zu unklar ist, um eine Untersuchung zu rechtfertigen, muss der Patient wahrscheinlich eingewiesen werden. Das Folgende bezieht sich somit auch lediglich auf die wenigen Fälle, in denen es dem Patienten relativ gut geht, die Diagnose unklar ist und der Zustand nicht so bedrohlich erscheint, dass eine sofortige Einweisung unumgänglich wäre.

- Urinstatus: Glukose und Ketonkörper bei diabetischer Ketoazidose; Bestätigung durch Teststreifenuntersuchung.
- Sputumkultur: gelegentlich hilfreich bei Infektionen, die nicht auf die empirische First-line-Therapie ansprechen.
- Großes Blutbild: Leukozytenzahl bei Infektionen erhöht. Eine Anämie kann ein signifikanter Nebenbefund sein.
- Pulsoximetrie (wenn vorhanden): Eine Hypoxie zeigt ein eindeutiges Problem an.
- Das Thoraxröntgen ist ein wichtiger Teil der Untersuchung, der aber gewöhnlich erst nach der Einweisung oder Überweisung möglich ist.
- Die Einleitung weiterer Untersuchungen wie Blutgasanalyse und Lungenventilations- und -perfusionsszintigraphie kann zur Diagnosefindung nötig sein.

Wichtige Hinweise

- Ist eine Hyperventilation wahrscheinlich, unterweisen Sie den Patienten darin, in eine Tüte zu atmen, bis Sie angekommen sind. Damit können Sie den Anfall durchbrechen.
- Hilfsmittel zur Totraumvergrößerung und Inhalatoren können im akuten Asthmaanfall wirksam sein und sind besonders im Bereitschaftsdienst praktisch.
- Eine nächtliche, plötzlich einsetzende Luftnot bei Älteren ist typisch für eine Linksherzinsuffizienz. Diese kann übrigens durch einen Infarkt verstärkt worden sein.

Alarmsignale

- Eine Zyanose ist ein Alarmsignal. Rufen Sie den Rettungswagen und geben Sie möglichst schnell Sauerstoff.
- Interkostale Einziehungen und der Einsatz der Atemhilfsmuskulatur zeigen unabhängig von der Ätiologie eine schwere respiratorische Störung an. Weisen Sie den Patienten ein.
- Bei einer Fremdköperaspiration kann am Telefon eine überlegte Einschätzung der Situation mit deutlichen und ruhigen Anweisungen lebensrettend sein.
- Akute Verwirrtheit mit Atemnot zeigt eine schwere Hypoxie, eine metabolische Störung oder eine Sepsis an. Weisen Sie den Patienten sofort ein.
- Denken Sie daran, dass bei Asthmatikerin ein Pneumothorax häufiger vorkommt. Berücksichtigen Sie diese mögliche Diagnose, wenn ein Asthmatiker plötzlich größere Atemnot bekommt.

Bluthusten

Von den Patienten wird dieses relative ungewöhnliche Symptom als äußerst ernst betrachtet, was sich jedoch in der Hausarztpraxis nur selten bestätigt. In der Praxis ist die Blutungsquelle nicht immer gleich sichtbar. Recht häufig wird Blut aus der Nase oder aus dem Rachen zusammen mit Speichel ausgehustet (falsche Hämoptyse) und dann als «ausgehustetes Blut» beschrieben.

Ursachen

Häufig

- Lungeninfekt
- Lungenembolie
- Bronchialkarzinom
- Lungenödem
- prolongierter Husten

Gelegentlich

- Bronchiektasen
- Mitralstenose
- Periarteriitis nodosa
- Tuberkulose
- Larynx- oder Trachealkarzinom

Selten

- in Verbindung mit einem systemischen Lupus erythematodes
- Aspergillose
- Goodpasture-Syndrom
- Brustkorbprellung nach einem Trauma
- pulmonale AV-Malformation (zu 50 % mit einer Osler-Krankheit, hereditäre hämorrhagische Teleangiektasie, assoziiert).

	Lungeninfekt	Lungenembolie	Bronchial-karzinom	Lungenödem	Prolongierter Husten
eitriges Sputum	ja	nein	eventuell	nein	eventuell
rosa schaumiges Sputum	nein	nein	nein	ja	nein
Befunde bei der Lungenauskultation	ja	eventuell	eventuell	eventuell	nein
Kurzatmigkeit	ja	ja	eventuell	ja	nein
Fieber	ja	eventuell	eventuell	nein	nein

Untersuchungen

Standard: Thoraxröntgen
Gelegentlich: großes Blutbild, BSR/CRP, Autoantikörper-Screening, Sputum
In Spezialfällen: Bronchoskopie, Lungenventilations- und -perfusionsszintigraphie, Echokardiogramm, weitere Bildgebungen der Lunge (z. B. CT)

- Thoraxröntgen: nützlichste Untersuchung. Es weist viele der aufgeführten Ursachen nach oder liefert zumindest diagnostische Hinweise.
- Sputum-Mikrobiologie: zur Untersuchung auf säurefeste Stäbchen bei Tuberkulose.
- Großes Blutbild und BSR/CRP: bei Anämie (Linksherzinsuffizienz und malignen Erkrankungen); Leukozytenzahl bei Infektionen erhöht; BSR/CRP bei Malignität, Infektionen und Entzündungen erhöht.
- Autoantikörperscreening: zur Bestimmung möglicher Bindegewebserkrankungen.
- Untersuchungen in der Klinik: verschiedene weitere Untersuchungen kommen in Betracht je nach möglicher Ätiologie und werden gewöhnlich von den zuständigen Spezialisten nach Überweisung durchgeführt, z. B. Bronchoskopie, Lungenventilations- und -perfusionsszintigraphie, CT und Echokardiographie.

Wichtige Hinweise

- Bei jungen Patienten wird das Symptom meistens durch kraftvolles Husten ausgelöst. Wenn dies eindeutig der Fall ist und die Hämoptyse geringfügig war, sollten Sie nicht durch ein Thoraxröntgen unnötige Ängste schüren.
- Gehen Sie bei der Anamnese sorgfältig vor, denn die vom Patienten benutzte Wortwahl kann unklar lassen, ob das Blut gehustet oder erbrochen wurde.
- Denken Sie daran, dass die meisten Patienten – und besonders die Raucher – Angst haben werden, dass das Symptom eine Krebserkrankung anzeigt. Beruhigen Sie den Patienten sehr deutlich, wenn es angebracht ist, doch gehen Sie zügig den Fällen nach, die Sie beunruhigen und liefern Sie eine angemessene Erklärung für ein Thoraxröntgen. Vereinbaren Sie Termine für die Verlaufskontrolle.

Alarmsignale

- Jeder Raucher mit einer signifikanten Hämoptyse muss einem Thoraxröntgen zugeführt werden, besonders wenn weitere Alarmsignale vorliegen wie etwa Kurzatmigkeit, Gewichtsverlust, anhaltender Husten oder Trommelschlägelfinger.
- Eine Lungenembolie führt zu einer plötzlich einsetzenden Kurzatmigkeit mit pleuritischen Schmerzen. Ziehen Sie diese Möglichkeit in Betracht, wenn sich keine andere Erklärung für die Symptomatik anbietet (besonders bei gleichzeitiger Tachykardie). Die Symptome einer tiefen Beinvenenthrombose zeigen sich eventuell erst später oder mitunter auch gar nicht.
- Die Tuberkulose ist europaweit wieder auf dem Vormarsch. Denken Sie vor allem bei älteren Patienten, Einwanderern und Obdachlosen an diese Möglichkeit.
- Wenn die Hämoptyse andauert, sorgen Sie auch bei unauffälligem Thoraxröntgen für eine Einweisung. Manche Läsionen sind auf dem Röntgenbild nicht oder erst nach einiger Zeit sichtbar. Andere Untersuchungen können dann erforderlich sein.

Brustschmerzen (Thorax)

Akute Thoraxschmerzen kommen regelmäßig in der Hausarztpraxis vor. Dabei kann es sein, dass der Arzt stärker beunruhigt ist als der Patient. Trotz verschiedener Ursachenkombinationen liefert eine gute Basisuntersuchung in den meisten Fällen die richtige Diagnose, und zwar lange bevor alle weiteren Untersuchungen abgeschlossen sind.

Ursachen

Häufig

- Angina pectoris/Herzinfarkt
- Refluxkrankheit
- somatoforme Störung (Da Costa-Syndrom)
- Muskelzerrung
- Tietze-Krankheit (Chondropathia tuberosa)

Gelegentlich

- Pleuritis
- Ulcus pepticum
- Gallenkolik
- Herpes zoster
- Mastitis
- Bornholmer Krankheit

Selten

- Lungeninfarkt
- hypertrophische obstruktive Kardiomyopathie
- Perikarditis
- Rippenfraktur
- Myokarditis
- Pneumothorax
- disseziertes Aortenaneurysma

	Angina	Refluxkrankheit	Somatoforme Störung	Muskelzerrung	Tietze-Krankheit
bei Belastung zunehmend	ja	eventuell	eventuell	eventuell	eventuell
im Liegen zunehmend	nein	ja	eventuell	nein	nein
Besserung in Ruhe	ja	eventuell	eventuell	ja	eventuell
druckschmerzhafter Thorax	nein	nein	eventuell	ja	ja
Schwellung am empfindlichen Punkt	nein	nein	nein	nein	ja

Untersuchungen

Standard: EKG
Gelegentlich: großes Blutbild, Thoraxröntgen, Belastungs-EKG, Gastroduodenoskopie, Abdomensonographie
In Spezialfällen: Test auf Helicobacter pylori, weitere kardiologische Untersuchungen, Lungenventilations- und -perfusionsszintigraphie (die beiden letztgenannten in der Klinik)

- EKG: kann eine kardiale Ischämie, eine Perikarditis oder eine Lungenembolie anzeigen.
- Belastungs-EKG: zur Bestätigung einer kardialen Ischämie.
- Großes Blutbild: Leukozytenzahl bei Pleuritis und eventuell bei der Tietze-Krankheit erhöht.
- Thoraxröntgen: zeigt Lungeninfekt, Rippenfraktur, Herzerkrankungen, Kardiomyopathie oder Pneumothorax.
- Abdomensonographie: im Hinblick auf Gallensteine.
- Gastroduodenoskopie: zur Bestätigung eines Ulcus pepticum oder einer Ösophagitis.
- Test auf Helicobacter pylori: hilfreich bei Ulcus duodeni.
- Weitere kardiologische Untersuchungen (in der Klinik): Herzenzyme, Angiographie oder andere Untersuchungen können in Abhängigkeit von der Symptomatik und den Ergebnissen des Belastungs-EKGs erforderlich sein.
- Lungenventilations- und -perfusionsszintigraphie (in der Klinik): zur Bestätigung eines Lungeninfarktes.

Wichtige Hinweise

- Die Anamnese ist überaus wichtig und führt gewöhnlich zur Diagnose. Nehmen Sie sich, außer bei einem offensichtlichen Notfall, die Zeit, um die notwendigen Angaben einzuholen.
- Wenn Sie so besorgt sind, dass Sie ein Notfall-EKG ableiten wollen, überlegen Sie besser, ob der Patient wirklich eine notfallmäßige medizinische Einschätzung oder doch lieber die sofortige Klinikeinweisung braucht.
- Beobachten Sie die Hände des Patienten, während er die Symptome beschreibt. Eine geballte Faust auf der Brust drückt eher größere Sorgen aus, ein Finger, der darauf zeigt, weniger.
- Sowohl eine Pleuritis als auch Verletzungen des Bewegungsapparates können bei tiefer Inspiration Schmerzen verursachen, wobei im zweiten Fall gewöhnlich auch eine Schmerzhaftigkeit der Muskulatur oder der Rippen vorliegt.
- Die Tietze-Krankheit unterscheidet sich von einer Kostochondritis durch palpable Schwellungen, die von einem Ödem an der Stelle des größten Schmerzes verursacht werden. Allerdings ist das Vorgehen praktisch dasselbe.
- Fordern Sie den Patienten auf, sich immer bei Ihnen zu melden, wenn das Problem anhält oder größer wird.
- Gehen Sie im Zweifel auf Nummer sicher: Verabreichen Sie Aspirin (wenn keine Allergie besteht) und weisen Sie den Patienten ein.

Alarmsignale

- Zögern Sie nicht, wenn die Symptome nach einem Infarkt aussehen, und weisen Sie den Patienten ein (notfalls auch telefonisch).
- Ein normales EKG schließt einen Infarkt nicht aus. Behandeln Sie den Patienten, nicht das Untersuchungsergebnis.
- Die Symptome einer eigenen und signifikanten Pathologie können durch die resultierende Angstsymptomatik verschleiert werden. Nehmen Sie sich die Zeit, dies richtig zu sortieren.
- Die Durchführung unnötiger Tests verschlimmert die Lage nur noch, wenn es sich offenkundig um eine somatoforme Störung handelt.
- Bei unklarer Diagnose untersuchen Sie das Abdomen, besonders im Hinblick auf eine deutliche epigastrische Empfindlichkeit.

Chronische Kurzatmigkeit

Die Kurzatmigkeit ist als schwieriges und anstrengendes Atmen definiert. Im Studium geht es immer um die Suche nach der einen Ursache, doch sieht man in der Praxis oft Überschneidungen zwischen den ursächlichen Faktoren, und manchmal kann die Diagnose auch nur nach verschiedenen Behandlungsversuchen gestellt werden.

Ursachen

Häufig

- Adipositas/schlechte körperliche Verfassung
- COPD
- Anämie
- dekompensierte Herzinsuffizienz
- Asthma

Gelegentlich

- Bronchiektasen
- rezidivierende Lungenembolien
- Bronchialkarzinom mit Lungenlappenkollaps
- Pleuraerguss
- Aortenstenose
- chronische Hyperventilation

Selten

- ausgedehnte Hiatushernie
- idiopathische Lungenfibrose
- unentdeckter angeborener Herzfehler
- neurologisch: Erkrankung der Motoneurone und Muskeldystrophien
- Sarkoidose
- exogen-allergische Alveolitis (Taubenzüchterlunge)

	Adipositas/ schlechte körperliche Verfassung	COPD	Anämie	Dekompensierte Herzinsuffizienz	Asthma
Verschlechterung beim Hinlegen	eventuell	nein	nein	ja	nein
Schwellung der Knöchel	nein	eventuell	nein	ja	nein
Husten	nein	ja	nein	ja	ja
massenhaft Sputum	nein	ja	nein	ja	eventuell
Blässe	nein	nein	ja	nein	nein

Untersuchungen

Standard: Thoraxröntgen, großes Blutbild
Gelegentlich: Peak-Flow, Harnstoff und Elektrolyte, Leberwerte, BSR/CRP, BNP, EKG, Spirometrie
In Spezialfällen: CT, Lungenventilations- und -perfusionsszintigraphie, Thorakozentese, Echokardiogram, Kveim-Test, Blutgasanalyse

- Thoraxröntgen: nützlichste Untersuchung. Es weist viele der aufgeführten Ursachen nach oder liefert zumindest diagnostische Hinweise.
- Großes Blutbild: unerlässlich im Hinblick auf eine Anämie; BSR/CRP erhöht bei Karzinomen, Entzündungen und Infektionen.
- Harnstoff, Elektrolyte und Leberwerte: eine eingeschränkte Nierenfunktion trägt zur dekompensierten Herzinsuffizienz bei. Die Leberwerte können Hinweise auf ein metastasiertes Karzinom liefern.
- Peak-Flow-Rate: variabel bei Asthma; umfassendere Lungenfunktionstests (Spirometrie) sind hilfreicher bei der Diagnose einer COPD und anderer Lungenerkrankungen.
- EKG: Eine Herzinsuffizienz ist bei normalem EKG unwahrscheinlich.
- BNP: bei Herzinsuffizienz wahrscheinlich erhöht.
- Bei Überweisungen in komplizierter gelagerten Fällen werden zumeist weitere Untersuchungen eingeleitet: CT oder Lungenventilations- und -perfusionsszintigraphie (z.B. im Hinblick auf Bronchiektasen oder Lungenembolie), Thorakozentese (zur Diag-

nose und Therapie eines Pleuraergusses), Echokardiographie (bei Herzklappenschädigung und zur Beurteilung der linksventrikulären Funktion) Kveim-Test (bei Sarkoidose) und Blutgasanalyse.

Wichtige Hinweise

- Das Herzversagen ist eine mögliche Komplikation einer COPD. Denken Sie daran, wenn ein solcher Patient über allmählich zunehmende Kurzatmigkeit klagt, die nicht mehr auf die gewohnte Behandlung anspricht.
- Bei älteren Patienten kann eine Kurzatmigkeit multifaktoriell bedingt sein, was die genaue Diagnose selbst nach eingehenden Untersuchungen schwierig macht. Unterschätzen Sie nicht den Nutzen einer Probebehandlung, wie z. B. eine Steroidkur bei möglichem Asthma oder potenziell reversibler COPD.
- Bei jungen Patienten oder in mittleren Jahren sind Seufzen und Kurzatmigkeit, die sich unter Belastung oder ohne erkennbaren Grund verschlechtern – vor allem wenn der Patient keine andauernden Probleme beim Sport hat – wahrscheinlich die Folge von Hyperventilation.

Alarmsignale

- Gewichtsverlust in Kombination mit Kurzatmigkeit lenkt den Verdacht auf ein Bronchialkarzinom, obwohl auch Bronchiektasen eine Erklärung sind. Hier muss umgehend ein Thoraxröntgen durchgeführt werden.
- Ein Giemen ist auch bei Herzinsuffizienz möglich, Krepitationen jedoch nicht. Suchen Sie bei älteren Patienten nach anderen Hinweisen für eine dekompensierte Herzinsuffizienz und veranlassen Sie die geeigneten Untersuchungen und Behandlungen.
- Bedenken Sie, dass jederzeit akute Ursachen hinzutreten können, wie z. B. der Pneumothorax beim Asthmatiker.
- Die Herzinsuffizienz hat eine schlechte Prognose. Suchen Sie nach den Ursachen (z. B. Hypertonie) und erwägen Sie ein Echokardiogramm im Hinblick auf eine mögliche Behandlung mit ACE-Hemmern.
- Vergessen Sie nicht, dass auch eine Anämie eine mögliche Ursache ist, denn entgegen der landläufigen Vorstellung führt sie eher zur Kurzatmigkeit als zu Müdigkeit.

Herzklopfen

Palpitationen werden ziemlich häufig beim Hausarzt beklagt, manchmal für sich alleine doch häufiger in Kombination mit weiteren Symptomen. Die Patienten bezeichnen viele Empfindungen als «Herzklopfen». Um so wichtiger ist es, genau herauszufinden, was damit gemeint wird. Kardiale Ursachen sind selten. Häufige Ursachen hingegen sind die Angst vor Herzerkrankungen und eine somatoforme Störung.

Ursachen

Häufig

- somatoforme Störung (verstärkte Beobachtung des normalen Herzschlags)
- Sinustachykardie (z. B. Stress, Fieber, Training)
- Vorhofektopie
- ventrikuläre Ektopie
- supraventrikuläre Tachykardie

Gelegentlich

- Thyreotoxikose (Kombination aus Sinustachykardie und gesteigerter Erregbarkeit auch bei fehlenden ventrikulären Extrasystolen)
- Menopause (durch plötzliche Vasodilation)
- Vorhofflimmern (verschiedene Ursachen, z. B. chronische ischämische Herzkrankheit, Mitralklappenschädigung, Alkohol)
- iatrogen (z. B. Digoxin, Nifedipin)
- Vorhofflattern

Selten

- Herzblock
- Sick-Sinus-Syndrom
- Drogenmissbrauch
- ventrikuläre Tachykardie

	Somatoforme Störung	Sinustachykardie	Vorhofektopie	Ventrikuläre Ektopie	Supraventrikuläre Tachykardie
plötzlicher Beginn	eventuell	nein	eventuell	eventuell	ja
Herzrasen	ja	ja	nein	nein	ja
Aussetzer des Herzens	eventuell	nein	ja	ja	nein
zugrunde liegende Herzerkrankung	nein	nein	nein	eventuell	eventuell
Frequenz und Rhythmus während der Episode anormal	nein	ja	ja	ja	ja

Untersuchungen

Standard: EKG, Schilddrüsenfunktionstests
Gelegentlich: Harnstoff und Elektrolyte, 24-h-EKG oder Event-Monitor
In Spezialfällen: weitere Untersuchungen zur Bestimmung der Ursache

- EKG: kann eine Arrhythmie, eine ischämische Herzkrankheit oder ein Wolff- Parkinson-White-Syndrom aufzeigen.
- Schilddrüsenfunktionstests: Eine Thyreotoxikose kann Palpitationen hervorrufen oder andere Ursachen verstärken.
- Harnstoff und Elektrolyte: Elektrolytstörungen können eine Arrhythmie auslösen oder verstärken.
- 24-h-EKG oder Event-Monitor: zum Nachweis einer Arrhythmie mittels EKG.
- Weitere Untersuchungen zur Bestimmung der Ursache: z. B. Belastungstest im Hinblick auf eine ischämische Herzkrankheit oder Echokardiographie bei Klappenkrankheiten.

Wichtige Hinweise

- Nehmen Sie sich die Zeit für eine sorgfältige Anamnese, denn die Wahrnehmung der Palpitation durch den Patienten kann sich erheblich von Ihrer eigenen unterscheiden.
- In paroxysmalen Fällen empfehlen Sie dem Patienten, sich bei einem Anfall, umgehend an eine Ambulanz zu wenden, um ein EKG aufzeichnen zu lassen.
- Die Patienten können leicht darin angelernt werden, den eigenen Puls zu nehmen. Solche selbst dokumentierten Pulsfrequenzen können bei der Findung der Diagnose sehr hilfreich sein.
- Die meisten Patienten mit Palpitationen fürchten eine Herzerkrankung und diese Angst verschlechtert die Symptomatik. Stellen Sie sicher, dass solche Sorgen nach Möglichkeit ausgeräumt werden.

Alarmsignale

- Multiple oder multifokale ventrikuläre Ektopien belegen eine signifikante ischämische Herzkrankheit und können nach einem Infarkt eine ventrikuläre Tachykardie oder ein Kammerflimmern ankündigen.
- Eine plötzlich einsetzende Tachykardie bei jungen Patienten mit Kurzatmigkeit, Schwindel, Brustschmerzen und Polyurie ist typisch für eine supraventrikuläre Tachykardie.
- Wenn ein Patient über Palpitationen klagt und ein Vorhofflimmern aufweist, ist dieses wahrscheinlich nur paroxysmal oder erst kürzlich entstanden, was ein signifikantes Risiko für eine systemische Embolie birgt. Hier ist oft eine Überweisung zur medikamentösen Antikoagulation indiziert.
- Denken Sie daran, dass Digoxin eine Arrhythmie sowohl beseitigen als auch verschlimmern kann.

Husten

Dieses Symptom weckt bei Hausärzten zwiespältige Gefühle, weil es oft so trivial ist. Mehr als Beruhigung und Aufklärung ist oft nicht nötig, was dann das Vertrauensverhältnis zu Eltern und Kindern stärkt. Nehmen Sie die Eltern ernst, denn nächtlicher Husten kann den Schlaf und den Familienfrieden gefährden. Planen Sie sinnvolle Verlaufskontrollen, sodass Sie die kleine Zahl ernsterer Pathologien in jeder Altersklasse herausfischen können.

Ursachen

Häufig

- oberer Atemwegsinfekt
- unterer Atemwegsinfekt
- Asthma
- Rhinitis/chronische Sinusitis
- Refluxkrankheit

Gelegentlich

- COPD
- Rauchen (einschließlich Passivrauchen)
- Lungentumor (primär oder sekundär)
- Linksherzinsuffizienz
- Nebenwirkung bei ACE-Hemmer-Therapie
- Bronchiektasen
- psychogen

Selten

- Zerumen oder Fremdkörper im Gehörgang
- interstitielle Lungenerkrankung (z. B. Alveolitis, Bestrahlungsfolgen, Sarkoidose)
- aspirierter Fremdkörper
- Tuberkulose
- zystische Fibrose

- Kehlkopfkarzinom
- Zwerchfellreizung (z. B. bei Abszess)

	Oberer Atemwegsinfekt	Unterer Atemwegsinfekt	Asthma	Rhinitis	Refluxkrankheit
morgens schlechter	ja	ja	eventuell	eventuell	eventuell
saisonal	eventuell	eventuell	eventuell	ja	nein
Fieber	eventuell	ja	nein	nein	nein
Befunde bei der Lungenauskultation	nein	ja	eventuell	nein	eventuell
Befunde beim Thoraxröntgen	nein	ja	nein	nein	eventuell

Untersuchungen

Standard: keine
Gelegentlich: großes Blutbild, BSR/CRP, Peak-Flow-Rate, Thoraxröntgen, Lungenfunktionstests, Herzuntersuchung
In Spezialfällen: Schweißtest

- Großes Blutbild: Der Hb-Wert kann bei Malignität und chronischen Erkrankungen vermindert sein. Die Leukozytenzahl ist bei Infektionen erhöht, die Eosinophilen sind es bei Allergie.
- BSR/CRP: bei Neoplasien und schweren Entzündungen erhöht.
- Eine zweimal tägliche Bestimmung der Peak-Flow-Rate über einen Monat kann zur Diagnose Asthma führen. Hilfreich ist es auch, die Messungen vor und nach der Inhalation von Bronchodilatatoren durchzuführen.
- Thoraxröntgen: bei ausgeprägtem unteren Atemwegsinfekt, aspirierten Fremdkörpern oder Verdacht auf eine Tumorerkrankung erforderlich.
- Lungenfunktionstests: Die Durchführung und Interpretation wird am besten dem Spezialisten überlassen, sofern Sie nicht zufällig hier ein besonderes Interesse haben und die notwendige Sachkenntnis mitbringen. Die Tests sind recht hilfreich, um die tat-

sächliche Diagnose unter einer Vielzahl möglicher Ursachen herauszupicken.
- Herzuntersuchung: etwa EKG, BNP und Echokardiogramm bei Verdacht auf Linksherzinsuffizienz.
- Schweißtest: bei Verdacht auf zystische Fibrose.

Wichtige Hinweise

- Erläutern Sie den Eltern einfache Maßnahmen für ihre Kinder bei den kommenden Husten und Erkältungen. Vermeiden Sie Verschreibungen, weil dies nur die Tendenz verstärkt, sich wegen einer selbstlimitierenden, leichten Erkrankung wieder an Sie zu wenden.
- Erklären Sie den Eltern die Symptome, die bei einem oberen Atemwegsinfekt eine spezifischere Behandlung erforderlich machen. Damit wird sichergestellt, dass Komplikationen prompt behandelt werden und die Zahl der Praxisbesuche zukünftig angemessener ist.
- Führen Sie bei andauerndem Husten eine sorgfältige Anamnese zu den auslösenden Faktoren durch. Damit stellen Sie die Diagnose eher als durch die Auskultation der Lunge.
- Bei rauchenden Patienten mittleren und höheren Alters mit Husten sollten Sie nicht zu lange zögern, wenn es um das Thoraxröntgen geht. Achten Sie bei der Untersuchung auch auf Trommelschlägelfinger.
- Beim asthmakranken Kind kann der Husten auf eine unzureichende Einstellung hinweisen. Prüfen Sie das Behandlungsregime, die Compliance und die Inhalationstechnik.
- Ein nächtlicher Reflux kann vom Patienten völlig unbemerkt bleiben. Ein Behandlungsversuch mit Säureblockern beendet den Husten dann schnell, wenn der Reflux die Ursache war.

Alarmsignale

- Fragen Sie auch nach Auslandsaufenthalten. Atypische Pneumonien kommen nur gelegentlich vor und eine Tuberkulose ist selten, doch kann beides vorkommen.
- Bei einem anhaltenden Husten mit Gewichtsverlust und Stimmveränderung bei einem Raucher leiten Sie ein Thoraxröntgen zum Ausschluss eines malignen Prozesses ein.

- Die Symptome bei einer Fremdkörperaspiration können denen eines unteren Atemwegsinfektes sehr ähneln. Denken Sie an diese Möglichkeit bei älteren Patienten, bei Bettlägerigkeit und bei Kindern, vor allem wenn es keine systemischen Anzeichen für eine Infektion gibt.
- Ein Fremdkörper im Gehörgang bereitet manchmal keine Beschwerden. Prüfen Sie immer die Gehörgänge, vor allem bei Kindern unter 5 Jahren, die sich gerne mal Kleinteile dort hineinstecken. Wenn Sie richtig liegen, ist Ihnen große Anerkennung gewiss.

Abdomen

Abdominale Schwellung

Dieser Befund umfasst sowohl Raumforderungen im Abdomen und Becken als auch die allgemeine abdominale Schwellung. Der Patient beklagt eine allgemeine Zunahme des Bauchumfangs oder eine zufällig entdeckte eigenständige Raumforderung. Eventuell stößt auch der Hausarzt selbst bei der klinischen Untersuchung auf die Schwellung.

Ursachen

Häufig

- Schwangerschaft
- Reizdarmsyndrom
- Verstopfung
- Uterus myomatosus
- vergrößerte Blase

Gelegentlich

- Aszites
  (der seinerseits viele Ursachen hat)
- Darmverschluss
- ovarielle Raumforderung
  (Zyste oder maligner Tumor)
- Magen- oder Kolonkarzinom
- Hepatomegalie
  (verschiedene Ursachen)

Selten

- Splenomegalie
  (verschiedene Ursachen)
- Pankreaskarzinom
- Aortenaneurysma
- massive paraaortale Lymphadenopathie
- Hydronephrose, Nierenzyste und maligner Nierentumor

	Schwangerschaft	Reizdarm-syndrom	Verstopfung	Uterus myomatosus	Blasen-vergrößerung
wechselnde Größe	nein	ja	eventuell	nein	eventuell
Amenorrhö	ja	nein	nein	nein	nein
schwacher Harnfluss	nein	nein	nein	nein	ja
Diarrhö	nein	ja	eventuell	nein	nein
in der Tiefe nicht abgrenzbar	ja	nein	eventuell	ja	ja

Untersuchungen

Standard: Schwangerschaftstest, Ultraschall
Gelegentlich: Urinstatus, großes Blutbild, Harnstoff und Elektrolyte, Lebefunktionstests, Abdomenleeraufnahme
In Spezialfällen: Bariumeinlauf und Sigmoidoskopie, Parazentese, CT

- Schwangerschaftstest bei Frauen mit Amenorrhoe.
- Beim Urinstatus kann eine Mikrohämaturie auf Nieren- oder Blasentumoren hinweisen.
- Der Abdomen-Ultraschall ist die schnellste und effizienteste Methode, um den Ursprung der abdominellen Schwellung oder Raumforderung zu identifizieren.
- Großes Blutbild: Anämie bei Malignität wahrscheinlich, bei Uterusfibromen mit Menorrhagie möglich; lässt Blutkrankheiten erkennen.
- Harnstoff und Elektrolyte sind bei schweren Nierenerkrankungen gestört. Lebefunktionstests können auf eine alkoholische Hepatomegalie oder auf einen malignen Prozess hinweisen. Bei Aszites ist der Albuminspiegel erniedrigt.
- Bariumeinlauf und Sigmoidoskopie: hilfreich zur Bestätigung oder zum Ausschluss einer Dickdarmerkrankung.
- Abdomenleeraufnahme: zeigt eventuelle Obstipation oder Obstruktion (Letzteres zeigt sich wahrscheinlich erst bei Untersuchung in der Klinik).

- Andere Untersuchungen werden nach der Überweisung an Spezialisten durchgeführt, wie z. B. die Parazentese (zur Diagnose und Entlastung eines Aszites), CT (zur Identifizierung der Art der Raumforderung und Bestimmung ihrer Auswirkungen auf die umgebenden Strukturen).

Wichtige Hinweise

- Achten Sie auf anamnestische Hinweise, um zwischen intermittierenden oder variablen Schwellungen und progressiven Schwellungen unterscheiden zu können. Ersteren liegt wahrscheinlich keine ernste Pathologie zugrunde, Letzteren wohl.
- Eine Schwangerschaft kann leicht übersehen werden, vor allem, wenn es sich um perimenopausale Frauen oder um Teenager handelt. Stellen Sie sich nicht mit einem «Schwanger!? Das kann nicht sein!» zufrieden.
- Manche «Schwellung» kann bei der Untersuchung nicht mehr palpiert werden oder stellt sich als normale Anatomie heraus. Die körperliche Untersuchung kann einen therapeutischen Effekt haben. Wenn nicht, sollten Sie die Sorgen des Patienten weiter verfolgen und eine somatoforme Störung, Depression oder andere psychische Probleme in Betracht ziehen, wenn die Beschwerden fortdauern.

Alarmsignale

- Gewichtsverlust bei gleichzeitiger abdomineller Schwellung sollte direkt an einen malignen Prozess denken lassen.
- Akuter Beginn der Schwellung mit Bauchschmerzen legt den Verdacht auf eine Obstruktion nah, was eine OP-Bereitschaft dringend erforderlich macht.
- Bei Adipositas bereitet die Untersuchung Schwierigkeiten und die Differenzierung von einem Aszites kann schwierig sein. Im Zweifel führen Sie eine Sonographie durch.
- Resonanz bei der Perkussion schließt eine solide Raumforderung nicht aus. Eine retroperitoneale Raumforderung kann die Darmschlingen nach vorne drücken und einen tympanischen Klopfschall erzeugen.

Akuter Bauchschmerz bei Erwachsenen

Plötzlich einsetzende schwere Bauchschmerzen sind ein echter Notfall in der Hausarztpraxis und häufiger Anlass für die Konsultation des Bereitschaftsdienstes. Beim echten akuten Abdomen ist der Patient offensichtlich krank. Weil sich zudem der Allgemeinzustand rapide verschlechtern kann, ist eine möglichst rasche Untersuchung des Patienten vonnöten.

Anmerkung: Hier behandeln wir die oberen und mittleren Bauchschmerzen, während die unteren Bauchschmerzen unter «Akute Beckenschmerzen» (s. S. 252) besprochen werden.

Ursachen

Häufig

- peptisches Ulkus
- Gallenkolik
- Appendizitis
- Gastroenteritis
- Nierenkolik

Gelegentlich

- Cholezystitis (eventuell nach einer Gallenkolik, aber die Schmerzen sind anhaltend mit Fieber)
- Divertikulitis
- akuter oder subakuter Ileus (bei Adhäsionen, Karzinom, strangulierter Hernie, Volvulus)
- Pyelonephritis
- Bauchdeckenschmerz
- Pankreatitis

Selten

- Perforation (z. B. Ulcus duodeni, Karzinom) mit nachfolgender Peritonitis
- Hepatitis

- Crohn-Krankheit, Colitis ulcerosa
- Darmischämie
- Aneurysmaruptur/-leck
- diabetische Ketoazidose und andere seltene medizinische Ursachen (z. B. Herzinfarkt, Pneumonie, Sichelzellenkrise)

	Peptisches Ulkus	Nierenkolik	Gallenkolik	Appendizitis	Gastroenteritis
kolikartiger Schmerz	nein	ja	ja	nein	ja
lokalisierter Schmerz	ja	ja	ja	ja	nein
druckempfindliches Abdomen	ja	nein	eventuell	ja	eventuell
Fieber	nein	nein	nein	ja	eventuell
Durchfall	nein	nein	nein	eventuell	ja

Untersuchungen

Der einzige Test, der hier wahrscheinlich weiterhilft, ist der Urinstatus. Sie kann eine Hämaturie (Nierenkolik), eine Harnwegsinfektion oder eine Glykosurie bei diabetischer Ketoazidose aufzeigen.
Die folgenden Untersuchungen werden im Allgemeinen nach der Notaufnahme in der Klinik durchgeführt:

- Großes Blutbild: Die Leukozyten sind in vielen Fällen erhöht und belegen die akute Entzündung oder Infektion.
- Harnstoff und Elektrolyte sind wichtige Parameter, da Abweichungen häufig bei Durchfall oder Erbrechen vorkommen. Die Amylase ist bei Darmischämie und bei der akuten Pankreatitis erhöht.
- Bei den Leberwerten ist das Bilirubin im Falle einer bilären Obstruktion sowie bei einer ausgedehnten Leberschädigung erhöht.
- Prüfung auf Helicobacter pylori: starke Assoziation mit peptischem Ulkus.
- Gastroduodenoskopie: zur Darstellung des oberen Gastrointestinaltraktes.

- Die Abdomenleeraufnahme im Stehen ist unersetzlich beim Nachweis einer Hohlorganperforation (freie Luft unter dem Diaphragma). In Rückenlage hilft sie bei der Diagose eines Ileus. Die Abdomenleeraufnahme weist 90 % der Nieren- oder Uretersteine nach.
- Sonographie: hilfreich zum Nachweis von Gallensteinen.
- I.v.-Urogramm: bei Uretersteinen.

Wichtige Hinweise

- Das Untersuchungsziel ist die erfolgreiche Beseitigung der Beschwerden, weniger die korrekte Diagnose. Kolikschmerzen können auch zuhause gut bekämpft werden, anhaltende Schmerzen mit Druckempfindlichkeit erfordern wohl die Klinikeinweisung.
- Wird der Patient zuhause behandelt, vereinbaren Sie einen angemessenen Hausbesuchstermin und vergewissern Sie sich, dass der Patient verstanden hat, bei welchen Symptomen die sofortige neuerliche Untersuchung angebracht ist.
- Die Untersuchung wird wahrscheinlich maßgeblich zur Diagnose beitragen und sollte deshalb besonders sorgfältig erfolgen. Vergessen Sie auch nicht die Basiswerte wie Puls, Temperatur, Darmgeräusche und rektale Untersuchung.

Alarmsignale

- Vorsicht bei einer «Gastroenteritis», die eine akute Appendizitis maskiert oder sich zu einer solchen entwickelt.
- Eine vorschnelle Diagnose ist leicht gefällt, wenn anamnestisch funktionelle Störungen oder ein Colon irritabile bekannt sind. Eine chirurgische Pathologie kann jedoch jeden ereilen, also bemühen Sie sich stets um Objektivität.
- Vorsicht bei älteren Patienten mit Pulsunregelmäßigkeiten: Ein Mesenterialinfarkt verursacht starke Schmerzen, aber liefert nur wenige Befunde.
- Vergessen Sie nicht die Bruchpforten der Hernien zu untersuchen, vor allem wenn möglicherweise eine Obstruktion vorliegt.

Akuter Bauchschmerz in der Schwangerschaft

Eine schwangere Frau mit diesen Symptomen macht sich wahrscheinlich größte Sorgen um ihre Schwangerschaft. Das Angstniveau wird daher bei der Patientin und ihrem Partner sehr hoch sein. Tragen Sie diesem emotionalen Stress durch eine rasche und vollständige Untersuchung Rechnung. Wir haben hier die schwangerschaftsspezifischen Ursachen sowie Zustände aufgeführt, welche durch die Schwangerschaft verschlechtert werden oder sich anders darstellen. Natürlich kommen hier auch die «gewöhnlichen» Ursachen vor (Gastroenteritis, Colon irritabile oder Dyspepsie), doch bereiten diese selten diagnostische Schwierigkeiten und werden deshalb in diesem Abschnitt auch nicht berücksichtigt.

Ursachen

Häufig

- Symphysenschmerz
- Fehlgeburt: 20 bis 40 % der Schwangerschaften im 1. Trimenon
- Wehen: 6 % Frühgeburten
- Plazentalösung: bei 1 von 80–200 Schwangerschaften
- Pyelonephritis (besonders um die 20. Woche herum)

Gelegentlich

- Obstipation (einfache Ursache aber nur gelegentlich der Grund)
- Extrauteringravidität (1/250 Schwangerschaften)
- Appendizitis (1/1000 Schwangerschaften)
- Infarzierung eines Uterusmyoms
- Torsion/Ruptur einer Ovarialzyste oder eines Ovarialtumors

Selten

- Uterusruptur (in Großbritannien 1/1500 Schwangerschaften, von denen 70 % auf eine Narbendehiszenz nach Kaiserschnitt zurückzuführen sind)

- Uterustorsion (Achsenrotation > 90°): 90 % bei Uterusmyomen, Raumforderungen an den Adnexen und anatomischen Uterusanomalien
- Stauungsleber bei Präeklampsie
- Hämatom der Rektusscheide

	Symphysen-schmerz	Fehlgeburt	Wehen	Plazentalösung	Pyelonephritis
lokale Druck-schmerzhaftigkeit	ja	nein	nein	eventuell	ja
krampfartige Schmerzen	nein	ja	ja	nein	nein
vaginale Blutung	nein	ja	nein	ja	nein
derber Uterus	nein	nein	nein	ja	nein
Fieber, einseitige Schmerzen	nein	nein	nein	nein	ja

Untersuchungen

Die Untersuchungen richten sich nach der klinischen Dringlichkeit. In schweren Fällen werden sie bereits in der Notaufnahme durchgeführt.
Standard: Urinstatus, Mittelstrahlurin
Gelegentlich: Sonographie, großes Blutbild
In Spezialfällen: Laparoskopie

- Urinstatus: Proteinurie bei Präeklampsie. Blut, Eiterkörperchen und Nitrit bei Harnwegsinfekt; der Erreger wird mithilfe des Mittelstrahlurins bestimmt.
- Großes Blutbild: erhöhte Leukozytenzahl bei Harnwegsinfekt.
- Die Sonographie liefert bei Plazentalösung und Fehlgeburt die Diagnose. Eine Intrauteringravidität macht eine Extrauteringravidität sehr unwahrscheinlich. Die Sonographie hilft auch bei der Entdeckung eines Hämatoms in der Rektusscheide.
- Laparoskopie: zur Bestätigung einer Extrauteringravidität.

Wichtige Hinweise

- Schmerzen beim Stehen oder Gehen, die in Ruhe nachlassen und mit einer ausgeprägten Empfindlichkeit der Symphysis pubis verbunden sind, stehen für den «Symphysenschmerz», der als Diagnose häufig übersehen wird.
- Manche Frauen zeigen weniger Ängste als besonders im Hinblick auf den Zustand des Fetus oder die Möglichkeit vorzeitiger Wehen angemessen wären.
- Verlegen Sie sich nicht zu sehr auf die Diagnose Harnwegsinfekt, wenn der Urinstatus abnormal ist, denn eine Kontamination ist bei Schwangeren häufig.

Alarmsignale

- Die verzerrte Anatomie kann die Beschwerden und Symptome verändern. Eine Appendizitis ist vor allem im 3. Trimenon schwer zu diagnostizieren. Im Zweifel einweisen.
- Einseitige untere Abdominalschmerzen in der Frühschwangerschaft mit leichten Blutungen oder schwärzlichen Ausfluss sind bis zum Beweis des Gegenteils immer eine Extrauteringravidität.
- Vergessen Sie nicht die Möglichkeit von vorzeitigen Wehen. Frauen, die noch niemals Wehen hatten, denken womöglich nicht an diese Möglichkeit.
- Eine Plazentalösung führt zu schweren, anhaltenden Schmerzen mit einem empfindlichen und harten Uterus. Die Vaginalblutung kann sehr gering sein. Die sofortige Einweisung ist erforderlich.
- Denken Sie auch an die Präeklampsie als Ursache für epigastrische Schmerzen im 3. Trimenon. Kontrollieren Sie Blutdruck und Urin.

Bluterbrechen

Dieses Symptom kann von einzelnen roten Streifen in der Magenflüssigkeit bis hin zu großen Mengen hellroten Blutes reichen. Blut, das einige Stunden im Magen steht, nimmt eine dunklere Farbe und eine körnige Konsistenz an. Man spricht auch vom Kaffeesatzerbrechen. Führen Sie immer eine notfallmäßige Untersuchung durch und stellen Sie sich auf eine mögliche Reanimation ein.

Ursachen

Häufig

- Ulcus pepticum/akute Gastritis
- Mallory-Weiss-Syndrom
- Ösophagusvarizen (Zirrhose, meist alkoholischen Ursprungs)
- Malignität: Ösophagus oder Magen
- Refluxkrankheit

Gelegentlich

- verschlucktes Blut (Nasenblutung offensichtlich, Hämoptyse weniger)
- Fremdkörper oder ein Ösophagus und Aorta perforierender Mediastinaltumor (einschließlich Aneurysma)
- Hämobilie (Blut in der Galle)
- Vergiftung: ätzende Säuren oder Basen, Arsen
- Blutkrankheit (z. B. Thrombozytopenie, Leukämie, Hämophilie, aplastische Anämie)

Selten

- rupturierter Ösophagus (nach akutem Erbrechen oder Trauma)
- vorsätzliches Verschlucken und Erbrechen von Blut (Münchhausen-Syndrom)
- Gallensteinperforation des Duodenums
- Skorbut
- Periarteriitis nodosa, systemischer Lupus erythematodes (SLE)

	Ulcus pepticum	Mallory-Weiss-Syndrom	Varizen	Karzinom	Ösophagitis
anamnestisch Gewichts-abnahme	eventuell	nein	eventuell	ja	nein
Erbrechen vorangehend	eventuell	ja	nein	nein	nein
Meläna vorangehend	eventuell	nein	eventuell	eventuell	eventuell
starke Schmerzen	ja	eventuell	nein	eventuell	ja
mögliche Schocksymptomatik	ja	nein	ja	eventuell	nein

Untersuchungen

Die Untersuchungen werden direkt im Krankenhaus durchgeführt oder in der Hausarztpraxis nach einer Episode mit Bluterbrechen, wenn eine Noteinweisung nicht indiziert ist.

- Großes Blutbild: entscheidend zur Bestimmung des Ausmaßes des Blutverlusts. Ein normaler Hb-Wert schließt eine schwere Blutung nicht aus, da die Hämodilution einige Stunden dauern kann; Test kann auch Blutkrankheiten aufdecken.
- Die Gastroduodenoskopie ist der Goldstandard zur Suche nach einer Blutungsquelle bei gleichzeitiger Biopsie aus der verdächtigen Läsion.
- Testung auf H. pylori: bei Vorliegen eines Ulcus pepticum.
- Leberwerte und γ-GT zur Beurteilung der Leberfunktion. Alkohol spielt in vielen Fällen eine entscheidende Rolle.
- Die Abdomenleeraufnahme im Stehen (im Krankenhaus) ist hilfreich im Hinblick auf eine Organperforation (Luftsichel unterhalb des Diaphragmas) und, selten, ektopische Gallensteine.

Wichtige Hinweise

- Gehen Sie bei der Anamnese sorgfältig vor. Die Patienten verwechseln oft Bluthusten und Bluterbrechen.
- Wenn Sie auf dem Weg zu einem Hausbesuch sind, bitten Sie den Patienten, das Erbrochene noch nicht wegzuspülen. Es selbst zu sehen, ist oftmals viel aussagekräftiger als eine lange Anamnese.
- Denken Sie auch an die Medikamentenanamnese: NSAIDs, Glukokortikoide und Warfarine können alle akute Magenerosionen hervorrufen.

Alarmsignale

- Eine Tachykardie kann der einzige klinische Hinweis auf eine signifikante obere Gastrointestinalblutung sein.
- In allen akuten Fällen wird der Patient eingewiesen, es sei denn, er fühlt sich einwandfrei und die Ursache ist offensichtlich und nicht bedeutsam (z. B. verschlucktes Blut oder ein kleiner Ösophaguseinriss).
- Dem Patienten ist die Bedeutung des kaffeesatzartigen Erbrechens oder von Meläna womöglich nicht bewusst. Fragen Sie deshalb speziell nach diesem Symptomen.
- Deutlich vergrößerte supraklavikuläre Lymphknoten (Virchow-Drüse, Klavikulardrüse) weisen auf einen malignen Prozess hin.
- Ösophagusvarizen sind nur für 5 % der Blutungen verantwortlich, allerdings für 80 % der Mortalität. Rufen Sie sofort den Rettungswagen und schaffen Sie nach Möglichkeit einen i. v.-Zugang.

Chronischer oder rezidivierender Bauchschmerz bei Erwachsenen

Dieses Problem kann in jedem Lebensalter auftreten. Die Ursachen bei Kindern werden an anderer Stelle besprochen. Bei jungen bis mittelalten Erwachsenen sind die Ursachen wahrscheinlich benigne, doch das ändert sich mit zunehmendem Alter. Auch wenn andere Ursachen häufiger sind, sollte bei solchen Symptomen älterer Menschen immer auch ein maligner Prozess als Möglichkeit angesehen werden.

Ursachen

Häufig

- Colon irritabile
- rezidivierender Harnwegsinfekt
- chronisches Ulcus pepticum
- Obstipation
- Divertikulose

Gelegentlich

- Gallensteine
- Hydronephrose
- Post-Zoster-Neuralgie
- entzündliche Darmerkrankung
- Harnleiterkolik
- Spondylose (spinale Osteoarthritis)
- Zöliakie (häufiger als man glaubt: 1/300 Erwachsenen)

Selten

- Mesenterialarterienverschluss (Angina abdominalis)
- chronische Pankreatitis
- subakute Obstruktion (Adhäsionen, Malignität und Divertikulitis)
- funktionelle (psychogene) Bauchschmerzen

- Malignität
- metabolische Ursachen, wie z. B. Addison-Krankheit, Porphyrie, Bleivergiftung

	Colon irritabile	Harnwegsinfekt	Ulcus pepticum	Obstipation	Divertikulitis
hohe Abdominal-schmerzen	eventuell	nein	ja	eventuell	eventuell
Koliken	ja	nein	nein	ja	ja
Gewichtsverlust	nein	eventuell	eventuell	nein	nein
Diarrhö	ja	nein	nein	eventuell	ja
Darmblutung	nein	nein	nein	eventuell	eventuell

Untersuchungen

Standard: Urinstatus, großes Blutbild, BSR/CRP, Mittelstrahlurin, Testung auf H. pylori
Gelegentlich: Harnstoff und Elektrolyte, Leberwerte, Amylase, Zöliakie-Screening, Abdomenleeraufnahme, Sonographie, Ausscheidungsurogramm, Bariumeinlauf, Koloskopie, Gastroduodenoskopie
In Spezialfällen: spezielle Untersuchungen wie die Angiographie der Mesenterialgefäße und weitere Tests auf seltene medizinische Ursachen

- Urinstatus: nur Blut und Stein; Blut, Eiterkörperchen und Nitrit bei Harnwegsinfekt.
- Mittelstrahlurin: zur Bestätigung eines Harnwegsinfektes und zur Verlaufskontrolle.
- Großes Blutbild und BSR/CRP: können an entzündliche Darmerkrankungen, Ulcus pepticum oder Malignität denken lassen.
- Harnstoff und Elektrolyte können bei Hydronephrose, Nierensteinen oder Addison-Krankheit abweichend sein.
- Leberwerte und Amylase: Leberwerte können bei einem Karzinom abnormal sein. Die Amylase ist bei Pankreatitis und Darmischämie.

- Zöliakie-Screening: Nachweis von Endomysium- und Gliadin-Antikörpern spricht für eine Zöliakie.
- Testung auf H. pylori: starke Assoziation mit der Ulkuskrankheit.
- Abdomenleeraufnahme: kann eine Obstipation, eine subakute Obstruktion oder Nierensteine aufdecken.
- Ausscheidungsurogramm: bei Nierensteinen oder rezidivierenden Harnwegsinfekten.
- Sonographie: deckt Hydronephrose und Gallensteine auf.
- Bariumeinlauf, Koloskopie: bei verschiedenen unteren Darmerkrankungen.
- Gastroduodenoskopie: kann zur Bestätigung eines Ulcus pepticum und zum Ausschluss eines Magenkarzinoms erforderlich sein.
- Weitere Untersuchungen wie die Angiographie (bei Mesenterialischämie) oder Tests auf seltene Ursachen können nach der Überweisung an einen Spezialisten angegangen werden.

Wichtige Hinweise

- Die einfache Ermittlung dessen, was die Beschwerden hervorruft oder lindert, kann ein wertvoller Richtungsweiser sein: Schmerzen nach dem Essen sprechen für Gallensteine Gallensteine, Ulcus pepticum, Magenkarzinom oder Mesenterialischämie. Linderung nach dem Stuhlgang macht die Diagnosen Colon irritabile oder Obstipation wahrscheinlich.
- Bei ansonsten gesunden Patienten gilt: Je länger die Anamnese der Beschwerden zurückgeht, desto wahrscheinlicher findet sich keine signifikante Ursache.
- Vermeiden Sie wiederholte Untersuchungen, wenn ein Patient in der Vergangenheit schon gründlich untersucht wurde, es sei denn, der Zustand verschlechtert sich oder es treten neue Symptome hinzu. Sprechen Sie offen mit dem Patienten über das «Gesetz des sinkenden Ertragszuwachses» in der Ursachenforschung bei chronischen idiopathischen Abdominalschmerzen.
- Stellen Sie sich auf eine positive Diagnose eines Colon irritabile bei jungen, gesunden Patienten ein, wenn die Symptome klassisch und die Basisuntersuchungen negative sind. Hier sind die Aufklärung und Anleitung die Schlüssel zu einer wirkungsvollen Behandlung.

Alarmsignale

- Gewichtsverlust in Kombination mit rezidivierenden Abdominalschmerzen last an eine schwere Erkrankung denken.
- Deutlich vergrößerte supraklavikuläre Lymphknoten (Virchow-Drüse, Klavikulardrüse) links sind pathognomisch für das Magenkarzinom.
- Bedenken Sie, dass die Obstipation selbst häufig eher ein Symptom als eine Diagnose ist. Ermitteln und behandeln Sie jede erkennbare Ursache, wenn sie auf keine einfache Behandlung anspricht.
- Das Colon irritabile ist die häufigste Diagnose, aber es müssen auch andere Möglichkeiten in Betracht gezogen werden, wenn die Schmerzen immer auf der gleichen Seite auftreten, den Nachtschlaf stören oder mit Darmblutungen oder Gewichtsverlust verbunden sind.

Chronischer oder rezidivierender Bauchschmerz bei Kindern

Rezidivierende Bauchschmerzen bei Kindern können unzählige Gründe haben. Über 80 Ursachen sind festgehalten, und wie auf den meisten Gebieten der hausärztlichen Tätigkeit besteht die Kunst darin, in dem dargebotenen Informationsdschungel die relevanten Punkte zu finden, die zur Diagnose und zur erfolgreichen Behandlung führen. Die Ursache ist in den meisten Fällen mit anhaltenden Beschwerden nicht organisch (von denen 90 % ins Krankenhaus eingewiesen werden).

Ursachen

Häufig

- wiederholte Virusinfekte
- somatoforme Störung (manchmal als «abdominale Migräne» geführt)
- rezidivierender Harnwegsinfekt
- Obstipation
- Gastritis und Refluxkrankheit

Gelegentlich

- Crohn-Krankheit und Zöliakie
- Ulcus duodeni
- Colon irritabile
- Diabetes mellitus
- Purpura Schönlein-Henoch
- Hydronephrose, Nierensteine und Ureterreflux
- Meckel-Divertikel

Selten

- Darmparasiten
- Nahrungsmittelallergie
- Sichelzellenanämie
- Tuberkulose

- Hirschsprung-Krankheit
- Temporallappenepilepsie
- Pikazismus (krankhaftes Verlangen nach ungenießbaren Stoffen)

	Wiederholte Virusinfekte	Somatoforme Störung	Rezidivierender Harnwegsinfekt	Obstipation	Gastritis/ Refluxkrankheit
schulischer/ häuslicher Stress	nein	ja	nein	nein	nein
in Verbindung mit den Mahlzeiten	nein	nein	nein	eventuell	eventuell
Diarrhö	eventuell	eventuell	nein	eventuell	nein
Fieber	ja	nein	ja	nein	nein
auffälliger Urinstatus	eventuell	nein	ja	nein	nein

Untersuchungen

Standard: Urinstatus, Mittelstrahlurin
Gelegentlich: großes Blutbild, Blutausstrich, BSR/CRP
In Spezialfällen: Abdomenleeraufnahme, abdominale Sonographie, weitere Untersuchungen im Krankenhaus (nach Einweisung)

- Urinstatus und Mittelstrahlurin: Der Urinstatus zeigt einen Harnwegsinfekt an, der mit Mittelstrahlurin zur mikroskopischen Untersuchung und zur Kultur bestätigt wird. Ebenso weist er Glukose bei Diabetes und eine mögliche Hämaturie bei Purpura Schönlein-Henoch nach.
- Großes Blutbild: Der Hb-Wert kann bei jeder chronischen Erkrankung vermindert sein. Bei einer bakteriellen Infektion liegt eine Leukozytose vor, bei Parasitenbefall oder Nahrungsmittelallergie Eosinophilie; Sichelzellenbildung im Blutausstrich. Erhöhte Werte für BSR/CRP sprechen für eine Organerkrankung.
- Sonographie: nicht invasive Untersuchung der Nieren und Harnwege. Weitere Untersuchungen bei bestätigtem Harnwegsinfekt werden durch die Pädiatrie veranlasst.
- Weitere klinikgestützte Untersuchungen: bei starken Hinweisen auf eine Organerkrankung, z. B. Endoskopie bei Ulcus duodeni, Bariumbreiuntersuchung im Hinblick auf Crohn-Krankheit und Zöliakiescreening.

Wichtige Hinweise

- Die meisten Kinder mit rezidivierenden Abdominalschmerzen weisen keine organische Pathologie auf. Nehmen Sie die Probleme Ernst und untersuchen Sie sorgfältig, aber verstärken Sie die Sorgen nicht durch überflüssige Untersuchungen oder Überweisungen.
- Finden Sie heraus, was die Befürchtungen der Eltern sind. Die Angst eines Kindes kann sich aus unbegründeten Sorgen der Eltern über tückische und seltene Erkrankungen speisen.
- Sprechen Sie auch mal alleine mit dem Kind. Dabei können häusliche oder schulische Probleme auf den Tisch kommen, die im Beisein der Eltern nicht angesprochen werden.
- Bei rezidivierenden Harnwegsinfekten als möglicher Ursache statten Sie die Eltern mit den erforderlichen Utensilien des Labors aus, um beim nächsten Auftreten der Schmerzen Mittelstrahlurin gewinnen zu können.

Alarmsignale

- Eine organische Erkrankung ist wahrscheinlicher, wenn die Schmerzen in einiger Entfernung vom Nabel sind und das Kind nachts aufwecken bei gleichzeitiger Appetitlosigkeit, Gewichtsabnahme oder veränderten Stuhlgewohnheiten.
- Denken Sie aber auch an die unwahrscheinlichen Fälle, in denen sich ein akutes Bild, wie eine Appendizitis oder eine Hodentorsion daruntermischt. Die Eltern sollen verstehen, dass akute, andersartige Schmerzen nicht auf das «alte Problem» geschoben werden dürfen, sondern zur sofortigen Vorstellung beim Arzt führen müssen.
- Bei einem bestätigten Harnwegsinfekt erfolgt die Behandlung nach den aktuellen Leitlinien.
- Vermeiden Sie es, gemeinsam mit den Eltern auf der Somatisierungsschiene zu fahren und dabei eine Störung im Familiengefüge oder andere Ursachen für Sorgen und Traurigkeiten zu übersehen.
- Denken Sie auch an die Möglichkeit einer Sichelzellenanämie in den entsprechenden ethnischen Gruppen.

Durchfall

Diarrhö ist der abnormal flüssige und häufige Stuhlabgang. Von einer chronischen Diarrhö spricht man bei einer Dauer von über zwei Wochen. In der Hausarztpraxis ist das der fünfthäufigste Konsultationsgrund. Die Patienten sprechen oft auch von Durchfall, wenn sie nur häufigen Stuhlgang meinen.

Ursachen

Häufig

- akute infektiöse Gastroenteritis, z. B. durch Rotavirus, Campylobacter oder Lebensmittelverunreinigungen
- Antibiotika (und andere Medikamentennebenwirkungen)
- Colon irritabile
- Divertikulitis
- Stuhl-Überlaufinkontinenz (besonders bei älteren Patienten)

Gelegentlich

- Laktoseintoleranz
- chronische Infektion: Amöbiasis, Giardiasis, Hakenwurm
- Darmtumor
- Colitis ulcerosa und Crohn-Krankheit
- übermäßiger Alkoholmissbrauch
- Kleinkinddurchfall
- Zöliakie (1/300)

Selten

- Appendizitis
- Laxantienmissbrauch
- Thyreotoxikose
- Malabsorption, z. B. Zöliakie
- Allergie

	Gastroenteritis	Antibiotika	Colon irritabile	Divertikulitis	Stuhl-Überlauf-inkontinenz
mit Erbrechen	eventuell	eventuell	nein	eventuell	nein
chronisch oder rezidivierend	nein	nein	ja	eventuell	ja
anhaltend starke Schmerzen	nein	nein	nein	ja	nein
deutliche abdominale Druck-empfindlichkeit	nein	nein	nein	ja	nein
Blut im Stuhl	eventuell	eventuell	nein	eventuell	nein

Untersuchungen

Standard: bei anhaltenden Beschwerden Stuhlprobe, großes Blutbild, BSR/CRP, Schilddrüsenfunktionstests, Endomysium- und Gliadinantikörper
Gelegentlich: Urinstatus, Leberwerte, Proktoskopie/Sigmoidoskopie mit anschließendem Bariumeinlauf
In Spezialfällen: Koloskopie, Tests auf Malabsorption

- Eine einzelne Stuhlprobe ist bei akutem Durchfall ausreichend, um die häufigsten Erreger festzustellen. Bei Salmonellen sind weitere Proben erforderlich, um einen Ausscheiderstatus festzustellen.
- Dreimal tägliche Stuhlproben sind bei chronischer Diarrhö erforderlich, um Eier, Zysten und Parasiten zu bestimmen.
- Großes Blutbild: Der Hb-Wert kann bei entzündlichen Darmerkrankungen und Malignität vermindert und der BSR-/CRP-Wert erhöht sein; Eisenmangelanämie bei Neoplasie oder Zöliakie; bei Divertikulitis Kontrolle von Ferritin, Vitamin B_{12} und Folsäure. Die Leukozytenzahl ist bei entzündlichen Darmerkrankungen und Infektionen erhöht.
- Schilddrüsenfunktionstests: belegen eine Thyreotoxikose.
- Endomysium- und Gliadinantikörper: sprechen, wenn positiv, für eine Zöliakie.
- Leberwerte: Erhöhte Werte lassen an Medikamentennebenwirkungen oder Alkoholismus denken.

- Urinstatus: erhöhtes spezifisches Gewicht bei Dehydratation.
- Proktoskopie/Sigmoidoskopie mit anschließendem Bariumeinlauf oder Koloskopie (gewöhnlich durch Spezialisten): zur Bestätigung eines Malignitätsverdachts, einer Divertikulose und entzündlicher Darmerkrankungen.
- Malabsorptionstests: z. B. auf Fett im Stuhl, Laktoseintoleranz, Dünndarmbiopsie (sämtliche Tests im Krankenhaus oder beim Spezialisten).

Wichtige Hinweise

- Klären Sie, was der Patient unter Durchfall versteht. Manchmal geht es nur um eine geringe Abweichung von der normalen Stuhlform oder -frequenz.
- Die Giardiasis ist viel verbreiteter als man ursprünglich annahm und der Erreger kann in Stuhlproben schwer zu isolieren sein. Eine Behandlung auf Verdacht ist möglich, wenn die Klinik in diese Richtung weist (kürzlich Rückkehr von einer Auslandsreise und anhaltend fettige Stühle mit Appetitlosigkeit, Übelkeit und Blähungen).
- Das Colon irritabile ist selten mit nächtlichen Durchfällen verbunden.
- Patienten mit Gastroenteritis sollte es nach einigen Tagen stetig besser gehen, doch können die Beschwerden bis zu 10 Tage andauern. Weisen Sie die Patienten darauf hin.
- Lassen Sie sich nicht von einer Stuhl-Überlaufinkontinenz bei Älteren überraschen. Die einzige Methode, dies festzustellen, ist die rektale Untersuchung.
- Denken Sie daran, nach Auslandsreisen und Beschäftigungen zu fragen, die für Diagnose und Behandlung relevant sein könnten.

Alarmsignale

- Gewichtsverlust bei chronischer Diarrhö spricht sehr für eine deutliche Pathologie.
- Bei jungen und ansonsten gesunden Personen kann ein Colon irritabile durchaus mit minimalen Untersuchungen diagnostiziert werden, doch sollte man damit als Erstdiagnose bei mittelalten und älteren Patienten vorsichtig sein. Ernste Erkrankungen können hier auch wie ein Colon irritabile aussehen.

- Beurteilen Sie sorgfältig den Hydrationszustand bei Kleinkindern und auch bei älteren Patienten mit Durchfall. Wenn Anzeichen für eine Dehydratation vorliegen, weisen Sie sie ins Krankenhaus ein.
- In den meisten Fällen von akutem Durchfall ist zunächst die telefonische Beratung ausreichend. Bestehen jedoch konstante (nicht kolikartige) Abdominalschmerzen, müssen Sie den Patienten immer sehen und untersuchen, um einen chirurgischen Notfall auszuschließen.

Erbrechen

Erbrechen gehört zu den häufigsten Gründen für den Ruf nach dem Notdienst – besonders bei Kindern. Während die meisten Fälle selbstlimitierend und gutartig sind, sind die möglichen Ursachen zahllos und die Symptome können die Vorboten einer schwereren Erkrankung sein. Eine sorgfältige Untersuchung ist wichtig wie auch die Bereitschaft zur Wiedereinbestellung und Überweisung bei unklarer Diagnose.

Ursachen

Häufig

- Gastroenteritis
- akute virale Labyrinthitis (und andere Ursachen für akuten Schwindel)
- oberer Atemwegsinfekt (bei Kindern, besonders bei starkem Husten)
- Schwangerschaft
- Appendizitis und andere Ursachen des akuten Abdomens.

Gelegentlich

- Hyper- oder Hypoglykämie
- Darmobstruktion
- Pyelonephritis
- Uretersteine
- Migräne
- Medikamentennebenwirkungen (z. B. Antibiotika und Zytostatika)

Selten

- gastroduodenale Erkrankungen (z. B. Pylorusstriktur oder -stenose, Ulcus duodeni, Karzinom)
- Meningitis
- Hirnblutung
- Bulimia nervosa

- schwere Obstipation
- erhöhter Hirndruck (z. B. aufgrund eines Tumors)
- Nierenversagen
- akutes Glaukom

	Gastroenteritis	Labyrinthitis	Oberer Atemwegsinfekt	Schwangerschaft	Akutes Abdomen
überwiegend morgens	nein	nein	nein	ja	nein
mit Durchfall	ja	nein	eventuell	nein	eventuell
Nystagmus	nein	ja	nein	nein	nein
verstärkte Darmgeräusche	ja	nein	nein	nein	eventuell
druckschmerzhaftes Abdomen	eventuell	nein	eventuell	nein	ja

Untersuchungen

Standard: keine
Gelegentlich: Urinstatus, Mittelstrahlurin, Schwangerschaftstest, Glukose im Blut, großes Blutbild, Harnstoff und Elektrolyte
In Spezialfällen: Lumbalpunktion, Abdomenleeraufnahme, Ausscheidungsurogramm, Gastroduodenoskopie, CT

- Urinstatus: hohes spezifisches Gewicht spricht für Dehydratation, Glukose und Ketonkörper sprechen für eine Hyperglykämie; Blut, Leukozyten und Eiweiß mit oder ohne Nitrit legt einen Harnwegsinfekt nahe (Bestätigung durch Mittelstrahlurin); Blut alleine zeigt einen Nierenstein an.
- Schwangerschaftstest: zur Bestätigung oder zum Ausschluss einer Schwangerschaft.
- Blutglukose: zur Bestätigung einer Hypo- oder Hyperglykämie.
- Harnstoff und Elektrolyte: können durch Erbrechen abweichende Werte aufweisen oder auch auf ein zugrunde liegendes Nierenversagen hinweisen.
- Großes Blutbild: erhöhte Leukozytenwerte sprechen für Infektion oder Entzündung. Der Hb-Wert kann bei Malignität verringert sein.

- Lumbalpunktion, Ausscheidungsurogramm, Abdomenleeraufnahme, Gastroduodenoskopie und CT: nur in Ausnahmefällen und in Abhängigkeit vom klinischen Bild.

Wichtige Hinweise

- Kinder mit Erbrechen werden oft frühzeitig vorgestellt, wenn es noch schwierig ist, eine definitive Diagnose zu stellen. Sprechen Sie offen darüber und bieten Sie den Eltern an, wieder vorstellig zu werden, wenn die Symptome nicht abklingen oder sich andere «Alarmsignale» entwickeln. Oder Sie vereinbaren direkt einen Wiedervorstellungstermin.
- Schauen Sie besonders bei Kleinkindern und älteren Patienten nicht nur nach der Ursache, sondern auch nach den Folgen (z. B. mögliche Dehydratation), wenn die Anamnese schwer zu erheben ist und die Flüssigkeitsverluste deutlichere Folgen zeitigen.
- Klären Sie, ob irgendwelche Medikamente eingenommen werden. Diese können für Erbrechen verantwortlich sein oder Folgen für die Behandlung haben (z. B. Glukokortikoide).
- Vergessen Sie nicht die Schwangerschaft als mögliche Ursache. Eventuell wird diese Möglichkeit von der Patientin ignoriert.

Alarmsignale

- Abgesehen von Fällen mit eindeutiger Migräne sollten Sie bei Kombinationen aus Erbrechen und Kopfschmerzen auch ernste Erkrankungen wie Meningitis, Subarachnoidalblutung oder erhöhten Hirndruck im Blick behalten.
- Führen Sie keine Probebehandlung mit Antiemetika durch, weil dadurch die eigentliche Diagnose verschleiert werden kann oder durch Nebenwirkungen die diagnostische Unklarheit noch verstärkt wird.
- Bei Diabetikern sollten Sie mit einer Überweisung nicht zu lange warten. Unabhängig von der Ursache des Erbrechens neigt der Diabetes zur Entgleisung.
- Eine Gastroenteritis ist meist mit verstärkten Darmgeräuschen verbunden. Bei einer Kombination aus Bauchschmerzen und Erbrechen mit fehlenden oder spärlichen Darmgeräuschen ist die Diagnose akutes Abdomen wahrscheinlich.

Oberbauchschmerz

Bis zu 40 % der Erwachsenen haben einmal im Jahr epigastrische Schmerzen, doch geht nur etwa jeder zehnte Betroffene damit zum Hausarzt und klagt dann über eine «Magenverstimmung». zunächst muss dabei genau erfragt werden, was genau der Patient damit meint. Danach gilt es herauszufinden, ob es sich um akute oder chronische oder um eine akute Verschlechterung bekannter chronischer Beschwerden handelt. Und schließlich geht es um die Behandlung, die häufig eher pragmatisch und symptomatisch ausgerichtet ist, als einer präzisen Diagnose zu folgen.

Ursachen

Häufig

- funktionelle Dyspepsie (Non-Ulcer-Dyspepsie; NUD)
- Refluxkrankheit/Gastritis
- Colon irritabile
- Gallensteine
- Duodenalulkus/Duodenitis

Gelegentlich

- Medikamentennebenwirkung, z. B. bei Antibiotika, NSAID, Bisphosphonaten
- Pankreatitis (akut oder chronisch)
- muskulär
- Peritonitis (perforiertes Ulcus duodeni oder Karzinom)
- Magenkarzinom
- Magenulkus
- Ösophagusspasmus
- Aerophagie

Selten

- Herzinfarkt
- Pneumonie

- Pankreaskarzinom
- rupturiertes Bauchaortenaneurysma
- gastrointestinale Obstruktion
- von der Wirbelsäule übertragene Schmerzen (Referred Pain)
- epigastrische Hernie

	Funktionelle Dyspepsie	Refluxkrankheit/ Gastritis	Colon irritabile	Gallensteine	Duodenalulkus/ Duodenitis
nächtliche Schmerzen	eventuell	eventuell	nein	eventuell	ja
Linderung durch Antacida	eventuell	ja	nein	nein	eventuell
bei Stress	eventuell	eventuell	ja	nein	eventuell
Ausstrahlung in den Rücken	nein	nein	nein	eventuell	eventuell
Erbrechen	nein	nein	nein	eventuell	eventuell

Untersuchungen

Standard: großes Blutbild, Testung auf H. pylori
Gelegentlich: Leberwerte, Endoskopie des oberen Gastrointestinaltraktes, Sonographie
In Spezialfällen: Serum-Amylase, Bariumbreiuntersuchung, Ösophagusdruckmessung/pH-Wert-Bestimmung, Herzenzyme, EKG, Thoraxröntgen, Abdomenleeraufnahme im Stehen und in Rückenlage

- Großes Blutbild: Anämie bei Malignität oder blutendem Ulcus pepticum; Leukozytenzahl bei Cholezystitis und Pankreatitis erhöht.
- Testung auf H. pylori: enger Zusammenhang mit der Ulkuskrankheit; möglich auch bei anderen gastrointestinalen Pathologien.
- Leberwerte: bei Gallensteinen oder Malignität eventuell abweichend.
- Endoskopie des oberen Gastrointestinaltraktes: zur Darstellung/ Biopsie (besonders zum Ausschluss eines Magenkarzinoms).

- Sonographie: bei Gallensteinen; auch andere Pathologien wie etwa Pankreaserkrankungen können erkannt werden.
- Bariumbreiuntersuchung: zur Untersuchung von Ösophagus, Magen und Duodenum, wenn Endoskopie nicht toleriert wird oder nicht möglich ist.
- Serum-Amylase: erhöht bei akuter Pankreatitis.
- Weitere Tests: Durchführung wahrscheinlich erst nach der Über- oder Einweisung. Dazu zählen Ösophagusdruckmessung/ pH-Wert-Bestimmung (bei wahrscheinlichen Ösophagusstörungen und normalem endoskopischen Befund), Herzenzyme und EKG (eventuell akute Herzerkrankung), Thoraxröntgen (Pneumonie), Abdomenleeraufnahme im Stehen und in Rückenlage (Obstruktion), CT oder MRT bei Verdacht auf eine Raumforderung.

Wichtige Hinweise

- Die nicht akute «Magenverstimmung» in der Hausarztpraxis kann wahrscheinlich entsprechend der aktuellen Leitlinien behandelt werden, wobei eine genaue Diagnose nicht erforderlich ist.
- Es ist wichtig, die ursächlichen Probleme anzusprechen. Die meisten Patienten mit epigastrischen Schmerzen suchen keinen Arzt auf. Wer dennoch kommt, hat meist Angst vor einer schweren Erkrankung wie etwa Krebs.
- Die Diagnose Magengeschwür macht vielen Menschen, besonders älteren, immer noch Angst, da sie die modernen Behandlungsmöglichkeiten nicht kennen. Klären Sie sie zur Beruhigung darüber auf.
- Vergessen Sie nicht die Anamnese, da sich hier vielleicht eine einfache Lösung des Problems findet.
- Ein normales Endoskopieergebnis schließt keine ösophagealen Probleme wie Refluxkrankheit oder Ösophagusspasmus aus.

Alarmsignale

- Bei folgenden Symptomen sollte per Endoskopie oder durch andere Tests ein maligner Prozess ausgeschlossen werden: neu einsetzende Symptomatik oder deutliche Veränderung einer bestehenden Problematik jenseits der 55 mit unerklärter und anhaltender Magenverstimmung, Gewichtsverlust, Dysphagie, gastrointestinale Blutung, Erbrechen, abdominelle Raumforderung und Anämie.

- Lassen Sie sich bei einem offensichtlich kranken Patienten mit Gewichtsverlust und epigastrischen Schmerzen sich nicht von einem «normalen» endoskopischen Befund täuschen. Es kann immer noch eine schwere Erkrankung wie ein Pankreaskarzinom dahinterstecken.
- In mindestens der Hälfte der Fälle präsentiert sich ein Pankreaskarzinom mit epigastrischen Schmerzen und weniger mit dem klassischen schmerzlosen Ikterus.
- Denken Sie in akuten Fällen auch an Referred Pain von Herz. Lunge oder Wirbelsäule.

Verstopfung

Die Obstipation ist als unregelmäßige oder schwierige Stuhlentleerung definiert. Eine Untersuchung unter einer großen normalen, arbeitenden Population förderte Stuhlfrequenzen von dreimal täglich bis dreimal wöchentlich zutage. In der durchschnittlichen Hausarztpraxis kommen monatlich 1–2 Patienten mit Obstipation vor. Meistens handelt es sich um eine Kombination verschiedener ätiologischer Faktoren, während ernste Ursachen selten sind.

Ursachen

Häufig

- Ernährungsweise und Lebensstil (unzureichende Ballaststoffzufuhr und ignorierte Defäkationsimpulse)
- Inaktivität (besonders bei Älteren)
- Colon irritabile (Reizdarmsyndrom)
- schmerzhafte perianale Störungen: Fissuren, Hämorrhoiden, Abszesse, floride Warzen
- Medikamente, z. B. Opiate, Eisen, Aluminiumhydroxid

Gelegentlich

- geringe Flüssigkeitszufuhr
- erworbenes Megakolon, z. B. durch chronischen Laxantienmissbrauch, neurologische Störungen oder Sklerodermie
- Divertikulose (mit oder ohne Striktur)
- Hypothyreose
- Rektum- oder Kolonkarzinom

Selten

- einwirkender Druck von einer außerhalb des Darmes im Becken gelegenen Raumforderung
- akuter Darmverschluss (verschiedene Ursachen)
- Hyperkalzämie

- Crohn-Krankheit mit Strikturen
- Kleinkinder/Kinder: Verhalten (Stuhl einhalten), Hirschsprung-Krankheit

	Ernährungsweise und Lebensstil	Inaktivität	Colon irritabile	Perianale Probleme	Medikamente
häufig bei Älteren	ja	ja	nein	eventuell	ja
Stuhl-Überlaufinkontinenz	eventuell	ja	nein	eventuell	eventuell
Schleimabgang	nein	nein	eventuell	eventuell	nein
kurze Anamnese	nein	nein	eventuell	ja	eventuell
schmerzhafte rektale Untersuchung	nein	nein	nein	ja	nein

Untersuchungen

Standard: keine; bei Verdacht oder bei tatsächlicher schwerer Darmerkrankung großes Blutbild, Bariumeinlauf und Sigmoidoskopie/Koloskopie (Röntgen und Endoskopie werden zumeist im Krankenhaus durchgeführt)
Gelegentlich: Urinstatus, Schilddrüsenfunktionstests
In Spezialfällen: Abdomenleeraufnahme, Kalzium im Serum, Sonographie, CT, Biopsie

- Urinstatus: hohes spezifisches Gewicht bei geringer Flüssigkeitszufuhr.
- Großes Blutbild: kann Hinweise auf eine Eisenmangelanämie bei zugrunde liegendem Karzinom geben.
- Schilddrüsenfunktionstests und Kalzium im Serum: zeigen eine Hypothyreose oder eine Hyperkalzämie.
- Abdomenleeraufnahme: kann ein mit Fäzes gefülltes Megakolon anzeigen. Aufnahmen im Stehen und in Rückenlage belegen die Obstruktion.
- Bariumeinlauf, Sigmoidoskopie, Koloskopie: eventuell Karzinom oder Divertikulose.

- Sonographie/CT: sind bei pelvinen Raumforderungen hilfreich.
- Biopsie: einer auffälligen Struktur oder zur Bestätigung einer Hirschsprung-Krankheit.

Wichtige Hinweise

- Klären Sie, was der Patient unter Obstipation versteht. Oft wird der Begriff nicht richtig verwendet (z. B. bei einem tatsächlich ganz normalen Darmverhalten oder zur Beschreibung eines anderen Symptoms wie Tenesmus).
- Je länger die Anamnese, desto unwahrscheinlicher ist eine greifbare oder behandelbare Ursache.
- Erheben Sie die Medikamentenanamnese (einschließlich freiverkäuflicher Substanzen). Sehr viele Medikamente können das Stuhlverhalten beeinflussen.
- Sehen Sie sich den Patienten an. Der unmittelbare Eindruck kann wichtige Informationen zur zugrunde liegenden Ursache geben (z. B. Hypothyreose oder Gewichtsverlust bei Malignität).

Alarmsignale

- Eine alleinige Obstipation bei Älteren wird nur selten von einer tückischen Erkrankung verursacht, doch, wenn andere Symptome hinzukommen, wie etwas Gewichtsverlust, Darmblutung, Schleimabgang oder Diarrhö, ist ein Karzinom wahrscheinlich.
- Schieben Sie Abdominalschmerzen nicht einfach auf eine Obstipation, denn die tatsächliche Diagnose kann ein Darmverschluss sein. eine sichtbare Peristaltik mit hörbarem Bauchknurren geht nie auf eine einfache Obstipation zurück.
- Die Vorstellung mit einer Hirschsprung-Krankheit kann relative spat erfolgen. Ziehen Sie die Diagnose immer bei einem Kind mit chronischer Obstipation, anhaltender Abdominalschwellung und leerem Rektum in Betracht.
- Gehen Sie nicht automatisch davon aus, dass eine bekannte Erkrankung, wie etwa eine Divertikulose oder ein Colon irritabile auch die Ursache für die Obstipation ist. Wenn der Patient Sie wegen einer Obstipation aufsucht, dann können sich das Beschwerdemuster oder die Beschwerdeart signifikant verändert haben.

Anorektalregion

Afterjucken

Weit oben auf der Liste der «zehn unangenehmsten Themen beim Hausarztbesuch» steht für die meisten Patienten wohl dieses Symptom. Aus der Sicht des Hausarztes jedoch liegen die Dinge meist sehr eindeutig, und gewöhnlich kann, sehr zur Erleichterung der Patienten, eine wirkungsvolle Behandlung sofort eingeleitet werden.

Ursachen

Häufig

- Pilzinfektion – Tinea, Soor
- Fadenwürmer
- Hämorrhoiden
- perianale Stielwarzen
- Analfissur

Gelegentlich

- mangelnde Hygiene
- rezidivierende oder chronische Diarrhö
- perianale Warzen
- perianale Streptokokkeninfektion bei Kindern
- Trauma durch Sexualpraktiken – Analverkehr und Fremdkörperinsertion
- Stuhlinkontinenz, einschließlich Vordringen flüssigen Stuhls um einen feststeckenden Kotballen
- Psoriasis
- sekundär bei Diabetes
- Anorektalkarzinom
- chemische Reizung: Stuhlgang nach scharfer Mahlzeit (kommt oft vor, selten in der Praxis), Schaumbad, Seifen, Gleitmittel

Selten

- Irritation durch Perineal-Piercing (Guiche-Piercing)
- Lichen sclerosus et atrophicus (1/100 Frauen, 30 % haben anale Beschwerden)

- Crohn-Krankheit (anale/perianale Fistel)
- Rektovaginalfistel
- Rektumprolaps
- weitere Ursachen für Rektalausfluss oder Analschwellung (siehe entsprechende Kapitel)
- alle Ursachen eines ernsten allgemeinen Pruritus (wenngleich das Afterjucken dann ein unwahrscheinliches primäres Beschwerdebild ist)
- Geschlechtskrankheiten, z. B. Syphilis, Gonorrhö, Chlamydien-Infektion

	Pilzinfektion	Fadenwürmer	Hämorrhoiden	Stielwarzen	Fissuren
Rektalblutung	nein	eventuell	eventuell	nein	ja
vor allem nachts verstärkt	eventuell	ja	eventuell	eventuell	nein
zusätzliche Schwellung	nein	nein	eventuell	eventuell	nein
Rektalausfluss	nein	nein	eventuell	nein	eventuell
schmerzhafte Defäkation	nein	nein	eventuell	nein	ja

Untersuchungen

Standard: keine
Gelegentlich: Hautabstrich, großes Blutbild, BSR, Nüchternblutzucker, Proktoskopie
In Spezialfällen: keine

- Im Allgemeinen, außer bei eindeutigen Hinweisen auf eine ernstere Erkrankung, folgen die Untersuchungen erst nach dem Versagen einer Probebehandlung.
- Ein Hautabstrich zur bakteriologischen Untersuchung kann bei der Identifizierung einer lokalen Infektion helfen.
- Großes Blutbild, BSR: ist bei Verdacht auf die Crohn-Krankheit hilfreich, jedoch nur als Ergänzung zur erforderlichen Überweisung.

- Die Bestimmung des Nüchternblutzuckers ist in rezidivierenden oder langwierigen Fällen erforderlich.
- Eine Proktoskopie ist in der Hausarztpraxis schnell durchführbar und liefert wertvolle Informationen, wenn es für die Beschwerden eine Ursache im Rektum gibt.

Wichtige Hinweise

- Die meisten Patienten werden Selbstbehandlungsversuche hinter sich haben, bevor Sie in der Hausarztpraxis vorstellig werden. Diese dürften nicht immer zielführend gewesen sein und könnten das Problem sogar verschärft haben.
- Abgesehen von ganz eindeutigen Fällen, sollten Sie stets eine rektale Untersuchung durchführen.
- Perianale Warzen stehen für eine übertragbare Geschlechtskrankheit. Überweisen Sie den Patienten zur Dermatologie, um seine Behandlung und die der Kontaktpersonen einzuleiten.
- Afterjucken ist oft auch schmerzhaft. Ist eine rektale Untersuchung dadurch unmöglich und liegt auch keine offensichtlich primäre Ursache für das Afterjucken vor, behandeln Sie symptomatisch und vervollständigen die Untersuchung, wenn es wieder möglich ist. Ohne eine genaue Erklärung, warum dies erforderlich ist, wird der Patient dem aber kaum nachkommen.

Alarmsignale

- Etwa 4 % der Frauen mit einem Lichen sclerosus et atrophicus entwickeln ein Vulvakarzinom. Ist die Vulva betroffen oder schlägt die Behandlung fehl, überweisen Sie die Patientin.
- Lassen Sie jede verdächtige Analläsion biopsieren.
- Scheuen Sie sich nicht, nach kürzlichen Sexualpartnern und -praktiken zu fragen, wenn das relevant sein könnte. Die Sexualanamnese könnte wichtig sein.

Analschwellung

Wegen der schamhaften Besetzung der Analregion wird der Patient solche Beschwerden eher äußern, «wenn er gerade schon mal hier ist». Man sollte der Versuchung widerstehen, eine Diagnose ohne Untersuchung zu stellen, denn manche Fälle (wie z. B. ein perianaler Abszess) erfordern alle Aufmerksamkeit, und in seltenen Fällen erlebt man noch weitere Überraschungen (z. B. Fisteln, Karzinome).

Ursachen

Häufig

- Hämorrhoidenprolaps
- perianales Hämatom
- Stielwarze
- perianaler Abszess
- Rektumprolaps

Gelegentlich

- Warzen
- Epidermiszyste
- Stielwarze
- infizierter Sinus pilonidalis

Selten

- Hidradenitis
- Analfistel
- Karzinom

	Hämorrhoiden-prolaps	Perianales Hämatom	Stielwarze	perianaler Abszess	Rektumprolaps
schmerzhaft	eventuell	ja	nein	ja	nein
Intermittierend	eventuell	nein	nein	nein	eventuell
Obstipation	eventuell	eventuell	nein	eventuell	eventuell
lange Vorgeschichte	eventuell	nein	ja	nein	eventuell
rezidivierende Blutung	eventuell	eventuell	nein	eventuell	nein

Untersuchungen

Meistens ist keine weitere Untersuchung erforderlich. Ausnahmen sind Warzen (Überweisung zur Dermatologie wegen Geschlechtskrankheit) und mögliche Karzinome (Biopsie). Auch muss jedem Verdacht auf die Crohn-Krankheit als Verursacher perianaler Probleme auf die übliche Weise nachgegangen werden.

Wichtige Hinweise

- Dies ist eine der Situationen, bei denen eine kurze Anamnese erhoben werden kann, während sich der Patient auskleidet oder während der Untersuchung. Im Gegensatz zum sonstigen Vorgehen in der Hausarztpraxis führt in diesem Fall eher die Untersuchung als die Anamnese zur definitiven Diagnose.
- Wenn der Patient Eiterabsonderungen oder einen Knoten erwähnt, sind Abszess, Warze, Prolaps und Fisteln die wichtigsten Differenzialdiagnosen.
- Wenn ein Patient mit Analschwellung offensichtlich Mühe hat, das Sprechzimmer zu betreten, leidet er entweder unter einem Abszess, einem ausgedehnten perianalen Hämatom oder einem abgeschnürten Hämorrhoidalprolaps.

Alarmsignale

- Rezidivierende oder multiple Fisteln lassen an die Crohn-Krankheit denken.
- Wenn ein Hämorrhoidalprolaps stark geschwollen und schmerzhaft ist, liegt wahrscheinlich eine Strangulierung vor, die dringend chirurgisch versorgt werden muss.
- Bei anhaltender, ulzerierender Analschwellung, besonders im mittleren oder höheren Alter, muss bioptisch ein Karzinom ausgeschlossen werden.

Anorektalschmerzen

Anorektalschmerzen sind gewöhnlich stark und belastend. Aufgrund eines reflektorischen Sphinkterspasmus ziehen sie sehr oft eine Obstipation nach sich, welche die Schmerzen verstärkt und die Beschwerden verlängert. Aus den gleichen Gründen ist auch eine angemessene Untersuchung schwierig. Wenn die rektale Untersuchung zu problematisch ist, kann glücklicherweise die Diagnose oft schon inspektorisch gestellt werden.

Ursachen

Häufig

- Analfissur
- thrombotische Hämorrhoiden/perianales Hämatom
- Perianalabszess
- Proctalgia fugax
- anorektale Malignität

Gelegentlich

- Crohn-Krankheit
- Kokzygodynie
- Beckenbodensenkung
- Prostatitis
- Ovarialzyste oder -tumor

Selten

- Analtuberkulose
- Verletzung der Cauda equina
- Endometriose
- Trauma
- präsakrale Tumoren

	Analfissur	Hämatom	Abszess	Proctalgia fugax	Malignität
erstmalig bei Defäkation	ja	nein	nein	eventuell	nein
sichtbare Analschwellung	nein	ja	eventuell	nein	eventuell
intermittierende Schmerzen	eventuell	nein	nein	ja	nein
Rektalblutung	ja	eventuell	eventuell	nein	ja
rektale Untersuchung unerträglich	ja	ja	ja	eventuell	eventuell

Untersuchungen

Standard: keine
Gelegentlich: großes Blutbild, BSR/CRP, Proktoskopie
In Spezialfällen: Urinstatus, Sonographie, Bariumeinlauf, andere Bildgebungen

- Großes Blutbild/BSR/CRP: Die Leukozytenzahl kann bei Abszessen und bei der Crohn-Krankheit erhöht sein, BSR und CRP ebenfalls sowie zudem bei Karzinomen.
- Die Proktoskopie ist hilfreich, wenn die Schmerzen sie denn zulassen. (Der Facharzt kann auch eine Biopsie entnehmen.)
- Urinstatus: Eiterzellen und Blut können auf eine Prostatitis oder einen invasiven Blasentumor hinweisen.
- Beckensonographie: wenn bei der Untersuchung eine Raumforderung auffällt. Ein Bariumeinlauf kann zur Bestimmung einer möglichen Darmbeteiligung erforderlich sein. In unklaren Fällen kann der Spezialist auch weitergehende Bildgebungen einleiten.

Wichtige Hinweise

- Wenn der Patient flüchtige Schmerzen in eindrücklichen Worten beschreibt (z. B. «glühender Spieß»), bei ansonsten guter Gesundheit und ohne offensichtliche Auffälligkeiten während der Untersuchung, ist die wahrscheinliche Diagnose die Proctalgia fugax.
- Häufige und gewöhnlich inspektorisch zu stellende Diagnosen sind eine thrombosierte Hämorrhoide, eine Analfissur oder ein Abszess.
- Sorgen Sie für eine symptomatische Linderung, aber vergessen Sie dabei nicht, die Ursache zu behandeln (besonders die Obstipation).
- Vergessen Sie nicht, sich nach Durst und häufigem Wasserlassen zu erkundigen. Rezidivierende Abszesse können die ersten Anzeichen eines Diabetes sein.

Alarmsignale

- Ein vorangehender Gewichstverlust und/oder ein verändertes Stuhlverhalten sollten zu einer vollständigen Notuntersuchung im Hinblick auf ein Karzinom oder eine entzündliche Darmerkrankung führen.
- Manche perianalen Abszesse führen nicht zu einer äußerlich sichtbaren Schwellung. Wenn die rektale Untersuchung zu schmerzhaft ist, sollten Sie an diese Möglichkeit denken, vor allem, wenn der Patient zugleich Fieber hat.
- Bei floriden oder rezidivierenden perianalen Problemen sollten Sie eine Crohn-Krankheit als mögliche Ursache in Betracht ziehen.
- Denken Sie bei hartnäckigen, anhaltenden Schmerzen bei Patienten ohne Auffälligkeiten bei der rektalen Untersuchung an die selteneren Ursachen.

Blutstuhl

Dieses sehr häufige Symptom ängstigt den Patienten zumeist sehr. Die mit Abstand häufigsten Ursachen sind Hämorrhoiden oder Fissuren, doch sollten bei entsprechendem klinischem Bild auch über mögliche ernstere Erkrankungen nachgedacht werden. Bei Kindern ist eine Fissur infolge einer Obstipation der häufigste Grund.

Ursachen

Häufig

- Hämorrhoiden
- Analfissur
- Gastroenteritis
- Rektumkarzinom
- Divertikulose

Gelegentlich

- villöses Adenom
- Trauma (bei Kindern vor allem Misshandlungen)
- Antikoagulantientherapie
- Colitis ulcerosa, Crohn-Krankheit
- Kolonkarzinom

Selten

- Gerinnungsstörung (einschließlich Antikoagulantien)
- Darmischämie
- Angiodysplasie
- Invagination
- Meckel-Divertikel (bei Kindern)

	Hämorrhoiden	Fissur	Gastroenteritis	Rektumkarzinom	Divertikulose
Blut und Stuhl vermischt	nein	nein	ja	nein	eventuell
Bauchschmerzen	nein	nein	ja	nein	eventuell
Diarrhö	nein	nein	ja	nein	ja
palpable Raumforderung bei der rektalen Untersuchung	eventuell	nein	nein	ja	eventuell
Stielwarze	nein	ja	nein	nein	nein

Untersuchungen

Standard: Proktoskopie
Gelegentlich: großes Blutbild, BSR/CRP, Leberwerte, Knochenmarker, Harnstoff und Elektrolyte, Stuhlprobe, Sigmoidoskopie, Koloskopie, Bariumeinlauf
In Spezialfällen: Gerinnungswerte

- Großes Blutbild: Prüfung auf Anämie infolge einer akuten oder chronischen Blutung. Eine Thrombozytopenie kann eine Blutung verursachen oder verstärken.
- BSR/CRP: bei aktiver entzündlicher Darmerkrankung und bei Malignität erhöht.
- Bei Verdacht auf eine Malignität sind Leberwerte, Harnstoff und Elektrolyte sowie die Knochenmarker als Basiswerte nützlich.
- Gerinnungswerte: wenn eine Gerinnungsstörung denkbar ist; INR-Wert bei Warfarin-Medikation.
- Stuhlproben: hilfreich bei Diarrhö. Sie können eine infektiöse Ursache (besonders Campylobacter) oder über die Leukozyten eine entzündliche Darmerkrankung beweisen.
- Proktoskopie: in der Hausarztpraxis nützlich zur Darstellung von Hämorrhoiden oder Proktitis (Bestätigung der klinischen Diagnose).
- Die Sigmoidoskopie oder Koloskopie ist die nützlichste Untersuchung, wenn der Verdacht auf eine signifikante Erkrankung besteht. Sie ermöglicht auch die Biopsie suspekter Läsionen.

- Der Bariumeinlauf eignet sich gut zur Darstellung von Strikturen, die im Zusammenhang mit der zugrunde liegenden Pathologie stehen, doch schließt eine nachgewiesene Divertikulose nicht aus, dass gleichzeitig auch eine Neoplasie vorliegt.

Wichtige Hinweise

- Etwa 80 % der Rektumtumore befinden sich in Reichweite des Fingers. Führen Sie immer eine rektale Untersuchung durch, außer die Diagnose ergibt sich bei Kindern oder Jugendlichen ganz offenkundig aus der Anamnese.
- Wenn sich Blut auf dem Papier befindet oder dem Stuhl aufgelagert ist, lässt sich die Ursache wahrscheinlich rektal palpieren oder bei der Proktoskopie sehen. Ist der Stuhl mit Blut durchsetzt, ist eine Überweisung zu weiteren diagnostischen Maßnahmen erforderlich.
- Bei jungen Erwachsenen ergibt sich die Diagnose zumeist aus der Anamnese (meist Hämorrhoiden oder Fissur). Wenn Sie den Patienten in solchen Fällen doch überweisen, um etwaige Sorgen zu vertreiben, sollten Sie deutlich machen, dass dies der Behandlung und weniger der Diagnostik dient.
- Die Kombination aus Diarrhö und Blutstuhl bei jungen Erwachsenen oder bei Patienten mittleren Alters spricht für eine Gastroenteritis (besonders Campylobacter) oder für eine Kolitis.

Alarmsignale

- Ein verändertes Stuhlverhalten und Gewichstverlust mit Blutstuhl sind beunruhigende Symptome und sollten zur sofortigen Überweisung führen.
- Wenn Sie ein Kind mit Blutstuhl ohne erkennbare Ursache vor sich haben, sollten Sie auch an die Möglichkeit einer Kindesmisshandlung denken.
- Die Entdeckung von Hämorrhoiden sichert nicht automatisch die Diagnose, denn es kann vor allem bei Älteren auch eine weitere Pathologie vorliegen.
- Eine starke und schmerzlose Blutung bei Älteren geht wahrscheinlich auf eine Divertikulose zurück. Dabei können signifikante Mengen Blut verloren werden, sodass Sie rasch über eine Einweisung nachdenken sollten.

Darmausfluss

Dieses Symptom ist mit beträchtlicher Scham und großen Unannehmlichkeiten verbunden. Das eigentliche Symptom kann anamnestisch eher ein Juckreiz sein als Ausfluss oder Feuchtigkeitsgefühle. Die meisten Ursachen sind gutartig, doch sind ernste Gründe immerhin so wahrscheinlich, dass sie eine gründliche Untersuchung rechtfertigen.

Ursachen

Häufig

- Hämorrhoiden
- Analfissur
- Rektumprolaps
- Proktitis
- perianale Warze

Gelegentlich

- Rektumkarzinom
- Colon irritabile
- Anal-/Perianalfistel (eventuell im Rahmen einer Crohn-Krankheit)
- villöses Adenom
- mangelnde Analhygiene
- solitäres Rektumulkus

Selten

- Analtuberkulose
- Analkarzinom
- Geschlechtskrankheit, z. B. Syphilis, Gonorrhö, Chlamydien-Infektion
- AIDS

	Hämorrhoiden	Fissur	Prolaps	Proktitis	Warzen
Eiter	nein	eventuell	nein	eventuell	nein
Schleim	ja	eventuell	ja	ja	nein
blutig	eventuell	ja	eventuell	eventuell	eventuell
schmerzhafte rektale Untersuchung	eventuell	ja	nein	ja	eventuell
zusätzlich Diarrhö	nein	nein	eventuell	ja	nein

Untersuchungen

Standard: Abstrich bei Eiter
Gelegentlich: großes Blutbild, BSR/CRP, Harnstoff und Elektrolyte sowie direkte Inspektionsmethoden (s. u.)
In Spezialfällen: Screening auf Geschlechtskrankheiten

- Anorektaler Abstrich zur bakteriologischen Untersuchung bei Eiter und lokalen Entzündungen.
- Großes Blutbild/BSR/CRP: Leukozytenzahl und BSR/CRP bei entzündlicher Darmerkrankung erhöht.
- Harnstoff und Elektrolyte: profuser Schleimabgang bei villösem Adenom kann zur Hypokaliämie führen.
- Die Proktoskopie ist in der Praxis einfach durchzuführen und bestimmt das weitere Vorgehen.
- Die Sigmoidoskopie ermöglicht die entscheidende Untersuchung mit Biopsie der Läsion oder Entzündung.
- Screening auf Geschlechtskrankheiten: wenn dazu Veranlassung besteht.

Wichtige Hinweise

- Dieses Symptom ist wahrscheinlich sehr schambesetzt. Die klinische Untersuchung ist sehr wichtig. Begegnen Sie daher dem Patienten mit großem Verständnis, damit er seine Zurückhaltung leichter überwinden kann.

- Normale Analsekretionen aus perianalen Schweißdrüsen und den Analdrüsen selbst sollten nicht unbeachtet bleiben, da dies mitunter zu größeren Problemen führen kann, was besonders bei Adipositas und mangelnder Analhygiene gilt.
- Bei Frauen ist die Quelle des Ausflusses manchmal unklar. Im Zweifel sind eine Spekulumuntersuchung und die Proktoskopie erforderlich.

Alarmsignale

- Die Sexualanamnese kann von Bedeutung sein. Scheuen Sie sich daher nicht, nach den letzten Sexualkontakten und den Praktiken zu fragen, wenn dies relevant sein könnte.
- Bei Älteren ist ein Darmausfluss bis zum Beweis des Gegenteils ein Hinweis auf ein Karzinom.
- Diarrhö und Bauchschmerzen in der Vorgeschichte lassen an eine Darmerkrankung denken, was in diesem Zusammenhang meist eine Colitis ulcerosa oder die Crohn-Krankheit bedeutet.
- Jede perianale Ulzeration, die keine offensichtliche Hämorrhoide ist, sollten Sie umgehend biopsieren lassen.

Harnwege

Blut im Urin

Hellrotes Blut im Urin erschreckt den Patienten enorm und führt gewöhnlich zu einem notfallmäßigen Besuch in der Praxis oder zum Anruf beim Bereitschaftsdienst. Blut im Urin wird vielleicht auch bei der Teststreifenuntersuchung des Urins aufgrund eines anderen Symptoms oder im Rahmen einer Routineuntersuchung festgestellt. Dies ist oft weniger beängstigend, auch wenn es der Patient dabei erst erfährt. Die vollständige Abklärung ist in jedem Fall unerlässlich.

Ursachen

Häufig

- Harnwegsinfekt
- Blasentumor
- Nieren-/Uretersteine
- Urethritis
- Prostatahypertrophie/-karzinom

Gelegentlich

- Jogging und intensives Training
- Nierenkarzinom
- chronisch interstitielle Zystitis
- Antikoagulantientherapie
- Nephritis/Glomerulonephritis

Selten

- Nierentuberkulose
- Zystenniere
- Blutkrankheit: Thrombozytopenie, Hämophilie, Sichelzellenanämie
- infektiöse Endokarditis
- Schistosomiasis (meist bei Auslandsaufenthalten)
- Trauma

	Harnwegsinfekt	Blasentumor	Nieren-/ Uretersteine	Urethritis	Prostata
freies Blut	eventuell	eventuell	eventuell	nein	eventuell
Dysurie	ja	nein	ja	ja	nein
Urethralausfluss	nein	nein	nein	ja	nein
schwacher Harnfluss	nein	eventuell	eventuell	nein	ja
Lenden-schmerzen	eventuell	nein	eventuell	nein	nein

Untersuchungen

Standard: Urinstatus, Mittelstrahlurin, großes Blutbild, Harnstoff und Elektrolyte
Gelegentlich: PSA, Erythrozytenmorphologie im Urin, Sonographie, Abdomenleeraufnahme, Ausscheidungsurogramm, Zystoskopie
In Spezialfällen: Urethralabstrich, CT, Urinzytologie, Nierenbiopsie, Angiographie

- Urinstatus: Eiterzellen und Nitrit bei Harnwegsinfekt; Eiterzellen alleine bei Urethritis, Tuberkulose und Blasentumor; Eiweiß im Urin spricht für eine Nierenerkrankung.
- Urinmikroskopie und -kultur: zur Identifikation pathogener Keime; eventuell Zylinder bei Nierenerkrankung.
- Großes Blutbild, Harnstoff und Elektrolyte: zur Beurteilung von Nierenfunktion und eventuell assoziierter Anämie oder Leukozytose; PSA gewöhnlich beim Prostatakarzinom erhöht.
- Urethralabstrich: bei Urethritis (am besten beim Facharzt oder in der Klinik).
- Erythrozytenmorphologie im Urin: Eine anormale Morphologie spricht für eine primäre Nierenerkrankung.
- Sonographie: zeigt bei schmerzloser Hämaturie eventuell einen Nierentumor oder Zystennieren an. Ein CT ist hier nützlicher.
- Ausscheidungsurogramm: Verfahren der Wahl bei Verdacht auf Nieren- oder Uretersteine (bei Schmerzen); Abdomenleeraufnahme hilfreich nach der Schmerzattacke (zeigt 90 % der Steine an). Das Ausscheidungsurogramm ist auch erforderlich, wenn die

Sonographie, die Abdomenleeraufnahme und die Zystoskopie sämtlich negativ waren.
- Spezialuntersuchungen: Zystoskopie, Harnwegszytologie, Nierenbiopsie und Angiographie.

Wichtige Hinweise

- Eine Mikrohämaturie bei einer asymptomatischen menstruierenden Frau kann vorübergehend ignoriert werden. Wiederholen Sie den Urinstatus in der Mitte des Zyklus.
- Denken Sie daran, dass es noch gelegentlich weitere Ursachen für eine falsch positive Hämaturie gibt, wenn das Blut etwa aus dem Rektum oder aus der Vagina stammt. Gehen Sie jedem Fall gründlich nach und vielleicht müssen Sie umdenken, wenn die Symptomatik bestehen bleibt, obwohl die urologischen Untersuchungen alle unauffällig geblieben sind.
- Manche Nahrungsmittel wie Rote Beete und bestimmte Medikamente (z. B. Nitrofurantoin) können zu einer Rotfärbung des Urins führen. Bestätigen Sie eine Hämaturie durch Erhebung des Urinstatus, um den Patienten vor unnötigen Untersuchungen zu bewahren.
- Ein Patient mit Mikrohämaturie, anormaler Erythrozytenmorphologie und/oder Proteinurie sollte an einen Nephrologen überwiesen werden. Die meisten anderen unklaren Fälle erfordern die Untersuchung durch einen Urologen.

Alarmsignale

- Eine schmerzlose freie Hämaturie weckt den Verdacht auf einen malignen Prozess.
- Achtung bei einer neuen rezidivierenden Zystitis mit Hämaturie bei älteren Patienten. Dem Ganzen kann ein Blasentumor zugrunde liegen und der Verdacht erhöht sich noch, wenn eine (Mikro- oder Makro-) Hämaturie nicht auf die Behandlung einer Infektion anspricht.
- Nierentumoren können manchmal zu Nierenkoliken führen, wenn Blutkoagel im Ureter die gleiche Wirkung wie Steine entfalten. Ein Hinweis darauf kann es sein, wenn die Blutung den Schmerzen vorangeht.
- Eine Hämaturie erfordert eine notfallmäßige Klinikeinweisung, wenn es zu einem signifikanten Blutverlust oder zur Blasentamponade kommt.

Exzessives Wasserlassen

Die Polyurie ist ein sehr subjektives Symptom, das man viel seltener zu sehen bekommt als den häufigen Harndrang (s. S. 241). Die meisten Ursachen der Polyurie, die hier aufgeführt wurden, sind auch Ursachen der Polydipsie. Die einzige Ursache einer echten Polydipsie, die hier nicht aufgeführt ist, ist die Dehydratation.

Ursachen

Häufig

- Diabetes mellitus
- Diuretikatherapie
- chronische Niereninsuffizienz
- Hyperkalzämie (z. B. Osteoporosetherapie, multiple Knochenmetastasen, Hyperparathyreoidismus)
- Alkohol

Gelegentlich

- Kaliumverlust: chronische Diarrhö, Diuretika, primärer Hyperaldosteronismus
- Befreiung von einer chronischen Harnwegsobstruktion
- Medikamente: Lithiumkarbonat, Tetrazyklin, Amphotericin B, Glibenclamid, Gentamicin
- zentraler Diabetes insipidus (hypothalamohypophysärer Tumor, Schädeltrauma, Sarkoidose oder Histiozytose)
- Cushing-Krankheit durch exzessive Kortikosteroiddosierungen und bei einem ACTH-sezernierenden Bronchialkarzinom
- Sichelzellenanämie
- frühe chronische Pyelonephritis

Selten

- psychogene Polydipsie (zwanghaftes Wassertrinken)
- supraventrikuläre Tachykardie

- DIDMOAD-Syndrom (**D**iabetes **i**nsipidus, **D**iabetes **m**ellitus, **O**ptikus**a**trophie, Innenohrschwerhörigkeit = **d**eafness: autosomal rezessiver Erbgang)
- familiärer zentraler Diabetes insipidus (autosomal-dominanter Erbgang)
- familiärer nephrogener Diabetes insipidus (nur Männer, X-gebunden rezessiver Erbgang)
- Fanconi-Syndrom

	Diabetes mellitus	Diuretikatherapie	Chronische Niereninsuffizienz	Hyperkalzämie	Alkohol
erheblicher Durst	ja	nein	nein	ja	nein
auffälliger Urinstatus	eventuell	nein	eventuell	nein	nein
Bauchschmerzen und Erbrechen	eventuell	nein	nein	ja	nein
episodenhaft	nein	eventuell	nein	nein	ja
Appetitlosigkeit/ Gewichtsverlust	ja	nein	eventuell	eventuell	nein

Untersuchungen

Standard: Urinstatus, Blutzucker
Gelegentlich: großes Blutbild, Harnstoff und Elektrolyte, Kalziumspiegel
In Spezialfällen: Blutausstrich, weitere spezielle Untersuchungen (s. u.)

- Urinstatus: Glukose und eventuell Ketonkörper bei Diabetes mellitus; eventuell Hämaturie und Proteinurie bei Nierenstörungen; spezifisches Gewicht sehr niedrig bei Diabetes insipidus und bei psychogener Polydipsie.
- Blutzucker: zur Bestätigung eines Diabetes mellitus.
- Großes Blutbild: normochrome Anämie bei chronischer Niereninsuffizienz; Blutausstrich bei Sichelzellenanämie.
- Harnstoff und Elektrolyte: zeigt Kaliummangel und andere Hinweise auf eine chronische Niereninsuffizienz an.

- Kalziumspiegel: erhöht bei Hyperkalzämie.
- Weitere spezielle Untersuchungen: Viele der genannten «Ursachen» erfordern weitergehende Untersuchungen bei Fachärzten oder in der Klinik, um die tatsächliche Ursache festzustellen (z. B. Sonographie und Nierenbiopsie bei chronischer Niereninsuffizienz, Durstversuch bei Diabetes insipidus, CT bei möglicher hypophysärer Läsion usw.).

Wichtige Hinweise

- Nehmen Sie sich Zeit, um die Symptomatik genau zu klären. Die Unterscheidung zwischen Polyurie und häufigem Harndrang ist sehr wichtig, da die Ursachen auch sehr unterschiedlich sind.
- Denken Sie auch an Alkohol als möglicher Ursache, vor allem bei jungen Männern. Den Patienten kann es mitunter überraschend schwerfallen, naheliegende Schlüsse zu ziehen.
- Überweisen Sie den Patienten zu weitergehenden Untersuchungen, wenn die Symptomatik klar umrissen ist und die Basistests alle ergebnislos verlaufen sind.

Alarmsignale

- Der Diabetes mellitus ist nicht die einzige Ursache einer Polyurie mit Durst. Wenn der Urinstatus für Glukose negative ist, kommt auch ein Diabetes insipidus oder eine Hyperkalzämie infrage.
- Gewichtsabnahme und Husten bei einem Raucher mit Polyurie lassen an einen ACTH-sezernierenden Tumor denken. Veranlassen Sie umgehend das Thoraxröntgen.
- Wenn der Urinstatus Glukose und Ketonkörper bei einem bekannten oder neu aufgetretenen Diabetes anzeigt, sorgen Sie für eine möglichst baldige Einstellung.
- Bei Patienten mit Polydipsie und Blut und Eiweiß im Urinstatus ist eine Nierenerkrankung wahrscheinlich.

Harnverhaltung

Die Harnverhaltung ist das Unvermögen zur vollständigen Entleerung der Blase. Die akute Form betrifft typischerweise Männer und erfordert die umgehende Katheterisierung oder Klinikeinweisung. Ein chronischer Harnverhalt macht nur wenige Beschwerden und wird eventuell nur bei der Palpation des Abdomens festgestellt.

Ursachen

Häufig

- Prostatahypertrophie: gutartig, selten Karzinom
- anticholinerge Medikamente: zur Blasenstabilisierung und trizyklische Antidepressiva
- Obstipation
- Blasenhalsobstruktion/Harnröhrenstriktur
- Harnwegsinfekt (einschließlich Prostatitis und Prostataabszess)

Gelegentlich

- Harnröhrenstein
- «aufhalten» (führt zur Kongestionsprostatitis)
- Raumforderung im Becken: retrovertierter, gravider oder fibromatöser Uterus
- akuter Genitalherpes (über eine lokale Entzündung und Interferenz mit der neurologischen Kontrolle des Detrusor-Reflexbogens)
- Blasentamponade (z. B. durch Blutungen aus einem Tumor oder nach transurethraler Prostataresektion)
- Balanoposthitis bei Kindern (wenn sehr schmerzhaft)

Selten

- neurologisch: multiple Sklerose, Syphilis, Rückenmarkkompression
- gestielter Blasentumor
- traumatische Harnröhrenruptur

- Fremdkörperinsertion in die Urethra
- Phimose
- psychisch

	Prostata-hypertrophie	Medikamente	Obstipation	Blasenhals-obstruktion	Harnwegsinfekt
vergrößerte Prostata bei rektaler Untersuchung	ja	nein	nein	nein	eventuell
akut	eventuell	ja	eventuell	nein	ja
junger Patient	nein	eventuell	nein	eventuell	eventuell
anormaler Urinstatus	eventuell	nein	nein	nein	ja
palpables Kolon	nein	nein	ja	nein	nein

Untersuchungen

Standard: Urinstatus, Mittelstrahlurin
Gelegentlich: Harnstoff und Elektrolyte, PSA, Sonographie, Ausscheidungsurogramm, Zystoskopie
In Spezialfällen: neurologische Untersuchungen, Prostatabiopsie, Urethrographie (alles klinikgestützte Untersuchungen)

- Urinstatus: wenn Urin verfügbar zur Bestätigung eines Harnwegsinfektes als Ursache; kann auch eine Mikrohämaturie bei einem Stein oder Blasentumor aufzeigen.
- Mittelstrahlurin: zum Erregernachweis bei Harnwegsinfekt.
- Harnstoff und Elektrolyte: eventuell Niereninsuffizienz durch chronischen Harnverhalt.
- PSA: eventuell hilfreich bei vorangehender Symptomatik einer Prostatavergrößerung ober bei anormalem Prostatabefund während der Untersuchung; Bedeutung umstritten.
- Spezialuntersuchungen: Nierensonographie (zeigt Obstruktionen und Raumforderungen im Becken an), Ausscheidungsurogramm (zeigt den Ort der Obstruktion an und liefert Informationen zur Nierenfunktion), Zystoskopie (zur Diagnose und ggf. Therapie

bei Steinen, Strikturen, Blasenobstruktion und Blasentumor), neurologische Untersuchungen (z. B. Rückenmarkdarstellung bei Verdacht auf eine Läsion), Prostatabiopsie (wenn Teile der Prostata palpatorisch verdächtig erscheinen) und Urethrographie (bei Strikturen).

Wichtige Hinweise

- Denken Sie bei älteren Patienten auch an eine mögliche Koteinklemmung als Ursache eines Harnverhalts.
- Als «Erste-Hilfe»-Maßnahme bei Harnverhalt aufgrund perinealer Schmerzen (etwa bei Balanoposthitis, Herpes simplex oder Harnwegsinfekt) können Sie den Patienten ermutigen, in warmem Badewasser sitzend zu urinieren.
- Eine Anurie kann mit einem Harnverhalt verwechselt werden. Die Unterscheidung sollte jedoch durch eine einfache klinische Beurteilung möglich sein.

Alarmsignale

- Anamnestische Hinweise auf einen Bandscheibenvorfall bei einem Harnverhalt können eine Rückenmarkschädigung bedeuten. Weisen Sie den Patienten sofort in die Klinik ein.
- Eine plötzlich abreißende Miktion mit dem Gefühl eines schmerzhaften Schlages in die Blase und Abgang einiger Tropfen Blut ist pathognomisch für einen Harnröhrenstein.
- Vorsicht bei anticholinerg wirksamen Medikamenten für Patienten mit Blasenobstruktion in der Anamnese, da diese einen akuten Harnverhalt auslösen können.
- Vermeiden Sie eine Katheterisierung, wenn eine Sepsis wahrscheinlich ist (z. B. möglicher Harnwegsinfekt), da dies in eine Septikämie münden könnte. Weisen Sie den Patienten stattdessen zur Katheterisierung unter antibiotischer Abdeckung in eine Klinik ein.
- Führen Sie keine Katheterisierung bei Patienten mit chronischem Harnverhalt durch, sondern weisen Sie ihn für eine kontrollierte Drainage in eine Klinik ein. Eine plötzliche Dekompression kann zur Hämaturie und zu renalen Komplikationen führen.

Häufiger Harndrang

Unter häufigem Harndrang (Pollakisurie) versteht man eine erhöhte Miktionsfrequenz, wobei gewöhnlich nur geringe Urinmengen abgesetzt werden. Es besteht ein Unterschied zur Produktion einer höheren Urinmenge (s. S. 235). Es handelt sich um ein verbreitetes Symptom, von dem Frauen weitaus häufiger betroffen sind als Männer. In einer normalen Hausarztpraxis werden jährlich etwa 60 Fälle von Zystitis (der häufigsten Ursache) gesehen.

Ursachen

Häufig

- infektiöse Zystitis
- somatoforme Störung
- Blaseninstabilität (Detrusor)
- Blasenstein
- Prostatavergrößerung (Prostatahyperplasie und selten Prostatakarzinom)

Gelegentlich

- interstitielle Zystitis (nicht infektiös)
- Prostatitis
- Schwangerschaft
- Ureterstein (im unteren Drittel löst ein Stein reflektorisch einen häufigen Harndrang aus)
- Urethritis, Pyelonephritis
- iatrogen (z. B. Diuretika)
- Blasenhalshypertrophie
- Gewohnheit

Selten

- Raumforderung im Becken, z. B. Fibrom, Ovarialzyste, Karzinom
- sekundär bei Beckenentzündung: Adnexitis, Appendizitis, Divertikulitis, angrenzender Tumor

- Blasentumor (gutartig oder maligne)
- Strahlenfibrose (bei Hoden-, Ovarial- oder Prostatakarzinom)
- tuberkulöse Zystitis/Nierentuberkulose
- Fibrose nach chronischer Sepsis bei Dauerkatheteranlage

	Infektiöse Zystitis	Somatoforme Störung	Blasen-instabilität	Blasenstein	Prostata-vergrößerung
Dysurie	ja	nein	nein	eventuell	nein
Besserung in Bauchlage	nein	nein	nein	ja	nein
Miktions-verzögerung, langsamer Fluss	nein	nein	nein	eventuell	ja
Nykturie	ja	nein	ja	nein	eventuell
anormaler Urinstatus	ja	nein	nein	ja	eventuell

Untersuchungen

Standard: Urinstatus, Mittelstrahlurin
Gelegentlich: Urethralabstrich, PSA, Uroflowmetrie, Urodynamik, Abdomenleeraufnahme, Ausscheidungsurogramm, Zystoskopie
In Spezialfällen: Beckensonographie, Harnstoff und Elektrolyte, Schwangerschaftstest und dreimaliger Morgenurin im Hinblick auf Tuberkulose

- Urinstatus: Eiweiß, Nitrite, Leukozyten und eventuelle Hämaturie bei Infektion; bei Blut alleine eventuell Stein oder Tumor.
- Mittelstrahlurin: Unter dem Mikroskop können anormale Epithelzellen, Blut und Eiter nachweisbar sein und es gibt eventuell Hinweise auf einen Erreger.
- Urethralabstrich: bei Uretralausfluss zum Nachweis von Chlamydien und Gonokokken.
- Morgenurin: zum Schwangerschaftstest; auch dreimaliger Morgenurin bei Verdacht auf Tuberkulose (z. B. sterile Pyurie).
- Harnstoff und Elektrolyte: wenn klinisch der Verdacht auf eine chronische Sepsis oder eine Harnwegsobstruktion besteht.
- PSA: eventuell bei Prostatavergrößerung, Bedeutung umstritten.

- Spezialuntersuchungen: Uroflowmetrie (bei Prostatavergrößerung), Urodynamik (bei instabiler Blase), Ausscheidungsurogramm und Zystoskopie (bei Steinen und Tumoren) und Sonographie (bei Raumforderung im Becken).

Wichtige Hinweise

- Eine Pollakisurie als somatoforme Störung besteht typischerweise schon lange, verschlimmert sich unter Stress und bei kaltem Wetter und weist einen unauffälligen Urinstatus auf.
- Bei einer nicht schwangeren Frau mit sowohl normaler gynäkologischer Untersuchung als auch normalem Urinstatus können Sie die empirische Diagnose einer Blaseninstabilität stellen.
- Eine unerkannte Schwangerschaft kann sich in einer Pollakisurie äußern. Fragen Sie nach der Regel und führen Sie bei ausgebliebener Regelblutung einen Schwangerschaftstest durch.

Alarmsignale

- Bei älteren Patienten kann ein Blasentumor die Symptomatik einer Zystitis annehmen. Bei einem neu aufgetretenen, rezidivierenden Problem oder bei Hämaturie in Verbindung mit der Zystitis sollten Sie nicht antibiotisch behandeln, sondern den Patienten gleich überweisen.
- Hinter einer sterilen Pyurie im Mittelstrahlurin steckt möglicherweise eine Urethritis oder eine Tuberkulose.
- Bei einem Patienten mit Pollakisurie, anhaltender Mikrohämaturie ohne Auffälligkeiten im Urinstatus handelt es sich wahrscheinlich um einen Stein oder um einen Tumor, sodass Sie den Patienten überweisen sollten.
- Eine Appendizitis kann zu einer leichten Pollakisurie mit Pyurie führen. Lassen Sie sich nicht vom Urinstatus zu der Fehldiagnose eines Harnwegsinfektes verleiten, sondern orientieren Sie sich am klinischen Bild.
- Ein Harnwegsinfekt in früher Kindheit ist einer der Hauptgründe für eine Niereninsuffizienz. Behandeln Sie entsprechend der aktuellen Leitlinien.

Inkontinenz

Unter Inkontinenz versteht man den unwillkürlichen Urinabgang. Patienten stellen sich nicht oft mit diesem Symptom vor, da die Scham sie oft daran hindert, doch wird es oft «nebenbei» erwähnt oder der Hausarzt selbst nimmt den Geruch wahr, wenn er zum Hausbesuch zu älteren Patienten kommt. Wahrscheinlich wird der Hausarzt zunehmend mit diesem Problem konfrontiert werden, da die Menschen aufgeklärter werden und sehen, dass Hilfe möglich ist. Die Prävalenz liegt unter Frauen bei etwa 10 %, dürfte jedoch in den höheren Altersklassen größer sein.

Ursachen

Häufig

- Stressinkontinenz
  (mit oder ohne Prolaps)
- infektiöse Zystitis
- Detrusorinstabilität: idiopathisch oder sekundär bei anderen Problemen, z. B. Schlaganfall, Demenz, Parkinson-Krankheit
- chronische Harnwegsobstruktion, z. B. Prostatavergrößerung, Blasenhalsstenose, Urethrastenose
- nach Prostatektomie
  (meist temporär)

Gelegentlich

- chronischer Harnwegsinfekt
- interstitielle Zystitis
- Blasenstein oder -tumor
- nach Bauch-/Beckeneingriffen und Strahlentherapie
- Fisteln: vesikovaginal/uterin, ureterovaginal
  (Operationen und maligne Prozesse)
- Polyurie
  (alle Ursachen, z. B. Diabetes, Diuretika, vor allem in Verbindung mit Immobilität bei älteren Patienten)

Selten

- nach Beckenfraktur (direkte Sphinkterverletzung mit oder ohne neurologischer Schädigung)
- angeborene Anomalien: kurze Urethra, große Urethra, Epispadie, Ureterektopie
- sensorische Neuropathie, z. B. Diabetes und Syphilis
- multiple Sklerose, Syringomyelie
- Paraplegie, Kauda-Syndrom
- psychogen

	Stress-inkontinenz	Harnwegs-infekt	Detrusorin-stabilität	Harnwegs-obstruktion	Nach Prostatektomie
Stressmuster	ja	nein	nein	eventuell	eventuell
Drangmuster	nein	ja	ja	nein	ja
Überlaufmuster	nein	nein	nein	ja	nein
Dysurie	nein	ja	nein	nein	eventuell
palpable Blase	nein	nein	nein	ja	nein

Untersuchungen

Standard: Urinstatus, Mittelstrahlurin

Gelegentlich: PSA, Harnstoff und Elektrolyte, Sonographie, Ausscheidungsurogramm, Urodynamik, Uroflowmetrie
In Spezialfällen: Blutglukose, Syphilisserologie, Zystoskopie, neurologische Untersuchung

- Urinstatus: im Hinblick auf Infektionen und Diabetes.
- Mittelstrahlurin: zur Bestätigung einer Infektion und zur Kontrolle einer Antibiotikatherapie.
- Blutglukose, Syphilisserologie: wenn ein Diabetes oder die Syphilis als mögliche Ursache einer Neuropathie in Betracht kommt.
- PSA: eventuell bei klinischen Hinweisen auf eine Prostatavergrößerung, Bedeutung umstritten.
- Harnstoff und Elektrolyte: zur Beurteilung der Nierenfunktion bei chronischer Harnwegsobstruktion.

- Sonographie: gut geeignet zur nicht invasiven Bestimmung der Nierengröße, woraus sich Hinweise auf eine Harnwegsobstruktion oder eine chronische Infektion ergeben.
- Ausscheidungsurogramm: weist renale Narbenbildungen bei chronischem Harnwegsinfekt, strukturelle Anomalien und Restharnbildung nach; kann auch eine Harnwegsobstruktion und Fisteln direkt anzeigen.
- Spezialuntersuchungen: Urodynamik (zur Differenzierung zwischen Drang- und Stressinkontinenz), Uroflowmetrie (Prostatavergrößerung), Zystoskopie (kann Ursachen für eine Harnwegsobstruktion, Steine oder Tumoren enthüllen) und neurologische Untersuchungen (z. B. Darstellung des Rückenmarks).

Wichtige Hinweise

- Eine Inkontinenz hat viele Ursachen, die grob in drei Gruppen unterteilt werden können: Stressinkontinenz (z. B. beim Husten), Dranginkontinenz (Miktion kann kaum aufgehalten werden) und die anhaltende Inkontinenz z. B. bei einer vesikovaginalen Fistel oder bei der Überlaufblase aufgrund einer chronisch überdehnten Blase (wie Wasser, das über einen Damm schwappt).
- Wenn sich durch Druck auf die Urethra die Stressinkontinenz aufgrund eines schwachen Beckenbodens kontrollieren lässt, kann ein operativer Eingriff hilfreich sein. Dies ist also ein nützlicher Test.
- Vor allem bei älteren Patienten handelt es sich oft um ein multifaktorielles Geschehen. So sind z. B. Mobilität, Sehvermögen, Entfernung zur Toilette und auch die aktuelle Medikation relevante Faktoren.
- Eine Detrusorinstabilität und eine Stressinkontinenz können schwer voneinander zu unterscheiden sein. Die Stressinkontinenz verursacht selten eine nächtliche Inkontinenz, wohingegen dies ein Kennzeichen der Detrusorinstabilität sein kann. Im Zweifel arrangieren Sie eine urodynamische Untersuchung.
- Gehen Sie einfühlsam vor. Eine Inkontinenz kann verheerende Auswirkungen auf das Selbstwertgefühl des Patienten haben und schwere Folgen für sein Sozial- und Sexualleben mit sich bringen.

Alarmsignale

- Eine Inkontinenz mit Reithosenanästhesie und Schwäche in den Beinen lenkt den Verdacht auf eine Läsion der Cauda equina. Dabei handelt es sich um einen neurologischen Notfall und der Patient muss sofort in die Klinik eingewiesen werden.
- Eine anhaltende Inkontinenz spricht für eine signifikante Pathologie, wie etwa eine Fistel, eine chronische Harnwegsobstruktion oder eine neurologische Störung.
- Eine große Blase mit chronischem Harnverhalt darf nie auf einmal entleert werden, da es dann zu Blutungen und zu Nierenkomplikationen kommen kann. Der Patient muss eingewiesen werden, um den kontrollierten Abfluss über einen Katheter zu gewährleisten.

Nächtliches Wasserlassen

Eine Nykturie kann isoliert auftreten oder aber Ausdruck einer anderen Harnwegserkrankung wie etwa einer Polyurie oder einer Pollakisurie sein. Überraschenderweise kommt das Symptom im höheren Alter bei Männern und Frauen gleich häufig vor. Eine gelegentliche Nykturie ist natürlich ganz normal. Als pathologisch gilt sie nur, wenn sie zur dauerhaften Störung des Schlafes führt und zu einer Belastung wird.

Ursachen

Häufig

- Alter (teilweise aufgrund einer verringerten Blasenkapazität)
- übermäßige Flüssigkeitsaufnahme vor dem Zubettgehen (besonders Alkohol)
- alle Ursachen von Knöchelödemen (das Liegen in der Nacht beschleunigt die Ausschwemmung; s. S. 136)
- Zystitis
- Prostatavergrößerung

Gelegentlich

- Blaseninstabilität
- Obstruktion der unteren Harnwege (außer Prostataproblemen)
- alle Ursachen einer Pollakisurie (s. S. 241)
- Diabetes mellitus
- alle Ursachen einer Polyurie (s. S. 235)

Selten

- somatoforme Störung
- Medikamentennebenwirkung (selten, weil entsprechende Medikamente gewöhnlich morgens eingenommen werden)
- Diabetes insipidus

	Alter	Übermäßige Flüssigkeits-aufnahme	Ursachen von Knöchelödemen	Zystitis	Prostata-vergrößerung
tagsüber Knöchelödeme	eventuell	nein	ja	nein	nein
tagsüber Pollakisurie	eventuell	nein	nein	ja	eventuell
schwacher Urinfluss	nein	nein	nein	nein	ja
länger bestehendes Problem	ja	eventuell	ja	nein	ja
Polyurie	nein	ja	ja	nein	nein

Untersuchungen

Anmerkung: Pollakisurie, Polyurie oder Knöchelödeme als «Ursachen» einer Nykturie erfordern eine separate Diagnostik (siehe die entsprechenden Abschnitte).

Standard: Urinstatus, Mittelstrahlurin
Gelegentlich: Blutglukose, PSA
In Spezialfällen: Zystoskopie, Urodynamik, I.v.-Pyelogramm/Sonographie, Durstversuch

- Urinstatus: Eiweiß, Nitrit, Leukozyten und eine mögliche Hämaturie bei Infektionen; Glukose bei Diabetes; spezifisches Gewicht bei Diabetes insipidus sehr niedrig.
- Mittelstrahlurin: zur Bestätigung einer Infektion und zur Identifizierung des Erregers.
- Blutglukose: zur Bestätigung eines Diabetes mellitus.
- PSA: Das Für und Wider bei diesem Test kann diskutiert werden, wenn die Untersuchung ein Prostatakarzinom möglich erscheinen lässt.
- Spezialuntersuchungen: Zystoskopie und Ausscheidungsurogramm/Sonographie (bei Obstruktion der unteren Harnwege), Urodynamik (bei Blaseninstabilität) und Durstversuch (bei Diabetes insipidus).

Wichtige Hinweise

- Bei älteren Patienten ist die Ursache meist multifaktoriell.
- Die Folgen, wie etwa gestörter Schlaf, ungepflegter Haushalt, Erschöpfung und die gelegentliche Inkontinenz, können für den Patienten wichtiger sein, als die exakte Diagnose.
- Knöchelödeme – egal welcher Genese – werden als Ursache häufig übersehen.
- Eine Nykturie kann lediglich die Manifestation (wenngleich die belastendste) einer Polyurie oder einer Pollakisurie sein. Konzentrieren Sie sich auf das ursächliche Problem.

Alarmsignale

- Schließen Sie einen Diabetes aus, aber denken Sie daran, dass er nicht die einzige Ursache für Polyurie, Nykturie und starken Durst ist.
- Ein «Schlummertrunk» kann die Ursache einer Nykturie sein – und das Kennzeichen eines Alkoholproblems, vor allem bei alleinstehenden älteren Männern.

Becken

Akute Beckenschmerzen

Dieses Symptom betrifft meistens Frauen. In milder Ausprägung tritt es immer mal wieder auf oder steht mit der Regel, der Ovulation oder dem Geschlechtsverkehr in Zusammenhang. In ausgeprägter Form ist es der häufigste Grund für eine diagnostische Laparoskopie.

Ursachen

Häufig

- Adnexitis
- Harnwegsinfekt
- Fehlgeburt
- Extrauteringravidität
- Ovarialzyste: Torsion, Ruptur

Gelegentlich

- Beckenabszess (Appendix, Adnexitis)
- Endometriose
- Exazerbation eines Beckenvenensyndroms
- Prostatitis (Männer)
- funktionell (psychosexueller Ursprung)

Selten

- verlagertes Intrauterinpessar
- Referred Pain (z. B. Spinaltumor, Darmkrämpfe)
- Proktitis
- invasives Ovarial- oder Zervixkarzinom
- Fibrose
- strangulierte Femoral- oder Inguinalhernie

	Adnexitis	Harnwegsinfekt	Fehlgeburt	Extrauterin-gravidität	Ovarialzyste
anormale Vaginalblutung	eventuell	nein	ja	eventuell	nein
purulenter Scheidenausfluss	ja	nein	nein	nein	nein
Fieber	ja	ja	nein	nein	nein
palpable Raumforderung	nein	nein	eventuell	nein	eventuell
empfindlicher Uterus bei der vaginalen Untersuchung	ja	nein	eventuell	nein	nein

Untersuchungen

Standard: Vaginalabstrich, Zervixabstrich, Urinstatus, Mittelstrahlurin
Gelegentlich: großes Blutbild, BSR/CRP, Schwangerschaftstest, Sonographie, Laparoskopie (alles in der Klinik)
In Spezialfällen: keine

- Urinstatus: Nitrit und Eiterzellen sichern die Diagnose eines Harnwegsinfektes.
- Mittelstrahlurin: Analyse bestätigt einen Harnwegsinfekt und gibt die antibiotische Behandlung vor.
- Vaginalabstrich: im Hinblick auf Bakterien einschließlich Gonokokken und Endozervikalabstrich bei Verdacht auf Chlamydienbefall bei eitrigem Ausfluss.
- BSR/CRP: erhöht bei Adnexitis.
- Schwangerschaftstest: positiv bei Extrauteringravidität und Fehlgeburt.
- Großes Blutbild: erhöhte Leukozytenzahlen bei Adnexitis und Harnwegsinfekt sowie bei Beckenabszess.
- Sonographie: als Sofortmaßnahme bei Verdacht auf Fehlgeburt oder Extrauteringravidität.
- Nach Überweisung in die Klinik wird häufig eine Laparoskopie durchgeführt.

Wichtige Hinweise

- Bei einer Fehlgeburt folgen die Schmerzen der Blutung, bei einer Extrauteringravidität ist es gewöhnlich umgekehrt.
- Achtung: Bei einer Extrauteringravidität muss es nicht zu Blutungen kommen. Der Vaginalausfluss kann hell, leicht schwärzlich sein.
- Eine Vaginalblutung kann zur Anzeige einer Hämaturie im Urinstatus führen. Diagnostizieren Sie einen Harnwegsinfekt nur, wenn die Symptomatik dafür spricht und überdies auch Nitrit und Eiterzellen im Urinstatus auffallen.

Alarmsignale

- Starke einseitige Schmerzen und Empfindlichkeit bei der vaginalen Untersuchung etwa 6 Wochen nach der letzten Regel sprechen für eine Extrauteringravidität, auch wenn keine Blutung vorliegt. Überweisen Sie die Patientin dringend.
- Das Ziel bei der Sonographie einer möglichen Extrauteringravidität ist die Entscheidung, ob eine solche vorliegt, und weniger, die Ektopie selbst darzustellen. Ist keine intrauterine Schwangerschaft zu erkennen, sollte die Patientin einer Laparoskopie zugeführt werden.
- Geht die Symptomatik einer Adnexitis nicht innerhalb von 48 Stunden nach Beginn einer antibiotischen Therapie zurück, könnte eine Abszessbildung der Grund dafür sein.
- Prüfen Sie auch den Canalis femoralis und den Canalis inguinalis auf eine eventuelle strangulierte Hernie.

Chronische Beckenschmerzen

Beckenschmerzen gelten als chronisch, wenn sie über mehr als drei Zyklen anhalten. Der Unterschied zu den «normalen» Regelschmerzen besteht in ihrer Dauer und Intensität. Das Symptom gehört zu den häufigsten Gründen für die Überweisung zum Gynäkologen oder zur entsprechenden Klinik und für die Frau, den Hausarzt zu konsultieren.

Ursachen

Häufig

- Endometriose
- chronische Adnexitis
- Beckenvenensyndrom
- Colon irritabile, Reizdarm
- physiologisch
  (Mittelschmerz, primäre Dysmenorrhö)

Gelegentlich

- rezidivierender Harnwegsinfekt
- mechanische tiefe Kreuzschmerzen
- Uterovaginalprolaps
- gutartige Tumoren: Ovarialzyste, Fibrom
- chronische interstitielle Zystitis
- verlagertes Intrauterinpessar

Selten

- maligne Tumoren
  (Ovar, Zervix, Darm)
- Divertikulitis
- distales Kolonkarzinom
- entzündliche Darmerkrankung
- subakuter Darmverschluss

	Endometriose	Adnexitis	Beckenvenen-syndrom	Reizkolon	Physiologisch
stärker um die Periode herum	ja	eventuell	ja	eventuell	eventuell
starke Regelblutung	ja	ja	ja	nein	eventuell
verändertes Stuhlverhalten	nein	nein	nein	ja	nein
Subfertilität	eventuell	ja	nein	nein	nein
ovarielle Empfindlichkeit	eventuell	eventuell	ja	nein	nein

Untersuchungen

Standard: Mittelstrahlurin
Gelegentlich: Laparoskopie, Sonographie, Vaginalabstrich und Zervixabstrich
In Spezialfällen: großes Blutbild, BSR/CRP, Abdomen- und Wirbelsäulenröntgen

- Großes Blutbild, BSR/CRP: Die Leukozytenzahl und die BSR-/CRP-Werte können während der Exazerbation einer chronischen Adnexitis erhöht sein.
- Vaginalabstrich und Zervixabstrich: helfen bei der Bestimmung des Erregers bei Adnexitis (z. B. Chlamydien).
- Mittelstrahlurin: zeigt Harnwegsinfekt an. Erythrozyten alleine finden sich bei interstitieller Zystitis.
- Sonographie: hilfreich bei palpabler Raumforderung.
- Laparoskopie: Verfahren der Wahl zur Bestätigung von Adnexitis, Endometriose und Beckenvenensyndrom.
- Weitere Untersuchungen, wie etwa Abdomen- und Wirbelsäulenröntgen, werden eventuell nach der Überweisung vom Spezialisten eingeleitet.

Wichtige Hinweise

- Eine «vergessene» Spirale kann zu zyklusabhängigen Beckenschmerzen führen.
- Wenn die Schmerzen mit der Periode zusammenhängen, müssen Sie herausfinden, ob es sich um eine primäre oder eine sekundäre Dysmenorrhö handelt. Eine pathologische Ursache ist bei der Letzteren viel wahrscheinlicher.
- In manchen Fällen bleibt die Ursache unklar. Vermeiden Sie die Verwechslung mit einer offensichtlich falschen Diagnose und wählen Sie einen pragmatischen Ansatz, statt die Patientin mit immer weiteren Untersuchungen zu überziehen.
- Denken Sie auch an nicht-gynäkologische Ursachen.
- Blähungen sind ein verbreitetes gynäkologisches Symptom, doch sind sie typisch für ein Colon irritabile. Die versuchsweise Behandlung mit einem Spasmolytikum kann auch diagnostische Bedeutung haben.

Alarmsignale

- Frauen über 35 mit diesem Symptom und Frauen mit einer pelvinen Raumforderung sollten zum Gynäkologen überweisen werden.
- Wird fälschlicherweise und ohne schlüssige Beweise eine Adnexitis diagnostiziert, verzögert das die Entdeckung der eigentlichen Diagnose und setzt die Frau unnötigen Antibiotikakuren aus.
- Ein Ovarialkarzinom wird meistens sehr spät entdeckt. Untersuchen Sie bei Frauen mit chronischen Beckenschmerzen immer gründlich das Becken äußerlioch und führen Sie auch die vaginale Untersuchung durch.
- Vorsicht bei der Diagnose Endometriose. Bedenken Sie, dass auch bei der laparoskopischen Bestätigung viele Frauen mit vergleichbaren Befunden asymptomatisch bleiben. Besprechen Sie dies ganz offen mit der Patientin. Dies kann einer Dysfunktion vorbeugen, wenn sie sich nicht unter antiendometriotischer Behandlung bessert.

Leistenschwellung

Die meisten Ursachen von Schwellungen in der Leiste sind nicht dringend. Viele Patienten bemerken sie nicht einmal. Werden sie dann doch registriert, verlangt der Patient nicht selten einen Notfalltermin, weil er entweder eine schlimme Erkrankung befürchtet oder weil er zwar die Diagnose kennt, sie aber fälschlicherweise für einen Notfall hält. Im Allgemeinen mögen Hausärzte dieses Symptom, weil sowohl die Diagnose als auch die Therapie gewöhnlich eindeutig sind.

Ursachen

Häufig

- Epidermiszyste
- palpable Lymphknoten: «normal» oder bei Infektion
- Leistenhernie
- Schenkelhernie
- Saphenavarize

Gelegentlich

- Pendelhoden
- Abszess (lokal)
- Tumormetastase (meist als mit der Haut «verbackene» Lymphadenopathie)
- Hydrozele des Samenstrangs
- tiefer Appendix, Tumor in Becken/Leiste
- Lipom

Selten

- Abszess (Psoasabszess)
- Lymphom
- Aneurysma der A. femoralis
- Neurofibrom
- nicht deszendierter oder ektoper Hoden

	Epidermiszyste	Lymphknoten	Leistenhernie	Schenkelhernie	Saphenavarize
reduzierbar	nein	nein	eventuell	eventuell	ja
Hustenimpuls	nein	nein	ja	eventuell	ja
palpable Schwirren im Valsalva-Versuch	nein	nein	nein	nein	ja
mit der Haut «verbacken»	ja	nein	nein	nein	nein
Ursprung oberhalb und medial des Tuberculum pubicum	eventuell	eventuell	ja	nein	nein

Untersuchungen

Standard: keine
Gelegentlich: großes Blutbild, BSR/CRP, Urogenitalscreening
In Spezialfällen: Beckensonographie

- Großes Blutbild und BSR/CRP: hilfreich bei diffuser Lymphadenopathie, besonders wenn es keine Hinweise auf lokale Ursachen und keine anderen signifikant vergrößerten Lymphknoten gibt. Bei malignen Prozessen können der Hb-Wert verringert und die BSR-/CRP-Werte erhöht sein. Die Leukozytenzahl und BSR-/CRP-Werte sind bei Abszess, Infektion und Blutkrankheiten erhöht.
- Urethral-, Vaginal- oder Endozervikalabstrich: bei begleitendem Ausfluss und/oder Verdacht auf eine Geschlechtskrankheit.
- Beckensonographie: bei Verdacht auf eine Raumforderung im Becken.

Wichtige Hinweise

- Eine große Saphenavarize kann wie eine kleine Hernie aussehen. Mit dem Valsalva-Versuch (siehe Diagnosentabelle) und Hinweisen auf eine Varikosis wird eine Unterscheidung möglich.

- Liegt eine Lymphadenopathie zugrunde, suchen Sie nach lokalen Ursachen. Vergessen Sie dabei nicht die Geschlechtskrankheiten.
- Wundern Sie sich nicht, wenn Sie gar keine Anomalien finden. Normale Leistenhoden bei schlanken Patienten und ein normaler Pendelhoden können bei Patienten bzw. Eltern große Ängste auslösen.
- Wenn die Anamnese den Verdacht auf eine Hernie lenkt, aber die Untersuchung ohne Befund bleibt, fordern Sie den Patienten auf, den intraabdominalen Druck durch kräftiges Husten oder gerades Anheben der Beine in Rückenlage zu erhöhen. Untersuchen Sie den Patienten auch im Stehen.

Alarmsignale

- Die Schenkelhernie (häufiger bei Frauen) birgt die Gefahr der Strangulation, also sollten Sie in diesem Fall die Patientin immer überweisen.
- Ein nicht deszendierter Hoden besitzt bei Erwachsenen ein hohes Entartungsrisiko. Ist der Hoden bis zum Alter von 1 Jahr noch nicht deszendiert, besteht die Indikation zur operativen Intervention.
- Liegt eine Lymphadenopathie vor, suchen Sie an anderen Körperstellen nach anormalen Lymphknoten und führen weitere Untersuchungen durch oder überweisen den Patienten, wenn Sie welche finden. Harte, mit der Haut verbackene Lymphknoten sind sehr verdächtig auf Metastasen, sodass Sie hier umgehend überweisen sollten.
- Ein akut schmerzhafter und nicht reduzierbarer Knoten in der Leiste lässt an eine inkarzerierte Hernie denken. Im Zweifel überweisen Sie den Patienten sofort in die Notaufnahme zur chirurgischen Abklärung.

Genitalien

Erektile Dysfunktion

Als erektile Dysfunktion bezeichnet man das teilweise oder völlige Ausbleiben einer für den Geschlechtsverkehr ausreichenden Erektion. Die Unfähigkeit zur Ejakulation wird hier nicht besprochen. Das Symptom kommt beim Hausarzt recht häufig zur Sprache und wird wohl in Zukunft noch zunehmen, da neue Behandlungsmethoden entwickelt und publik gemacht wurden und werden.

Ursachen

Häufig

- Depression/ somatoforme Störung
- exzessiver Alkoholmissbrauch
- Beziehungsstörung
- vaskulär: arterielle Insuffizienz (Arteriopathie) oder exzessive venöse Abfuhr
- iatrogen (z. B. Therapie eines Prostatakarzinoms, Blutdrucksenker, manche Antidepressiva)

Gelegentlich

- diabetische autonome Neuropathie
- Trauma: Becken- oder Wirbelsäulenfraktur, Penistrauma, nach transurethraler Prostataresektion
- anatomisch: Phimose, enges Frenulum
- starkes Rauchen
- Peyronie-Krankheit
- Drogenmissbrauch (z. B. Heroin, Amphetamine)

Selten

- Hypogonadismus: Klinefelter-Syndrom, Hypophysendysfunktion
- Fetischismus (Erektion nur durch ungewöhnliche Stimuli möglich)
- Rückenmarkkompression: Tumor
- Thrombose des Corpus cavernosum
- neurologisch: Tabes dorsalis, multiple Sklerose

	Depression/ somatoforme Störung	Alkohol	Beziehungs-störung	Vaskulär	Medikamente
Schlafstörungen	ja	eventuell	eventuell	nein	nein
nur gelegentlich	eventuell	nein	ja	nein	nein
volle morgendliche Erektion	ja	nein	ja	nein	nein
schwache Fußpulse	nein	nein	nein	ja	nein
Medikamenten-einnahme	eventuell	nein	nein	nein	ja

Untersuchungen

Standard: Urinstatus
Gelegentlich: Blutglukose, großes Blutbild, Leberwerte, endokrinologische Untersuchungen (Testosteron, Prolaktin, FSH/LH, TSH), Cholesterol
In Spezialfällen: Doppler-Sonographie, Angiographie, intrakorporale Prostaglandininjektion, MRT (alle beim Spezialisten)

- Urinstatus: essenziell im Hinblick auf möglichen unbekannten Diabetes mellitus.
- Blutglukose: zur Bestätigung eines Diabetes.
- Großes Blutbild und Leberwerte: eventuell aufschlussreich bei Verdacht auf Alkoholmissbrauch (erhöhte MCV-Werte und eventuell Abweichungen bei den Leberwerten).
- Der Testosteronspiegel ist bei primärem oder sekundärem Hypogonadismus erniedrigt. Die Prolaktin-, FSH-/LH- und TSH-Werte ermöglichen Aussagen über die Hypophysenfunktion. eine erektile Dysfunktion kann Ausdruck einer kardiovaskulären Erkrankung sein, sodass sich bei bestimmten Patienten die Bestimmung des Cholesterinspiegels empfiehlt.
- Doppler-Sonographie der oberflächlichen und tiefen Penisarterien: zur Prüfung der arteriellen Funktion. Eine Angiographie kann erforderlich sein, wenn die Symptomatik eine deutliche arterielle Insuffizienz in den Beinarterien mit assoziierter Impotenz nahelegt.
- Intrakorporale Prostaglandininjektion: Eine sofortige und andauernde Reaktion zeigt eine neurologische Störung an. Eine gute

initiale Reaktion mit raschem Abschwellen spricht für eine exzessive venöse Drainage.
- Mögliche neurologische Ursachen erfordern mitunter weitere Untersuchungen (z. B. MRT bei Rückenmarkläsionen oder multipler Sklerose).

Wichtige Hinweise

- Finden Sie heraus, ob der Patient überhaupt eine Erektion bekommen kann (z. B. frühmorgens). Wenn ja, handelt es sich wahrscheinlich um keine organisch bedingte Dysfunktion. Verbreiten Sie Optimismus, denn viele der psychischen Ursachen sind nur vorübergehend.
- Stellen Sie die Diagnose «somatoforme Störung» nicht zu schnell. Sie kann auch die Folge der Impotenz sein und nicht die Ursache.
- Die erektile Dysfunktion wird oft nebenbei oder «wenn ich einmal hier bin» angesprochen. Man sollte der Versuchung widerstehen, dem Patienten einen neuen Termin für dieses Problem zu geben, weil dies eine verpasste Gelegenheit der Hilfeleistung bedeuten könnte, wenn der Patient nicht wieder erscheint.
- Zeigen Sie, dass Sie das Problem ernst nehmen, indem Sie z. B. eine gründliche Untersuchung durchführen oder den Patienten auffordern, seine Partnerin zum nächsten Termin mitzubringen.

Alarmsignale

- Eine plötzlich einsetzende erektile Dysfunktion mit Reithosenanästhesie und Sphinkterstörung spricht für eine Läsion der Cauda equina und erfordert die sofortige Einweisung.
- Lässt die Erektion immer wieder nach einem vorhersagbaren Zeitraum nach, gibt es wahrscheinlich ursprünglich einen organischen, wahrscheinlich vaskulären Grund dafür.
- Frühmorgendliche Kopfschmerzen und Sehstörungen lassen an einen Hypophysentumor denken.
- Denken Sie auch an Alkohol- und Drogenmissbrauch als mögliche Ursachen. Suchen Sie in Ihren Aufzeichnungen nach Hinweisen darauf und stellen Sie gezielte Fragen, da diese Probleme wahrscheinlich nicht vom Patienten selbst angesprochen werden.
- Die erektile Dysfunktion kann auch ein Marker für eine vaskuläre Erkrankung sein. Dehnen Sie die Untersuchungen ggf. entsprechend aus.

Hämospermie

Dies ist ein ungewöhnliches Symptom, das jedoch häufiger gesehen wird, da Männer ihre Zurückhaltung bei Arztbesuchen allmählich ablegen. Wie bei jedem mit Blutungen verbundenen Symptom ist die Angst hier oft sehr groß. Gewöhnlich wird der Patient damit nicht zum Hausarzt gehen, obwohl eine ernste Ursache bei diesem Symptom ungewöhnlich ist.

Ursachen

Häufig

- unbekannt (mindestens 50 %; die meisten Fälle gehen wohl auf ein vergessenes oder unbemerktes Trauma zurück)
- Prostatitis
- postoperative (Prostataoperation, Biopsie oder extrakorporale Stoßwellenlithotripsie)
- Urogenitalinfektion (Epididymitis, Orchitis, Urethritis, Harnwegsinfekt)
- Trauma (Hoden oder Perineum)

Gelegentlich

- Gerinnungsstörung oder Antikoagulation
- Prostatastein
- Karzinom: Prostata, Hoden, Blase oder Samenbläschen

Selten

- Tuberkulose
- Schistosomiasis
- maligne Hypertonie
- strukturelle Probleme (z. B. Harnröhrenstriktur oder Polypen)

	Unbekannt	Prostatitis	Postoperativ	Urogenital-infektion	Trauma
anhaltend	eventuell	eventuell	nein	eventuell	nein
kürzliche Operation	nein	eventuell	ja	eventuell	nein
kürzliches Trauma	eventuell	nein	nein	nein	ja
Harnwegs-beschwerden	nein	eventuell	eventuell	ja	nein
Prostata bei rektaler Tastung deutlich schmerzhaft	nein	ja	eventuell	nein	nein

Untersuchungen

Standard: Urinstatus, Mittelstrahlurin
Gelegentlich: großes Blutbild, BSR/CRP, PSA, Urethralabstrich
In Spezialfällen: INR, Gerinnungswerte, Kultur der Samenflüssigkeit, transrektale Sonographie, Prostatabiopsie, Urethroskopie

- Urinstatus: Eiweiß, Nitrit, Leukozyten und eventuell Hämaturie bei jedem Urogenitalinfekt oder Prostatitis; Hämaturie eventuell auch bei malignen Prozessen und Schistosomiasis.
- Mittelstrahlurin: zur Bestätigung einer Infektion und Bestimmung des Erregers.
- Großes Blutbild und BSR/CRP: Leukozytenzahl und BSR/CRP können bei Infektionen erhöht sein; bei malignen Prozessen eventuell Hb-Wert erniedrigt und BSR/CRP erhöht.
- PSA: Die Bedeutung dieses Wertes als ein Marker für das Prostatakarzinom ist umstritten.
- Urethralabstrich: bei Verdacht auf Urethritis (am besten durch Spezialisten).
- INR, Gerinnungswerte: bei Warfarin-Therapie oder Verdacht auf eine Gerinnungsstörung.
- Weiter Untersuchung (meist in der Klinik): eventuell Kultur der Samenflüssigkeit bei Verdacht auf eine Infektion; transrektale Sonographie und Prostatabiopsie zur genauen Untersuchung der Prostata; Urethroskopie/Zystoskopie bei Verdacht auf ein strukturelles Problem oder eine Blasenerkrankung.

Wichtige Hinweise

- Sprechen Sie frei und unverblümt über das Problem, damit der Patient ermutigt wird, die Fragen zur Anamnese möglichst genau und frei zu beantworten.
- Unterschätzen Sie nicht die Ängste des Patienten und achten Sie darauf, auf diese auch in ausreichender Form einzugehen. Die meisten Männer glauben bei diesem Symptom, an einer schweren Erkrankung zu leiden.
- Bei diesem Symptom geht es mehr darum zu entscheiden, wie man weitermacht, als darum, eine präzise Diagnose zu stellen. Das liegt daran, dass in der Hausarztpraxis hierzu nur selten eine zugrunde liegende Erkrankung ausfindig gemacht werden kann. Das Vorgehen wird wohl mehr vom Alter des Patienten und der Vorgeschichte beeinflusst als vom klinischen Befund (s. u.).
- Männer unter 40 mit kurzer Symptomatik müssen nicht überwiesen werden, da die Wahrscheinlichkeit einer echten Erkrankung sehr gering ist. Ältere Männer – und Patienten mit anhaltender oder rezidivierender Hämatospermie oder Auffälligkeiten bei der initialen Untersuchung – müssen überwiesen werden.

Alarmsignale

- Ernste Ursachen sind selten, doch sollten sie bei Männern über 40 mit mehr als einer Episode in Betracht gezogen werden.
- Die Wahrscheinlichkeit einer schwereren Erkrankung erhöht sich beim Nachweis einer Mikrohämaturie. In diesem Fall überweisen Sie den Patienten.

Hodenschmerzen

In der Hausarztpraxis ist dies ein ungewöhnliches Symptom. Obwohl die Hodenschmerzen bei jungen Erwachsenen am häufigsten auftreten, können alle Altersklassen betroffen sein. Im akuten Fall sind sie sehr quälend und setzen den Betroffenen völlig außer Gefecht. Chronische Hodenschmerzen werden gewöhnlich als dumpfer Schmerz oder ziehendes Gefühl beschrieben. Der erste Fall bereitet dem Hausarzt die meisten diagnostischen Schwierigkeiten und erzeugt die größte Angst.

Ursachen

Häufig

- akute Orchitis (Mumps, seltener Scharlach und Grippe)
- akute Epididymoorchitis (Harnwegsinfekt und Geschlechtskrankheit)
- Hodentorsion
- Epididymidiszyste
- Referred Pain von einem Harnleiterstein

Gelegentlich

- Varikozele
- Hämatozele
- Hydrozele
- Trauma (Hodenfraktur)
- nicht deszendierter oder fehlplatzierter Hoden
- Torsion des Appendix testis
- Postvasektomieschmerz
- idiopathischer chronischer Hodenschmerz (macht 25 % der chronischen Fälle aus)

Selten

- Hodenkarzinom (Teratom und Seminom)
- inkarzerierte oder strangulierte Inguinoskrotalhernie

- Syphilis
- Referred Pain eines Wirbelsäulentumors
- Neuralgia testis
- Hodentuberkulose

	Orchitis	Epididymo-orchitis	Torsion	Epididymidis-zyste	Harnleiterstein
druckempfindlicher Hoden	ja	ja	ja	nein	nein
Urethral-ausfluss	nein	eventuell	nein	nein	nein
Fieber	ja	eventuell	nein	nein	nein
Hoden hoch im Skrotum	nein	nein	ja	nein	nein
transilluminierende Schwellung	nein	nein	nein	ja	nein

Untersuchungen

Standard: Urinstatus, Mittelstrahlurin
Gelegentlich: Urethralabstrich, Sonographie
In Spezialfällen: Röntgen von LWS und Abdomen, Syphilisserologie

- Urinstatus: Eiweiß, Blut und Eiterzellen bei Epididymoorchitis; nur Blut bei Steinen.
- Mittelstrahlurin: zeigt einen Harnwegsinfekt an.
- Urethralabstich: im Hinblick auf Gonokokken und Chlamydien bei Verdacht auf Geschlechtskrankheiten.
- Röntgen von LWS und Abdomen: hilfreich bei der Suche nach Referred Pain (Steine und Wirbelsäulenpathologie).
- Sonographie: kann die Fragen klären, ob eine testikuläre Raumforderung vom Hoden selbst oder von seinen Hüllen stammt und ob es sich um eine solide Raumforderung handelt oder nicht.
- Syphilisserologie: bei Verdacht auf Syphilis.

Wichtige Hinweise

- Werden bei einem Erwachsenen die Schmerzen durch Anheben der Hoden besser, spricht dies für eine Epididymitis.
- Ein negativer Urinstatus schließt eine Epididymitis nicht aus.
- Bei leichten, chronischen Hodenschmerzen untersuchen Sie den Patienten im Stehen, da Sie anderenfalls eine Varikozele übersehen können.

Alarmsignale

- Plötzliche, unerträgliche Schmerzen mit Übelkeit sind typisch für eine Hodentorsion, vor allem bei Kindern und jungen Erwachsenen. Überweisen Sie den Patienten sofort.
- Wiederholte Episoden von spontan nachlassenden Schmerzen sprechen für eine rezidivierende und sich selbst korrigierende Hodentorsion. Überweisen Sie den Patienten zur Orchidopexie und warnen Sie ihn, dass er sich bei starken und anhaltenden Schmerzen dringend bei einem Arzt melden muss.
- Besteht der klinische Verdacht auf eine Epididymitis ohne Gonokokken- oder Chlamydieninfektion, behandeln Sie sofort mit einem Breitbandantibiotikum.
- Klingt eine Epididymitis unter Antibiose nicht ab, kann ein Abszess dahinterstecken. Überweisen Sie den Patienten zur i. v.-Antibiose oder zur chirurgischen Drainage.

Hodenschwellung

Skrotalschwellungen kommen in jedem Alter vor. Sie entstammen zumeist von den Hoden und deren Hüllen, dem Samenstrang und der Haut. Die größere Aufmerksamkeit gegenüber dem Hodenkarzinom hat bewirkt, dass immer mehr junge Männer mit diesem Symptom den Hausarzt aufsuchen, doch gewöhnlich erweist es sich als gutartiger Knoten.

Ursachen

Häufig

- Inguinalhernie
- Epidermiszyste
- Hydrozele
- Epididymidiszyste
- Epididymoorchitis

Gelegentlich

- Hodentorsion
- iatrogene Sepsis: Operation und Katheterisierung
- Hämatozele
- Varikozele
- Stauungsinsuffizienz
- postvasektomische Schwellung (aseptisch), einschließlich Hämatom, Entzündungsreaktion auf ausgestreute Spermien
- Trauma: Hämatom

Selten

- Hodentumor (Seminom, Teratom)
- Aszites
- Thrombose der V. cava inferior
- Tuberkulose und Syphilis (nicht selten nach Auslandsaufenthalten)
- Elefantiasis (Filariose)

	Hernie	Epidermiszyste	Hydrozele	Epididymidis-zyste	Epididymo-orchitis
oberes Ende abgrenzbar	nein	ja	ja	ja	ja
druckempfindliche Hoden	nein	nein	nein	eventuell	ja
Schwellung an der fixiert	nein	ja	nein	nein	nein
empfindliche Leisten-lymphknoten	nein	eventuell	nein	nein	eventuell
Durchleuchtung	nein	nein	ja	eventuell	nein

Untersuchungen

Standard: keine
Gelegentlich: Urinstatus, Mittelstrahlurin, Sonographie
In Spezialfällen: großes Blutbild, Harnstoff und Elektrolyte, Leberwerte, Thoraxröntgen, Urethralabstrich, AFP und β-HCG

- Urinstatus: liefert Hinweise für einen Harnwegsinfekt, kann aber bei Epididymoorchitis negativ sein, ebenso der Mittelstrahlurin.
- Bei Urethralausfluss Abstrich in Hinblick auf Gonokokken und Chlamydien.
- Sonographie: hilfreich bei der Unterscheidung zwischen einer zystischen und einer soliden Schwellung.
- Großes Blutbild, AFP und β-HCG: wichtige Basisuntersuchungen bei Verdacht auf einen soliden Tumor (Durchführung beim Spezialisten nach der Überweisung).
- Thoraxröntgen: eventuell sehr große, rundliche Metastasen, wenn das Karzinom gestreut hat.
- Eventuell weitere Untersuchungen wie Harnstoff und Elektrolyte, Leberwerte, Syphilisserologie erforderlich, wenn eine zugrunde liegende Erkrankung vermutet wird (z. B. Aszites, Herzinsuffizienz, Syphilis).

Wichtige Hinweise

- Denken Sie daran, dass die größte Angst des Patienten sich wahrscheinlich auf einen möglichen Krebs bezieht. Bringen Sie das auch bei einer offensichtlich gutartigen Schwellung zur Sprache.
- Untersuchen Sie den Patienten im Stehen. Viele Knoten sind so leichter zu palpieren und manche, wie etwa die Varikozele, können im Liegen sogar verschwinden.
- Bei älteren Patienten mit beidseitiger Schwellung liegt wahrscheinlich eine Systemerkrankung wie etwa eine Herzinsuffizienz zugrunde.
- Wenn der Patient bei einer offensichtlich zystischen Schwellung ängstlich bleibt oder wenn Sie selbst Zweifel haben, arrangieren Sie eine Sonographie. Ein normaler Befund wird dann beide Seiten beruhigen.

Alarmsignale

- Ein Seminom fühlt sich oft weich an, ähnelt dann einem großen normalen Hoden. Verlassen Sie sich nicht auf fehlende klinische Hinweise für Malignität. Wenn der Patient sagt, dass sich im Hoden etwas verändert hat, gehen Sie dem auch nach.
- Bei Babys kann die Unterscheidung zwischen einer Hernie und einer Hydrozele schwierig sein. Hernien erfordern die chirurgische Intervention, Hydrozelen können sich innerhalb des ersten Lebensjahres zurückbilden. Im Zweifel überweisen Sie das Kind.
- Denken Sie daran, dass eine Hydrozele auf eine zugrunde liegende Malignität zurückzuführen sein kann. Jüngere Patienten überweisen Sie immer, während Sie bei älteren einen Aspirationsversuch unternehmen und den Hoden dann vorsichtig untersuchen.
- Die links supraklavikulären Lymphknoten können bei einer Tumoraussaat in die paraaortalen Lymphknoten (eventuell massiv) beteiligt sein. Untersuchen Sie bei jedem Verdacht auf einen malignen Prozess das Abdomen und den Thorax.
- Bei jedem Verdacht auf eine Hodentorsion überweisen Sie den Patienten sofort.

Penisgeschwür

Ein Penisulkus bzw. wunde Stellen am Penis lösen meist die Angst vor einer Geschlechtskrankheit aus, auch bei älteren oder nicht mehr sexuell aktiven Männern. Es gibt aber zahlreiche andere Ursachen, von denen viele ernst genommen werden müssen und einer weiteren Abklärung bedürfen.

Ursachen

Häufig

- Herpes-simplex-Virus (HSV)
- Furunkel/infizierte Epidermiszyste
- Balanitis: bakteriell oder mykotisch
- Trauma: meist Reißverschlussverletzung; auch Frenulumrisse, Bisse, Selbstverstümmelung
- Balanitis xerotica obliterans

Gelegentlich

- Herpes zoster
- Reiter-Krankheit: Balanitis circinata
- allergisches Kontaktekzem
- weicher Schanker (Ulcus molle: Haemophilus ducreyii)
- Granuloma inguinale (Donovan-Körperchen: tropische Infektion)
- Lymphogranuloma venereum (tropische Infektion)

Selten

- Syphilis
- Peniskarzinom
- Tuberkulose
- dermatologische Erkrankung, z. B. Behçet-Krankheit, Lichen ruber planus
- fixes Arzneimittelexanthem

	Herpes simplex	Furunkel	Balanitis	Trauma	Balanitis xerotica obliterans
Dysurie	eventuell	nein	eventuell	eventuell	eventuell
Kontakt zu Symptomträger	eventuell	nein	eventuell	nein	nein
vergrößerte Leistenlymphknoten	ja	eventuell	eventuell	nein	nein
diskrete Einzelläsion	nein	ja	nein	eventuell	nein
allgemeines Unwohlsein	eventuell	nein	nein	nein	nein

Untersuchungen

Standard: Abstrich, Syphilisserologie
Gelegentlich: Urinstatus, großes Blutbild, BSR/CRP
In Spezialfällen: Epikutanprobe, Biopsie

- Urinstatus: bei Balanitis, kann einen unbekannten Diabetes aufdecken.
- Abstrich: kann infektiöse Ursachen zutage fördern, z. B. Herpes simplex, Candida, Ulcus molle, Lymphogranuloma venereum und Granuloma inguinale (bei Verdacht auf Geschlechtskrankheiten werden weitere Abstriche und Blutuntersuchungen im Hinblick auf koexistente Erkrankungen in einer geeigneten Klinik durchgeführt).
- Großes Blutbild und BSR/CRP: erhöhte Leukozytenzahl und BSR/CRP bei signifikanter Infektion oder Entzündung (z. B. Reiter-Krankheit).
- Syphilisserologie: bei Verdacht auf Syphilis (Achtung: die Serokonversion kann nach der initialen Infektion bis zu drei Monate auf sich warten lassen).
- Epikutanprobe: bei Verdacht auf ein allergisches Kontaktekzem.
- Biopsie (in der Klinik): zur Bestätigung eines malignen Prozesses oder einer zugrunde liegenden Hauterkrankung (z. B. Lichen ruber planus).

Wichtige Hinweise

- Erheben Sie auch bei älteren Patienten die vollständige Sexualanamnese. Bei Verdacht auf eine Geschlechtskrankheit überweisen Sie den Patienten im Hinblick auf Untersuchung, Beratung und Mitbehandlung des Sexualpartners in eine geeignete Klinik.
- Die Diagnose einer Herpes-simplex-Infektion kann beim Patienten verschiedene Befürchtungen auslösen, von denen manche begründet erscheinen, andere hingegen nicht. Geben Sie dem Patienten die nötige Zeit, um alle mit der Infektion und den Folgen zusammenhängenden Fragen befriedigend klären zu können.
- Der Patient fürchtet wahrscheinlich – aus welchen Gründen auch immer – eine Geschlechtskrankheit. Stellen Sie sicher, dass alle unbegründeten Sorgen vertrieben werden konnten.
- Halten Sie in unklaren Fällen nach koexistenten oder früheren dermatologischen Erkrankungen Ausschau, die dann zur Diagnose führen können (z. B. Lichen ruber planus).

Alarmsignale

- Wichtig sind Hinweise auf Reisen oder Sexualkontakte mit Reisenden – eine Reihe der unklaren Fälle ist «tropischen» Ursprungs.
- Erheben Sie die Sexualanamnese: Die Syphilis ist insgesamt selten, doch häufiger unter Homosexuellen anzutreffen.
- Balanitis und Urethritis, Arthritis und Konjunktivitis bilden die Trias der Reiter-Krankheit. Führen Sie immer eine gründliche Untersuchung der Organsysteme durch.
- Ein einzelnes, unerklärliches und persistierendes Ulkus erfordert eine gründliche Abklärung, da eine signifikante Erkrankung wahrscheinlich ist (Infektion oder maligner Prozess).
- Denken Sie bei schwerer oder rezidivierender Candidabalanitis an die Möglichkeit eines zugrunde liegenden Diabetes.

Penisschmerzen

Penisschmerzen haben nicht nur lokale Ursachen, sondern können auch als Referred Pain von anderen Orten übertragen werden. Oft sind die Beschwerden dem Patienten peinlich, vermutet er doch häufig, sich eine Geschlechtskrankheit zugezogen zu haben. Nach einer sorgfältigen Anamnese und einer angemessenen Untersuchung ist die Diagnose oft klar.

Ursachen

Häufig

- Balanitis (mykotisch, bakteriell oder allergisch)
- akute Urethritis
- Phimose (z. B. Balanitis xerotica obliterans)
- Harnstein (irgendwo in Ureter oder Urethra)
- Prostatitis/Prostataabszess

Gelegentlich

- Herpes simplex (selten Herpes zoster)
- Blasen- oder Prostatakarzinom
- Trauma: gerissenes Frenulum, Reißverschlussverletzung, Urethraverletzung oder Fremdkörper
- akute Zystitis
- Peyronie-Krankheit (schmerzhafte Erektion)
- Paraphimose
- hartes Frenulum

Selten

- Analfissur/entzündete Hämorrhoide
- Peniskarzinom
- Rektum-/Anuskarzinom
- Harnwegstuberkulose
- Schistosomiasis (Bilharzia haematobium): verbreitet in Afrika und im mittleren Osten

	Balanitis	Urethritis	Phimose	Harnstein	Prostatitis
Dysurie	eventuell	ja	eventuell	eventuell	eventuell
Ausfluss	ja	ja	eventuell	nein	eventuell
Rektalschmerzen	nein	eventuell	nein	eventuell	ja
Hämaturie	nein	eventuell	nein	ja	eventuell
empfindliche Glans	ja	nein	eventuell	nein	nein

Untersuchungen

Standard: Urinstatus, Mittelstrahlurin, Abstrich
Gelegentlich: großes Blutbild, BSR/CRP, PSA
In Spezialfällen: Ausscheidungsurogramm, Zystoskopie, Endstrahlurin

- Urinstatus: Eiweiß, Hämaturie, Eiterzellen und Nitrit bei einer Infektion; nur Hämaturie bei einem Stein; kann auch bei Glykosurie einen zuvor unbekannten Diabetes anzeigen.
- Mittelstrahlurin (mikroskopische Untersuchung, Kultur und Resistenzprüfung): zur Entdeckung des Erregers bei Harnwegsinfekt (kann auch den Erreger einer Prostatitis anzeigen).
- Abstriche zur mikrobiologischen Untersuchung: Urethralabstrich bei Verdacht auf Urethritis (am besten in der Klinik). Bei einer Balanitis mit Ausfluss hilft ein Abstrichergebnis bei der Überwachung des Behandlungsverlaufs.
- Großes Blutbild und BSR/CRP: Leukozytenzahl und BSR/CRP sind bei einer signifikanten Infektion und Entzündung erhöht (z. B. Prostatitis oder Prostataabszess). Die BSR-/CRP-Werte können auch bei malignen Prozessen erhöht sein.
- PSA: bei Verdacht auf Prostatakarzinom.
- Ausscheidungsurogramm: hilfreicher als die Sonographie bei Verdacht auf einen Stein oder ein Karzinom oder einen chronischen Harnwegsinfekt.
- Endstrahlurin: bei Schistosomiasis.
- Zystoskopie: eventuell in der Klinik zur Bestätigung und Therapie eines Steins oder Tumors.

Wichtige Hinweise

- Bei Zystitissymptomen mit im Mittelstrahlurin steriler Pyurie liegt wahrscheinlich eine Urethritis vor.
- Bei Verdacht auf eine Geschlechtskrankheit verfügen entsprechende Krankenhausabteilungen über die besten Möglichkeiten im Hinblick auf Untersuchung, Beratung und Mitbehandlung des Sexualpartners.
- Die Prostatitis wird als Diagnose oft außer Acht gelassen. Eine sichere Diagnose ist auch sehr schwierig, vor allem wenn es sich um einen chronischen Prozess handelt. Hier kann der Versuch mit einer längeren Antibiotikakur angezeigt sein.
- Schmerzen beim Verkehr, meist als plötzlicher Schmerz mit Blutung, deuten auf einen Frenulumriss hin. Dies betrifft oft junge Männer, die dann sehr besorgt sind. Beruhigen Sie den Patienten und erklären Sie ihm, dass sich dahinter keine andere Erkrankung verbirgt und die Behandlung leicht ist.

Alarmsignale

- Schmerzen nach der Miktion sind typisch bei Zystitis, die jedoch bei Männern selten ist. Bei wiederholtem Auftreten sind hier auch weitergehende Untersuchungen notwendig.
- Intermittierende Schmerzen mit abgehenden Blutkoageln im Wechsel mit schmerzloser Hämaturie lenken den Verdacht auf ein Karzinom (Blase, Niere, selten Ureter).
- Denken Sie daran, dass die Candidabalanitis das erste Symptom eines Diabetes sein kann.
- Überweisen Sie ältere Männer mit verklebter Vorhaut und Balanitis, weil sich dahinter ein Karzinom verbergen könnte.

Schmerzen beim Verkehr

Dieses Thema bezieht sich auf die Frau. Die Beschwerden erzeugen viel Leid, und für eine Frau wird es meist sehr unangenehm sein, das Thema mit einem männlichen Hausarzt zu besprechen. So mag das Thema vielleicht der «Hintergedanke» sein, wenn die Frau wegen eines nicht nachweisbaren «Ausflusses» kommt oder eine vage «Reizung da unten» beklagt. Es kann sich aber auch um die Ursache einer Unfruchtbarkeitsproblematik oder von Stress handeln. Das wichtigste diagnostische und therapeutische Mittel ist in diesem Fall der taktvolle und feinfühlige Umgang mit der Problematik.

Ursachen

Häufig

- echter Vaginismus: psychogener Spasmus und Scheidentrockenheit
- Vulvovaginitis (besonders infektiös, z. B. bakterielle oder mykotische Vaginosis, Ulkus, Bartholinitis)
- menopausale Scheidentrockenheit (atrophische Vaginitis)
- Endometriose
- entzündliche Erkrankung des Beckens und Zervizitis

Gelegentlich

- postpartale Heilung des Perineums
- Beckenvenensyndrom
- Uterus fibromatosus und Uterusretroflexion, Ovarien im Douglas-Raum
- Adhäsionen im Beckenraum (nach Operationen oder entzündlicher Erkrankung des Beckens)
- Zystitis, Urethritis

Selten

- angeborene Anomalien
- große Ovarialzyste oder Tumor
- Vulvadysplasie
- Urethralkarunkel

- intaktes Hymen
- Analfissur, thrombotische Hämorrhoide, Perianalabszess

	Vaginismus	Vulvovaginitis	Atrophische Vaginitis	Endometriose	Beckenentzündung
anormaler Ausfluss	nein	ja	eventuell	nein	eventuell
tiefe Dyspareunie	nein	nein	nein	ja	ja
starke schmerzhafte Regel	nein	nein	nein	ja	eventuell
Scheidentrockenheit	ja	nein	ja	nein	nein
bei Untersuchung enger Introitus vaginae	ja	nein	nein	nein	nein

Untersuchungen

Standard: Vaginal-/Zervikalabstrich
Gelegentlich: Urinstatus, Mittelstrahlurin, Urethralabstrich, Sonographie, Laparoskopie (in der Klinik)
In Spezialfällen: großes Blutbild, BSR/CRP, Vulvabiopsie (in der Klinik)

- Urinstatus: im Hinblick auf Nitrit, Eiterzellen und Blut zum Ausschluss eines Harnwegsinfektes.
- Mittelstrahlurin: zur Verlaufskontrolle bei Behandlung eines Harnwegsinfektes.
- Bei anormalem Ausfluss nehmen Sie einen hohen vaginalen und einen zervikalen Abstrich, um die Art der Erkrankung zu bestimmen. Ein Urethralabstrich ist bei Verdacht auf Urethritis sinnvoll (meist in urologischen Kliniken).
- Großes Blutbild: zeigt eventuell erhöhte Leukozytenzahlen bei chronischen Entzündungen des Beckens.
- BSR/CRP: bei entzündlichen Erkrankungen des Beckens erhöht.
- Sonographie des Beckens: zeigt die Lage von Uterus und Ovarien, eventuelle Zysten und eine ausgeprägte Endometriose.
- Zu den Untersuchungen nach einer Überweisung gehören die Laparoskopie (z. B. bei Endometriose und entzündlichen Erkrankung des Beckens) und die Vulvabiopsie (bei Verdacht auf Dysplasie).

Wichtige Hinweise

- Eine superfizielle Dyspareunie (Schmerzen am Introitus) geht meist auf eine Infektion, Vaginismus oder Atrophie zurück. Eine tiefe Dyspareunie (Schmerzen in der Tiefe) können auf eine Erkrankung im Becken hindeuten.
- Besteht der Verdacht auf eine Geschlechtskrankheit, überweisen Sie die Patienten in die Klinik, wo die besten Voraussetzungen für ein gründliches Screening, Beratung und Einbeziehung des Sexualpartners zur Verfügung stehen.
- Klagt die Patientin darüber, dass sich die Vagina «zu klein anfühle», um den Penis des Partners aufzunehmen, steckt vermutlich ein Vaginismus dahinter.
- Eine tiefe Dyspareunie, die seit Langem besteht und positionsabhängig ist, wird höchstwahrscheinlich nicht mit einer signifikanten Pathologie in Verbindung stehen.
- Eine tiefe Dyspareunie klingt gewöhnlich gleich nach dem Abbruch des Verkehrs wieder ab. Dauert sie ein oder zwei Tage nach dem Verkehr noch an, gibt es wahrscheinlich eine psychische Ursache.

Alarmsignale

- Beziehungsprobleme können zu einer Ablehnung des Verkehrs führen, die sich dann als Schmerzen äußern. Eine Disharmonie in der Beziehung ist eher die Ursache als die Folge des Problems.
- Eine zyklische Dyspareunie mit generalisierten Beckenschmerzen und starken und schmerzhaften Regeln lässt an eine Endometriose oder an eine entzündliche Erkrankung des Beckens denken. Überweisen Sie die Patienten an einen Gynäkologen.
- Ein Beckentumor ist in diesem Zusammenhang selten, doch denken Sie auch an diese Möglichkeit, wenn eine ältere Frau über eine erst seit Kurzem bestehende tiefe Dyspareunie klagt.
- Untersuchen Sie eine menopausale oder perimenopausale Frau mit anhaltender oberflächlicher Dyspareunie im Hinblick auf eine Vulvadysplasie, die hier eher die Ursache ist als eine atrophische Vaginitis.

Unfruchtbarkeit

Etwa 80 % aller Paare, die sich ein Kind wünschen, werden innerhalb eines Jahres schwanger und weitere 5 bis 10 % innerhalb von zwei Jahren. Die Unfruchtbarkeit ist als ausbleibende Schwangerschaft nach mehr als zwei Jahren regelmäßigen Verkehrs definiert. Allerdings kann es in Abhängigkeit von den Bedingungen für den Hausarzt sinnvoll sein, auch vor dieser eher willkürlichen Zweijahresgrenze einzugreifen. Das Management richtet sich dann nach den aktuellen Bestimmungen und Leitlinien.

Ursachen

Häufig

- unbekannt (27 %)
- geschädigte Spermien (24 %, unterschiedliche Ursachen)
- anovulatorische Zyklen/gestörte Ovulation (21 %)
- Eileiterverschluss (14 %)
- Endometriose (6 %)

Gelegentlich

- spermizider Zervikalschleim
- Stein-Leventhal-Syndrom
- andere Ursachen einer Amenorrhö oder Hypomenorrhö (s. S. 314)
- Fibromyom oder Polyp des Uterus
- Zervixstörungen: Entzündung, Polypen, Stenose
- Systemerkrankung, z. B. Anämie, Schilddrüsenstörung

Selten

- angeborene Malformation oder Fehlanlage von Uterus, Vagina, Eileiter oder Ovar
- Sexualstörung
- Nebennierenrindentumor

- Chromosomenanomalie: Turner-Syndrom (XO), Triple-X-Syndrom (XXX)
- Endometriumtuberkulose

	Unbekannt	Geschädigte Spermien	Anovulatorische Zyklen/gestörte Ovulation	Eileiter-verschluss	Endometriose
Dysmenorrhö	nein	nein	nein	eventuell	ja
Geschlechts-krankheiten in Anamnese	nein	eventuell	nein	ja	nein
Menorrhagie	nein	nein	eventuell	eventuell	eventuell
anomale Befunde bei Becken-untersuchung	nein	nein	nein	eventuell	eventuell
regelmäßiger Zyklus	ja	ja	eventuell	ja	ja

Untersuchungen

Anmerkung: Eine Amenorrhö erfordert separate Untersuchungen (s. S. 314). Das Ausmaß an Untersuchungen bei Unfruchtbarkeit hängt stark von der jeweiligen Situation und den lokalen Leitlinien ab.

Standard: Spermiogramm, Progesteron im Serum 7 Tage vor dem erwarteten Einsetzen der Regel
Gelegentlich: bei Menstruationsstörungen, Amenorrhö und Unwohlsein großes Blutbild, FSH, LH, Prolaktin, Schilddrüsenfunktionstests, Harnstoff und Elektrolyte, Testosteron; in der Klinik oder beim Facharzt Sonographie von Uterus und Adnexen
In Spezialfällen: Laparoskopie mit Chromopertubation, Hysterosalpingogramm, Postkoitaltest; bei Männern: weitere Untersuchungen der Spermien, z. B. FSH, LH, Testosteron, Hodensonographie

- Spermiogramm: eventuell wiederholte Untersuchung bei suboptimalem ersten Befund.
- Serum-Progesteron: 7 Tage vor dem erwarteten Einsetzen der Menstruation, um zu überprüfen, ob eine Ovulation stattfindet.

- Großes Blutbild, FSH, LH, Prolaktin, Schilddrüsenfunktionstests, Harnstoff und Elektrolyte, Testosteron: im Hinblick auf eine Grunderkrankung bei Unwohlsein oder Menstruationsstörungen der Frau.
- Sonographie von Uterus und Ovarien: zum Ausschluss struktureller Anomalien; Erweiterung zur Darstellung der Follikelentwicklung und Ovulation möglich.
- Laparoskopie mit Chromopertubation, Hysterosalpingogramm: Prüfung der Tubendurchlässigkeit.
- Postkoitaltest: mikroskopische Untersuchung des 12 Stunden postkoital gewonnenen Schleims. Über 10 bewegliche Spermien pro Feld bedeuten einen erfolgreichen Koitus mit angemessener Spermienzahl und Zervikalschleim ohne Antikörper.
- FSH, LH und Testosteron beim Mann: zur Bestimmung endokrinologischer Ursachen einer unzureichenden Spermienproduktion.
- Hodensonographie: bei während der Untersuchung festgestellten anatomischen Anomalien, z. B. Varikozele.

Wichtige Hinweise

- Nehmen Sie, wann immer es möglich ist, eine optimistische Grundhaltung ein. Überraschend viele Paare werden schwanger, sobald die Voruntersuchungen einsetzen!
- Vergessen Sie nicht die Möglichkeiten zur Gesundheitsförderung. Prüfen Sie vor allem den Impfstatus der Frau für Röteln und empfehlen Sie die Einnahme von Folsäure.
- Behandeln Sie mehr das Paar als zwei Individuen. Eine Infertilitätsbehandlung erfordert ein hohes Maß an Kooperation und Motivation.
- In der Hausarztpraxis sind – abgesehen vom Progesteron – keine Hormonuntersuchungen erforderlich, wenn der Zyklus normal ist.

Alarmsignale

Hinter einer Unfruchtbarkeit verbirgt sich nur sehr selten eine ernste Erkrankung. Allerdings gibt es Situationen, in denen es wichtig ist, alsbaldige Untersuchungen oder Überweisungen zu arrangieren:

- bei Frauen: Alter über 35, Amenorrhö, anamnestisch Beckenoperationen oder Entzündungen im Beckenraum, Anomalien bei der Beckenuntersuchung
- bei Männern: anamnestisch urogenitale Störungen oder Geschlechtskrankheiten, Varikozele.

Vaginalausfluss

Vaginalausfluss ist gewöhnlich ein Symptom im fruchtbaren Lebensalter, aber grundsätzlich in jedem Alter möglich. Er kann in Zusammenhang mit der Regel, mit der Einnahme der Pille, dem Alter, einer Schwangerschaft und sexueller Aktivität stehen. Die Behandlung ist oft leicht, aber wenn sie fehlschlägt oder wenn der Verdacht auf eine Geschlechtskrankheit besteht, ist es sicherer, die Patienten an eine entsprechende Klinik zu überweisen.

Ursachen

Häufig

- exzessiver normaler Ausfluss
- Soor
- bakterielle Vaginose
- Trichomoniasis
- Zervizitis (Gonokokken, Chlamydien, Herpes)

Gelegentlich

- Ektropium
- Zervixpolyp
- verlorener Tampon, Ringpessar oder anderer
- Fremdkörper
- Intrauterinpessar
- Bartholinitis
- Salpingitis

Selten

- vulvovaginale Neoplasie
- zervikale oder uterine Neoplasie
- infarziertes Uterusmyom
- Pyometra
- Beckenfistel

	Normal	Soor	Bakterielle Vaginose	Trichomoniasis	Zervizitis
starker Juckreiz	nein	ja	nein	eventuell	eventuell
unangenehme Geruchsentwicklung	nein	nein	ja	ja	eventuell
Vulvaschmerzen	nein	ja	nein	ja	eventuell
gelblicher/ grünlicher/grauer (mukopurulenter) Ausfluss	nein	nein	ja	ja	ja
entzündete Zervix	nein	nein	nein	ja	ja

Untersuchungen

Standard: Vaginalabstrich
Gelegentlich: Endozervikalabstrich, Urethralabstrich, Urintest auf Chlamydien, Nüchternblutzucker
In Spezialfällen: weitere Spezialuntersuchungen

Die meisten Hausärzte werden sich wohl auf den hohen Vaginalabstrich, den Endozervikalabstrich sowie den Urintest beschränken und je nach Möglichkeiten vielleicht auch die mikroskopische Untersuchung durchführen.

- Der hohe Vaginalabstrich ist leicht durchzuführen und zeigt direkt Candida, eine bakterielle Vaginose und die Trichomoniasis an.
- Das Nativpräparat zeigt Clue Cells bei bakterieller Vaginose und motile Trichomonaden bei Trichomoniasis an.
- Die Gramfärbung des Zervikal- oder Urethralabstrichs zeigt in bis zu 85 % der Gonokokkeninfektionen Gram-negative Diplokokken.
- Der Endozervikalabstrich mit ELISA ist der Goldstandard für den Chlamydiennachweis.
- Die DNA-Testung des Erststrahlurins (nicht Mittelstrahlurin) auf Chlamydien ist eine nicht invasive und für die Patientin annehmbare Untersuchung.
- Spezielle Untersuchungen: eventuell Dilatation und Curettage oder Hysteroskopie (bei Verdacht auf malignen Prozess) und der Bariumeinlauf (bei möglicher Beckenfistel).

Wichtige Hinweise

- Es ist vernünftig, einen Soor empirisch zu diagnostizieren und zu behandeln, wenn die Patientin die typischen Symptome aufweist und bereits früher derartige Probleme hatte. Viele Frauen behandeln sich erfolgreich selbst und suchen Sie nur auf, um die Medikamente auf Rezept zu bekommen. Sollten jedoch Zweifel an der Diagnose bestehen, untersuchen Sie die Patientin so weit, wie es erforderlich ist.
- Nehmen Sie sich für eine Patientin mit rezidivierenden Soor-Infektionen die Zeit zur Beratung und geben Sie die Informationen auch in schriftlicher Form mit, um das Problem zukünftig möglichst klein zu halten.
- Sorgen Sie dafür, dass Sie immer die erforderlichen Abstrichutensilien vorrätig haben (hoch vaginal, endozervikal, urethral). Sie wissen nie, wann Sie sie wieder benötigen werden.
- Übertriebene Aufregung bei normaler Sekretion kann eine Sexualstörung oder Sorgen überlagern. Fragen Sie hier diskret und einfühlsam nach.
- Ein rezidivierender Soor kann auf einen unerkannten Diabetes hinweisen. Erkundigen Sie sich nach Durst, Polyurie und Abgeschlagenheit. Führen Sie im Verdachtsfall einen Nüchternblutzuckertest durch. Vielleicht gibt es ja auch einen Fall von Diabetes in der Familie.

Alarmsignale

- Vor der Pubertät ist ein Vaginalausfluss ungewöhnlich. Vergessen Sie weder die Möglichkeit eines Kindesmissbrauchs noch die von eingeführten Fremdkörpern.
- Führen Sie bei postmenopausalen Frauen mit Vaginalausfluss immer eine vollständige Untersuchung des Beckens durch. Maligne Prozesse sind hier die wahrscheinlichste Ursache.
- Eine floride Zervixerosion wird am ehesten durch Chlamydien verursacht. Nehmen Sie einen Abstrich und behandeln Sie entsprechend.
- Bei Verdacht auf eine Geschlechtskrankheit überweisen Sie die Patientin zur vollständigen Untersuchung und Mitbehandlung des Sexualpartners an einen entsprechenden Facharzt. Bei einer grippeähnlichen Symptomatik mit Fieber, Beckenschmerzen und Vaginalausfluss überweisen Sie die Patientin umgehend an einen diensthabenden Gynäkologen oder in die Klinik.

Vulvareizung

Die Vulvareizung umfasst sowohl Wundsein als auch Juckreiz und ist ein häufiges Symptom in der Hausarztpraxis. Wegen der damit verbundenen Scham wird das Symptom an der Anmeldung wahrscheinlich ein anderes sein. Zunächst wird es auch einfacher sein, über das andere Symptom zu sprechen als über ein psychosexuelles Problem. Bei einer feinfühligen Gesprächsführung sollte aber ausreichend Raum und Vertrauen entstehen, um das Thema während der Konsultation zur Sprache zu bringen.

Ursachen

Häufig

- Soor: Candidainfektion
- Trichomoniasis
- chemisch: Schaumbäder, Seifen, «Frauenhygiene»-Artikel
- Trauma: unzureichende Lubrikation während des Verkehrs
- atrophische Vaginitis

Gelegentlich

- harnbedingte Vulvitis bei Inkontinenz
- Hauterkrankungen (z. B. Ekzem, Psoriasis, Lichen ruber planus)
- Parasitenbefall: Zwergfadenwurm, Filzlaus
- psychosexuelle Probleme
- andere Infektionen (z. B. Genitalwarze oder Herpes)

Selten

- Diabetes (ohne Candidainfektion)
- Lichen sclerosus et atrophicus, Leukoplakie
- Vulvakarzinom
- Erkrankung mit generalisiertem Juckreiz (z. B. Gelbsucht, Leukämie, chronisches Nierenversagen, Lymphom)
- psychogen (ohne organische oder psychosexuelle Probleme)

	Soor	Trichomoniasis	Chemisch	Trauma	Atrophische Vaginitis
Juckreiz im Vordergrund	ja	eventuell	ja	eventuell	nein
Wundgefühl im Vordergrund	eventuell	ja	ja	ja	ja
weißlicher Ausfluss	ja	nein	nein	nein	nein
stinkender, fischiger Ausfluss	nein	ja	nein	nein	nein
dünne, trockene, rote Schleimhaut	nein	nein	nein	nein	ja

Untersuchungen

Standard: Vaginalabstrich (bei Ausfluss)
Gelegentlich: Urinstatus
In Spezialfällen: großes Blutbild, Leberwerte, Harnstoff und Elektrolyte, Nüchternblutzucker, Scheidenbiopsie

- Urinstatus auf Glukose: Ein Diabetes prädisponiert für einen Soor, und eine Glykosurie kann selbst eine Vulvitis verursachen.
- Großes Blutbild, Leberwerte, Harnstoff und Elektrolyte: Wenn die Vulvitis Teil eines generalisierten Juckreizes ist oder wenn die Patientin ein allgemeines Krankheitsgefühl beschreibt, zeigen diese Werte eine gestörte Blutzusammensetzung oder eine renale oder hepatische Dysfunktion an.
- Nüchternblutzucker: zur Bestätigung oder zum Ausschluss eines zugrunde liegenden Diabetes.
- Vaginalabstrich: Eine Identifizierung des Erregers bei vorhandenem Ausfluss hilft in fraglichen oder rezidivierenden Fällen bei der Behandlung.
- Scheidenbiopsie (beim Spezialisten): Bei Verdacht auf Vulvadysplasie oder -karzinom sind multiple Biopsien erforderlich.

Wichtige Hinweise

- Bei einer Vulvitis kann man leicht auf die Fehldiagnose eines Harnwegsinfektes verfallen, wenn man sich von den Symptomen Dysurie und Urinkontamination mit Eiterzellen und Blut (vor allem bei assoziiertem Ausfluss) in die Irre führen lässt. Hilfreiche Zusatzinformationen sind hier eine externe Vulvareizung und das Fehlen eines häufigen oder verstärkten Harndrangs.
- In unklaren Fällen kontrollieren Sie die Haut an anderen Körperstellen. Eine Vulvareizung kann die Erstmanifestation einer primären Hauterkrankung wie Ekzem oder Psoriasis sein.
- Die Ätiologie kann multifaktoriell sein, wenn etwa eine primäre Ursache zu einer sekundären chemischen Reizung durch zu häufiges Waschen oder durch den Einsatz von Seifen führt. Durch eine sorgsame Anamnese kann die zugrunde liegende Ursache von den exazerbierenden Faktoren getrennt werden.
- Eine rezidivierende Candidainfektion ist ein spezielles Problem. Es stehen verschiedene Behandlungsstrategien zur Verfügung, doch ist es wichtig zu erfahren, welche Erklärung die Frau hat, die Diagnose zu erläutern und mögliche exazerbierende Faktoren auszuschalten.

Alarmsignale

- Eine postmenopausale atrophische Vaginitis führt eher zu Wundsein als zu Juckreiz. Dysplasien und manche Karzinome führen zu starken Reizzuständen. Untersuchen Sie diese Patientinnen und überweisen Sie sie im Zweifel zur Biopsie.
- Prüfen Sie bei einer floriden oder rezidivierenden Candidainfektion auf Diabetes mellitus.
- Signifikante psychosexuelle Probleme können sich in einer Vulvareizung manifestieren. Zeigen Sie sich im Gespräch einfühlsam und offen. Achten Sie besonders während der körperlichen Untersuchung auf Kommentare der Patientin, da sich hierbei manchmal die Gelegenheit zur Erwähnung des eigentlichen Problems ergibt.
- In seltenen Fällen kann eine anhaltende Vulvareizung auch auf eine systemische Erkrankung hindeuten. Behalten Sie dies im Hinterkopf, wenn die Patientin auch über generalisierten Juckreiz klagt und sich insgesamt nicht wohlzufühlen scheint.
- Wenn es sich um eine Geschlechtskrankheit handelt (z. B. Herpes genitalis oder Genitalwarzen), schließen Sie andere Infektionen aus und überweisen die Patientin an einen geeigneten Facharzt.

Vulvaschwellung

Eine Vulvaschwellung kann ihren Ursprung in der Vulva haben oder dort nach Verlagerung von ihrem Ursprungsort erscheinen. Sie wird oft als «Knoten da unten» vorgestellt, doch dieser Ausdruck wird den vielen möglichen Ursachen nicht gerecht. Das Symptom weckt viele Ängste, doch steckt nur selten etwas Ernsteres dahinter.

Ursachen

Häufig

- Furunkel
- Epidermiszyste
- Warzen (Condylomata acuminata)
- Bartholin-Zyste
- Inguinalhernie (kann sich bis in das Labium major ausdehnen)

Gelegentlich

- variköse Vene, Varikozele der Vulva
- Bartholin-Abszess (infizierte Bartholin-Zyste)
- Fibrom, Lipom, Hidradenom
- Uterusprolaps, Zystozele, Rektozele, Enterozele (Hernie des Douglas-Raumes)
- Urethralkarunkel (meataler Prolaps)

Selten

- Zervixpolyp
- Karzinom (95 % squamös)
- Endometriom
- Hydrozele des Proc. vaginalis peritonei
- traumatisches Hämatom

	Furunkel	Epidermis-zyste	Warzen	Bartholin-Zyste	Inguinalhernie
druckempfindlich	ja	nein	nein	nein	nein
reduzierbar	nein	nein	nein	nein	ja
multipel	eventuell	eventuell	ja	nein	nein
epidermal	ja	ja	ja	nein	nein
zentraler Punkt	nein	ja	nein	nein	nein

Untersuchungen

Beim Hausarzt sind wohl keine weiteren Untersuchungen sinnvoll. Die Diagnose ergibt sich nahezu immer aus der Anamnese und der körperlichen Untersuchung. Wenn das nicht der Fall ist, sollte die Patientin überweisen werden.

Wichtige Hinweise

- Denken Sie daran, dass für viele Patienten ein Knoten bis zum Beweis des Gegenteils ein Krebs ist. Sie müssen vielleicht nur einen flüchtigen Blick darauf werfen, um sich sicher zu sein, dass es sich um kein signifikantes Problem handelt. Doch könnte die Patientin Ihr Vorgehen als abschätzig und unangemessen empfinden. Sorgen Sie dafür, dass Sie die Ängste der Patientin durch eine angemessene Untersuchung und Aufklärung beseitigen können.
- Wenn der Knoten offenbar nicht mehr da oder nur schwer abzugrenzen ist, untersuchen Sie die Patientin im Stehen, was eine Hernie, eine Varikozele oder einen Prolaps wieder zum Vorschein kommen lassen würde.
- Eine Varikozele der Vulva fühlt sich typischerweise wie ein «Beutel voller Würmer» an. Sie entsteht und verschlechtert sich oft in einer Schwangerschaft.

Alarmsignale

- Ein persistierender, ulzerierender Knoten in der Vulva muss zum Ausschluss eines Karzinoms einer Biopsie zugeführt werden, auch wenn es gutartige Knoten gibt, die ulzerieren können (z. B. das Hidradenom).
- Achten Sie auf eine Lymphadenopathie. Harte Leistenlymphknoten bei einem schmerzlosen Knoten sind hochgradig verdächtig auf ein Karzinom. Der Knoten kann selbst bereits eine Metastase sein.
- Frauen mit Genitalwarzen haben eventuell weitere ansteckende Geschlechtskrankheiten. Überweisen Sie die Frau entsprechend weiter, um angemessene Untersuchungen durchführen und ggf. auch die Kontaktaufnahme mit dem Sexualpartner anzubahnen zu lassen.

Vulvaulkus

Ein Ulkus oder Wundsein an der Vulva, meist ein unangenehmes Symptom, ist zwar ungewöhnlich, aber sehr wichtig, da es viele signifikante Ursachen gibt, die spezielle Untersuchungen, Behandlungen und Verlaufskontrollen erforderlich machen. Die Patientinnen haben oft Schwierigkeiten, sich diese Läsionsform vorzustellen oder zu beschreiben, sodass eine angemessene Untersuchung maßgeblich für die richtige Diagnose ist.

Ursachen

Häufig

- Herpes-simplex-Virus (HSV)
- Kandidose (besonders bei starker Exkoriation)
- Vulvadysplasie
- Plattenepithelkarzinom: 95 % der malignen Vulvaprozesse
- exkoriierte Skabies

Gelegentlich

- allergisches Kontaktekzem
- weicher Schanker: Haemophilus ducreyii (tropischer Erreger)
- Granuloma inguinale: Donovani granulomatis (tropischer Erreger)
- Lymphogranuloma venereum: Chlamydia trachomatis (tropischer Erreger)
- andere maligne Prozesse (z. B. Basaliom, Melanom, Adenokarzinom, Sarkom)
- Herpes zoster

Selten

- Syphilis und Frambösie
- Behçet-Krankheit
- Tuberkulose
- fixes Arzneimittelexanthem
- dermatologische Erkrankung (z. B. Pemphigus und Pemphigoid)

	HSV	Kandidose	Vulvadysplasie	Plattenepithel-karzinom	Exkoriierte Skabies
Fieber, Krankheitsgefühl	ja	nein	nein	nein	nein
prodromales Kribbeln	ja	nein	nein	nein	nein
Juckreiz	nein	ja	ja	eventuell	ja
Vaginalausfluss	eventuell	ja	nein	nein	nein
inguinale Lymphadenopathie	ja	nein	nein	eventuell	nein

Untersuchungen

Standard: Urinstatus, Abstrich
Gelegentlich: Nüchternblutzucker und (beim Facharzt) Biopsie
In Spezialfällen: Syphilisserologie, Epikutantest

- Urinstatus: eventuell Glykosurie bei bislang unbekanntem Diabetes mit schwerer oder rezidivierender
- Candidainfektion; Nüchternblutzucker zum Ausschluss oder Nachweis eines bisher nicht diagnostizierten Diabetes.
- Abstrich zur mikroskopischen Untersuchung und Kultur: hilft bei der Diagnose verschiedener Infektionen wie HSV, Candida, weicher Schanker, Granuloma inguinale und Lymphogranuloma venereum (bei Verdacht auf eine Geschlechtskrankheit, werden vom geeigneten Facharzt weitere relevante Abstriche und Bluttests im Hinblick auf koexistierende Infektionen durchgeführt).
- Syphilisserologie: bei möglicher Syphilis (Achtung: Die Serokonversion kann nach der initialen Infektion bis zu drei Monate auf sich warten lassen).
- Epikutantest: dient der Diagnose eines allergischen Kontaktekzems.
- Biopsie (beim Facharzt): bei jedem persistierenden Ulkus; kann ein Karzinom, eine Vulvadysplasie oder eine zugrunde liegende Hautkrankheit aufdecken.

Wichtige Hinweise

- Die Diagnose einer HSV-Infektion kann für eine Frau traumatisch sein. Nehmen Sie sich die Zeit, um das Problem und die Rezidivneigung, einschließlich der Implikationen für den Sexualpartner und zukünftige Schwangerschaften zu besprechen.
- Wenn die Patientin an wiederkehrenden Vulvaulzerationen leidet, bieten Sie ihr an, sie beim nächsten Mal als «Notfall» in der Sprechstunde vorzuziehen, um die Läsion begutachten und eine mikrobiologische Testung arrangieren zu können.
- In unklaren Fällen beschränken Sie die Anamnese und Untersuchung nicht nur auf die Vulva. Eine Läsion an anderen Körperstellen (z. B. Pemphigus oder Behçet-Krankheit) kann der Schlüssel zur Diagnose sein.

Alarmsignale

- Wichtig sind Hinweise auf Reisen oder Sexualkontakt mit Reisenden – eine Reihe der unklaren Fälle ist «tropischen» Ursprungs.
- Die eindeutigeren Ursachen (HSV und schwere exkoriierte Kandidose) führen gewöhnlich zu multiplen Ulzerationen, und die Diagnosen ergeben sich bereits aus der Anamnese und Untersuchung. Nehmen Sie jede einzelne, anhaltende Vulvawunde sehr ernst, da hier eine signifikante Erkrankung wahrscheinlich ist.
- Bei Verdacht auf eine Geschlechtskrankheit überweisen Sie die Patientin im Hinblick auf Untersuchung, Beratung und Mitbehandlung des Sexualpartners an einem geeigneten Facharzt.
- Prüfen Sie bei einer schweren Kandidose die Möglichkeit eines noch unbekannten Diabetes mellitus.
- Bei einer schwangeren Frau in Nähe des Geburtstermins besteht bei einer HSV-Infektion die Gefahr der Übertragung auf das Neugeborene, was für das Kind mit einem erhöhten Morbiditäts- und Mortalitätsrisiko verbunden ist. Nehmen Sie umgehend Kontakt mit dem Gynäkologen der Frau auf, um einen wahrscheinlichen Kaiserschnitt zu arrangieren.

Brust

Brustschmerzen (Mamma)

Brustschmerzen können viele harmlose Ursachen haben: die häufigsten sind Pubertät und Schwangerschaft. Eine zyklische Mastalgie kann für die Frauen zu einem lästigen, wiederkehrenden Problem werden. Krebs wird dabei ein wichtiges Thema sein: Er ist aber eine seltene Ursache für Brustschmerzen bzw. leider ein Spätsymptom der Erkrankung.

Ursachen

Häufig

- Schwangerschaft
- zyklische Mastalgie
- geschrundene oder entzündete Brustwarzen
- Brustabszess
- Mastitis

Gelegentlich

- Karzinom
- Einsetzen der Pubertät
- Laktation und/oder Galaktozele
- einfache Zyste
- Trauma

Selten

- Chondritis des Rippenknorpels
- Angina pectoris
- zervikale Spondylosis
- Herpes zoster
- Mondor-Krankheit (Thrombophlebitis der Thoraxwand- oder Brustvenen; selten: 0,5 bis 0,9 %)
- Tuberkulose

	Schwangerschaft	Zyklische Mastalgie	Entzündete Brustwarzen	Abszess	Mastitis
beidseitig	ja	ja	nein	nein	nein
Fieber	nein	nein	nein	ja	ja
diskrete Raumforderung	nein	nein	nein	ja	nein
lokales Erythem	nein	nein	ja	eventuell	ja
diffuse Knotenbildung	eventuell	ja	nein	nein	nein

Untersuchungen

Standard: keine
Gelegentlich: Schwangerschaftstest, Feinnadelbiopsie, Mammographie
In Spezialfällen: Abstrich bei Mamillarausfluss, weitere Untersuchungen, wenn die Ursache nicht in der Brust vermutet wird

- Schwangerschaftstest bei beidseitigen Schmerzen und ausbleibender Regel.
- Die Feinnadelbiopsie einer prallen Zyste kann zur Flüssigkeitsgewinnung für eine zytologische Untersuchung führen und die Schmerzen lindern. Wenn Sie dabei nur Blut gewinnen, überweisen Sie die Patientin umgehend.
- Die Mammographie kann weiterhelfen, wenn die Schmerzen von einer Raumforderung oder einer unklaren Knotenbildung begleitet werden, doch wird dies zumeist nach einer Überweisung beim Facharzt oder in der Klinik durchgeführt.
- Gibt es eine infektiöse Ursache mit Mamillarausfluss, kann ein Abstrich bei der Festlegung der Therapie helfen.
- Weitere Untersuchungen: Wird die Ursache nicht in der Brust vermutet, können andere Untersuchungen entsprechend dem klinischen Bild erforderlich werden, z. B. Belastungs-EKG (Angina pectoris) oder HWS-Röntgen (zervikale Spondylosis).

Wichtige Hinweise

- Bieten Sie eine Untersuchung der Brüste an, auch wenn Sie sich aufgrund der Anamnese bereits sicher sind, dass keine signifikante Pathologie vorliegt. Viele Frauen haben Angst vor Brustkrebs, und Ihre Beruhigung wird nicht lange anhalten, wenn die Patientin sich nicht ernst genommen fühlt.
- Stellen Sie nicht routinemäßig ein Rezept gegen zyklische Mastalgie aus. Die Patientin wünscht sich oft vorrangig den Ausschluss einer ernsten Erkrankung und weniger eine medikamentöse Behandlung.
- Denken Sie auch an eine Schwangerschaft als möglicher Ursache. Die Patientin wird das nicht immer in ihre Überlegungen einbezogen haben, selbst wenn vielleicht gerade die Periode ausgeblieben sein sollte.
- Einseitige Brustschmerzen ohne andere lokale Symptome können ein frühes Symptom eines Herpes zoster sein. Kontrollieren Sie am Rücken die Dermatome Th4/5 auf einen Ausschlag.

Alarmsignale

- Ein «Brustschmerz» kann auch ein Euphemismus einer (oft älteren) Frau sein, welche die Erkrankung nicht wahrhaben will. Untersuchen Sie unbedingt die Brust, um keinen fortgeschrittenen Tumor zu übersehen.
- Ein Karzinom macht sich selten durch Brutschmerzen bemerkbar, doch sollten Sie diese Möglichkeit im Hinterkopf behalten, wenn eine Patientin über anhaltende «stechende» Schmerzen in der Brust klagt.
- Eine laktierende Patientin mit einseitigen Brustschmerzen und grippeartigen Beschwerden entwickelt wahrscheinlich eine Mastitis. Behandeln Sie frühzeitig, um die Ausbildung eines Abszesses zu verhindern.
- Wenn die Schmerzen im Zusammenhang mit körperlichen Anstrengungen bei Frauen mittleren oder fortgeschritteneren Alters stehen, kann auch eine Angina pectoris die Ursache der «Brustschmerzen» sein.

Brustvergrößerung beim Mann

Eine Brustschwellung ist für einen Mann sehr peinlich und wird oft zunächst hinter einem anderen Symptom «versteckt». Die folgenden Differenzialdiagnosen umfassen nicht die anderen Ursachen einer Brustschwellung, die unten unter «Wichtige Hinweise» aufgeführt sind. Bei der echten Brustschwellung ist hinter dem Warzenvorhof Drüsengewebe palpabel, was gewöhnlich beide Brüste betrifft.

Ursachen

Häufig

- Pubertät
- Medikamente (Spironolacton, Cimetidin, Digoxin, Cyproteron, Finasterid, Cannabis)
- chronische Lebererkrankung (besonders bei übermäßigem Alkoholkonsum)
- Lungenkarzinom
- Hyperthyreoidismus

Gelegentlich

- Hypothyreose
- Hyperprolaktinämie
- Hämodialyse und chronisches Nierenversagen
- Hodenkarzinom
- Nebennierenkarzinom
- Kryptorchismus und andere Ursachen eines Hypogonadismus

Selten

- Klinefelter-Syndrom
- echter Hermaphroditismus und männlicher Pseudohermaphroditismus
- Akromegalie

- McCune-Albright-Syndrom
- Hypernephrom
- Karzinom

	Pubertät	Medikamente	Leber-erkrankung	Lungen-karzinom	Hyper-thyreoidismus
oft einseitig	ja	nein	nein	nein	nein
Husten	nein	nein	nein	ja	nein
Gewichtsverlust	nein	nein	eventuell	ja	ja
allgemeines Unwohlsein	nein	eventuell	ja	ja	ja
andere körperliche Befunde	nein	eventuell	ja	ja	eventuell

Untersuchungen

Standard: (außer bei offensichtlich pubertärer Ursache) großes Blutbild, Harnstoff und Elektrolyte, Leberwerte, Schilddrüsenfunktionstests
Gelegentlich: Testosteronspiegel, Thoraxröntgen, Prüfung der Hypophysenfunktion
In Spezialfällen: Tumormarker, Chromosomenanalyse, CT, Biopsie

- Großes Blutbild: Viele chronische Systemerkrankungen können eine Gynäkomastie auslösen. Es kann zugleich eine normochrome normozytäre Anämie vorliegen. Das MCV kann bei Hypothyreose und chronischen Lebererkrankungen erhöht sein.
- Harnstoff, Elektrolyte und Leberwerte: zeigen chronische Nieren- und Lebererkrankungen auf.
- Schilddrüsenfunktionstests: zur Diagnose einer Schilddrüsenanomalie.
- Testosteronspiegel: vermindert bei Hypogonadismus und chronischen Erkrankungen einschließlich Lebererkrankungen.
- Thoraxröntgen: wenn ein Lungenkarzinom in Betracht kommt.
- Hypophysenfunktionstests (z.B. FSH, LH, Prolaktin sowie weitere, komplexere Tests, die eher unter Klinikbedingungen zur Verfügung stehen): zur Prüfung hypophysärer Hormonstörungen.

- Tumormarker (meist in der Klinik): AFP und HCG lassen sich als Tumormarker für das Hodenkarzinom einsetzen.
- Chromosomenanalyse: für das Klinefelter-Syndrom.
- CT (in der Klinik): eventuell zum Staging beim Hodenkarzinom und zur Diagnose eines Nieren- oder Nebennierentumors.
- Biopsie: bei Verdacht auf ein Karzinom.

Wichtige Hinweise

- Bei vielen männlichen Brustschwellungen handelt es um keine echte Brustvergrößerungen. Mögliche Ursachen sind Adipositas, Abszesse, Talgdrüsenzysten und Lipome.
- Pubertierende Jungs werden durch eine Gynäkomastie sehr verunsichert. Machen Sie ihnen deutlich, dass es sich um ein verbreitetes Problem handelt, das sich wieder legen wird, und dass sie keinesfalls ihr Geschlecht wechseln.
- Iatrogene Ursachen sind verbreitet. Fragen Sie deshalb sorgfältig nach der Medikamenten- und Drogeneinnahme.

Alarmsignale

- Bei einem pubertierenden Jungen mit einem «normalen» und einem «kleinen» Hoden, kann sich hinter dem «normalen» Hoden ein Tumor verbergen. Im Zweifel führen Sie eine Sonographie durch.
- Eine offenbar einseitige Gynäkomastie beim erwachsenen Mann ist verdächtig auf ein Karzinom. Wenn eine derbe Raumforderung ohne Drüsengewebe hinter dem Warzenvorhof palpabel ist – und im Zweifelsfall – muss der Patient sofort überwiesen werden.
- Eine Gynäkomastie mit Kopfschmerzen und Sehstörungen kann durch einen Hypophysentumor verursacht sein und erfordert die sofortige Überweisung.
- Trommelschlägelfinger bei einem Raucher mit Gynäkomastie sind praktisch pathognomisch für ein Bronchialkarzinom. Strengen Sie umgehend weitere Untersuchungen an.

Knoten in der weiblichen Brust

Die Entdeckung eines Knotens in der Brust einer Frau löst gewöhnlich große Ängste aus. Wahrscheinlich hat sie ihn selbst entdeckt, und aufgrund der großen öffentlichen Aufmerksamkeit beim Thema Brustkrebs, wird sie sich eine Beruhigung oder rasche Maßnahmen wünschen. Erforderlich ist hier die sorgfältige Untersuchung beider Brüste und der assoziierten Lymphknoten.

Ursachen

Häufig

- Karzinom
- Zyste
- Abszess
- Fibroadenom
- fibröse Dysplasie

Gelegentlich

- Duktektasie
- Fettnekrose
- Lipom
- Paget-Krankheit der Mamille
- Galaktozele
- multiple Zysten

Selten

- Tuberkulose
- Sarkoma
- Lymphom
- Phylloidestumor (gutartig)
- Mondor-Krankheit (Thrombophlebitis)

	Karzinom	Zyste	Abszess	Fibroadenom	Fibröse Dysplasie
an die Regel gebunden	nein	eventuell	nein	nein	ja
Ausfluss	eventuell	nein	eventuell	nein	eventuell
schmerzhaft	eventuell	eventuell	ja	nein	eventuell
beidseitig	eventuell	eventuell	nein	eventuell	ja
sehr beweglich	eventuell	nein	nein	ja	nein

Untersuchungen

Es gibt neben dem Versuch der Aspiration einer mutmaßlichen Zyste nur wenige sinnvolle Untersuchungen in der Allgemeinarztpraxis.
Zu den spezielleren Untersuchungen zählen die Aspiration, die Mammographie, die Sonographie (um etwa einen soliden Knoten von einer Zyste zu unterscheiden), die Biopsie und ggf. das Staging des Karzinoms.

Wichtige Hinweise

- Wenn sich der Knoten zystisch anfühlt, kann eine Aspiration versucht werden. Sollte es zu einer umgehenden Lösung des Problems kommen, werden Sie eine äußerst dankbare Patientin haben. Weisen Sie, während Sie eine fachärztliche Beurteilung empfehlen, die Patientin aber auch darauf hin, dass ein nicht geglückter Aspirationsversuch keinesfalls bedeuten muss, dass es sich um eine bedrohliche Erkrankung handelt, denn manche Zysten sind einfach schwierig zu punktieren.
- Kontrollieren Sie die Brust einige Wochen nach einer Aspiration erneut. Wenn der Knoten völlig verschwunden ist und das Aspirat auch nicht blutig war, sind keine weiteren Maßnahmen erforderlich.
- Es kommt oft vor, dass die Frau meint, einen Knoten zu tasten, den der Arzt nicht finden kann. Vereinbaren Sie einen neuen Termin nach der nächsten Periode, aber treffen Sie dann eine Entscheidung über das weitere Vorgehen. Im Zweifel überweisen Sie

eher früher als später, denn die Patientin wird verständlicherweise sehr besorgt sein.

- Bei sehr alten Patientinnen kann der Brustkrebs einen relativ gutartigen Verlauf nehmen und sehr gut auf die alleinige Tamoxifen-Behandlung ansprechen. In manchen Fällen empfiehlt sich die Rücksprache mit einem Spezialisten in Ihrer Nähe, denn in den Händen eines Allgemeinmediziners ist die Behandlung weniger angstbesetzt.

Alarmsignale

- Hauteinziehungen, lokale Abflachungen der Brust und Mamillenveränderungen werden bis zum Beweis des Gegenteils als Hinweise auf ein Karzinom gewertet.
- Auch wenn es sich wahrscheinlich um ein Fibroadenom handelt, sollten Sie etwa eine junge Frau mit einem hochmobilen Knoten überweisen, da unangenehme Überraschungen nun einmal vorkommen können.
- Bei Frauen in der Postmenopause handelt es sich meist um ein Karzinom. Deshalb müssen Sie die Patientin dringend überweisen.
- Eine tastbare Raumforderung nach einem Trauma kann eine Fettnekrose sein, doch bedarf diese Einschätzung der Überprüfung nach einigen Wochen. Wenn die Raumforderung nicht verschwunden ist, überweisen Sie die Patientin.

Mamillenausfluss

Für einen Mamillenausfluss gibt es viele verschiedene Ursachen, von dem ersten äußerlich sichtbaren Hinweis auf eine bis dahin unerkannte Schwangerschaft bis zum Spätsymptom eines fortgeschrittenen Karzinoms. Die Beschwerden sind oft schambesetzt und bereiten zugleich große Sorgen. Im Vergleich mit Brustschmerzen und Knoten in der Brust handelt es sich um ein relativ selten präsentiertes Symptom. Nehmen Sie die Beschwerden ernst und untersuchen Sie die Patientin sorgfältig. Häufig sind weitere Untersuchungen erforderlich.

Ursachen

Häufig

- Schwangerschaft
- duktales Papillom
- Duktektasie
- akute Mastitis/Brustabszess
- Mamillenabszess (infizierte Montgomery-Drüsen)

Gelegentlich

- orale Kontrazeption
- intraduktales Karzinom
- neonatale und peripubertale Galaktorrhö (auch nach Laktation)
- Hyperprolaktinämie (Medikamente, Prolaktinom, Hypothyreose)
- duktale Epithelproliferation
- Galaktozele

Selten

- periduktale (Plasmazell-)Mastitis
- mechanische Stimulation
- invasives Karzinom

- Abszess bei Tuberkulose
- Milchgangsfistel
- Paget-Krankheit der Mamille
- Komedomastitis

	Schwangerschaft	Papillom	Duktektasie	Mastitis	Mamillen-abszess
blutig	nein	ja	eventuell	eventuell	eventuell
mehrfarbig/ «käsig»	nein	nein	ja	nein	nein
eitrig	nein	nein	nein	ja	ja
sehr empfindliches Segment	nein	nein	nein	ja	ja
beidseitig	ja	nein	eventuell	nein	nein

Untersuchungen

Standard: keine (in fraglichen Fällen Überweisung zur Biopsie oder Mammographie)
Gelegentlich: Schwangerschaftstest, Prolaktinspiegel, Schilddrüsenfunktionstests
In Spezialfällen: Abstrich bei eitrigem Ausfluss

- Schwangerschaftstest: wenn eine Schwangerschaft möglich ist.
- Abstrich bei eitrigem Ausfluss: hilft bei der Festlegung der Antibiose.
- Prolaktinspiegel und Schilddrüsenfunktionstests: zum Ausschluss einer Hyperprolaktinämie oder Hypothyreose bei Galaktorrhö.
- Die Exzisionsbiopsie wird eingeleitet, wenn ein verdächtiger Knoten zu palpieren ist. Im Zweifel hilft die Mammographie weiter. Auch eine chirurgische Exploration kann erforderlich sein, wenn Druck auf einen Sektor der Mamma zu einer fortgesetzten Absonderung führt.

Wichtige Hinweise

- Frauen mit Mamillenausfluss haben häufig Angst vor einer zugrunde liegenden Krebserkrankung. Um sie wirklich beruhigen zu können, müssen Sie sich sicher sein, auch auf diese Sorgen eingegangen zu sein.
- Bei einem beidseitigen Mamillenausfluss ist eine ernste Erkrankung der Brust äußerst unwahrscheinlich.
- Bei einer Frau im gebärfähigen Alter mit beiderseits serösem Ausfluss sollten Sie gezielt auf eine Schwangerschaft hin untersuchen. Diese Möglichkeit kann von der Patientin absichtlich unterschlagen oder tatsächlich übersehen worden sein.
- Bei einer prämenopausalen Patientin mit Amenorrhö und beidseitigem Mamillenausfluss besteht – nach Ausschluss einer Schwangerschaft – die Möglichkeit einer Hyperprolaktinämie.

Alarmsignale

- Alle Frauen über 50 mit neu aufgetretenem Mamillenausfluss (außer bei offensichtlicher gutartiger Ursache) und alle Frauen mit blutigem Mamillenausfluss werden zum Ausschluss einer schwereren Pathologie überwiesen.
- Bei einem palpablen Knoten oder wenn bei Druck auf ein bestimmtes Gebiet der Brust immer wieder Ausfluss austritt, überweisen Sie die Patientin zur Exzisionsbiopsie.
- Hellrotes Blut aus einer Öffnung spricht für ein intraduktales Papillom oder ein Karzinom.
- Bei einem Mann ist ein Mamillenausfluss immer anormal, außer gelegentlich bei pubertierenden Jungen. Untersuchen Sie hier weiter oder überweisen Sie den Patienten.

Menstruation

Ausbleibende Menstruation

Das erste unerwartete Ausbleiben der Regel weckt bei einer sexuell aktiven Frau gewöhnlich die Befürchtung einer Schwangerschaft. Bleibt sie länger aus, wächst die Sorge, dass etwas überhaupt nicht in Ordnung ist. Im Gegensatz dazu ist das Management meist eindeutig. Hilfreich ist es auch, die Ängste der Patientin ernst zu nehmen.

Ursachen

Häufig

- Schwangerschaft
- physiologisch: rascher Gewichtsverlust (10 bis 15 %) und schwere emotionale Belastungen
- Menopause (einschließlich vorzeitiger Ovarialinsuffizienz)
- Stein-Leventhal-Syndrom
- Medikamente: Phenothiazin, Metoclopramid, Valproat, zytotoxische Substanzen

Gelegentlich

- Hypo- und Hyperthyreoidismus
- Anorexia nervosa
- exzessives Training
- jede schwere Systemerkrankung
- Empfängnisverhütung (Minipille, Dreimonatsspritze, die eine häufige Ursache ist, aber selten ein Konsultationsgrund ist)

Selten

- Nebennierenerkrankungen: Addison-Krankheit, Cushing-Krankheit, adrenogenitales Syndrom
- Sheehan-Syndrom
- Arrhenoblastom, bilaterale Ovarialtumoren
- Prolaktinom, andere Hypophysentumoren

- seltene strukturelle oder chromosomale Anomalien (primäre Amenorrhö)
- Simmond-Krankheit (Unterfunktion des Hypophysenvorderlappens)

	Schwangerschaft	Gewichtsverlust	Menopause	Stein-Leventhal-Syndrom	Medikamente
empfindliche Brust	ja	nein	nein	nein	nein
Hitzewallungen	nein	nein	ja	nein	nein
Adipositas	nein	nein	nein	eventuell	nein
Galaktorrhö	ja	nein	nein	nein	eventuell
Depression	nein	eventuell	eventuell	nein	nein

Untersuchungen

Standard: Schwangerschaftstest
Gelegentlich: großes Blutbild, Harnstoff und Elektrolyte, Schilddrüsenfunktionstests, FSH/LH, Testosteron, Prolaktin, Sonographie
In Spezialfällen: CT mit oder ohne weitere Bildgebung12,2 Pt

- Schwangerschaftstest (unabhängig von der Verhütungsmethode): HCG im Urin. Es gibt eine geringe falsch-negative Quote.
- Großes Blutbild, Harnstoff und Elektrolyte, Schilddrüsenfunktionstests: zur Prüfung auf schwere Systemerkrankungen, Nebennierenerkrankungen und Hypo- oder Hyperthyreoidismus.
- FSH, LH und Testosteron: LH und Testosteron beim Stein-Leventhal-Syndrom erhöht, FSH sehr hoch in der Menopause.
- Prolaktin: erhöht beim Prolaktinom und bei bestimmten Medikamenten (z. B. Phenothiazin).
- Sonographie: zum Nachweis polyzystischer Ovarien und zuverlässig zum Schwangerschaftsnachweis.
- Spezialisten werden ein CT oder andere bildgebende Verfahren bei Verdacht auf ein Prolaktinom anwenden.

Wichtige Hinweise

- Eine Amenorrhö ist bei jungen Frauen häufig, besonders in stressvollen Zeiten. Wenn eine Schwangerschaft ausgeschlossen wurde und auch keine weiteren besorgniserregenden Beschwerden und Symptome vorliegen, führen Sie weitere Nachforschungen nur durch, wenn das Problem nach sechs Monaten immer noch besteht.
- Die Diagnose einer vorzeitigen Menopause sollte bestätigt werden können, da die Patientin eine Hormonersatztherapie benötigt.
- Amenorrhö und Oligomenorrhö können die gleichen Ursachen haben, weshalb Sie in beiden Fällen gleich vorgehen.

Alarmsignale

- Akzeptieren Sie nicht zu schnell die Aussage, wonach «eine Schwangerschaft ausgeschlossen ist». Beim geringsten Zweifel veranlassen Sie einen Schwangerschaftstest.
- Denken Sie auch an die Anorexia nervosa. Ein ausgemergelter Körper wird vielleicht hinter einer weiten Kleidung verborgen. Das Ausbleiben der Regelblutung ist dabei ein häufiges Symptom.
- Frühmorgendliche Kopfschmerzen und Sehstörungen lassen in Kombination mit einer Amenorrhö an eine intrakranielle Pathologie denken, sodass Sie die Patientin alsbald überweisen sollten.
- Bevor Sie eine Amenorrhö auf einen Gewichtsverlust schieben, schließen Sie aus, dass der Gewichtsverlust selbst auf eine Thyreotoxikose zurückgeht.

Irreguläre Blutung

Irreguläre Vaginalblutungen werden häufig vorgestellt, besonders bei Hausärztinnen, da die Patientin eine gynäkologische Untersuchung erwartet. In diesem Kapitel geht es um die Ursachen dieses Symptoms in jedem Alter, einschließlich präpubertär, Frühschwangerschaft und postmenopausal. (Die möglichen Ursachen in der Spätschwangerschaft werden hier nicht besprochen, da sie ein ganz anderes klinisches Procedere erfordern.) Der Schlüssel zu einer erfolgreichen Diagnose und Therapie liegt in einer gründlichen Anamnese.

Ursachen

Häufig

- dysfunktionelle Blutung
- Durchbruchsblutung bei Pilleneinnahme und Dreimonatsspritze; auch Hormonersatztherapie
- Zervixpolyp oder -erosion
- Zervizitis und Adnexitis
- postmenopausale atrophische Vaginitis

Gelegentlich

- Endometriumpolypen
- Ovulationsblutung (mit Mittelschmerz)
- Hypothyreose (seltener Hyperthyreoidismus)
- Perimenopause
- Blutung in der Frühschwangerschaft (20 % aller Schwangerschaften im ersten Trimenon); auch Fehlgeburt, Extrauteringravidität

Selten

- Uterusblutung bei Neugeborenem
- Karzinom (Ovar, Tube, Uterus, Zervix und Vagina)
- glandulär-zystische Hyperplasie

- Pyometra
- Blasenmole (in 5 % Entwicklung zum Chorionkarzinom)

	Dysfunktionelle Blutung	Durchbruchsblutung	Zervixpolyp/-erosion	Zervizitis/ Adnexitis	Atrophische Vaginitis
profuse Blutung	eventuell	nein	nein	eventuell	nein
schmerzhafte Menstruation	eventuell	nein	nein	ja	nein
Ausfluss	nein	nein	eventuell	ja	eventuell
unangenehme vaginale Untersuchung	nein	nein	nein	eventuell	ja
postkoitale Blutung	nein	nein	ja	eventuell	eventuell

Untersuchungen

Standard: großes Blutbild, spezielle gynäkologische Untersuchung (s. u.) bei postmenopausaler oder intermenstrueller Blutung
Gelegentlich: Vaginal- und Endozervikalabstrich, Kolposkopie, Beckensonographie
In Spezialfällen: Schilddrüsenfunktionstests

- Großes Blutbild: zur Prüfung auf Anämie bei starker Blutung; erhöhte Leukozytenzahl bei Adnexitis.
- Schilddrüsenfunktionstests: zur Prüfung auf mögliche Schilddrüsendysfunktion.
- Vaginal- und Endozervikalabstrich: um eventuell pathogene Erreger bei Zervizitis und Adnexitis nachzuweisen.
- Beckensonographie: zur Aufdeckung einer uterinen und ovariellen Pathologie, einer Blasenmole und zur Ursachenforschung bei einer Blutung in der Frühschwangerschaft.
- Kolposkopie: bei Verdacht auf signifikante Zervixpathologie.
- Spezielle gynäkologische Untersuchung (z. B. Hysteroskopie und Endometriumprobe): beim Facharzt oder in der Klinik, besonders bei postmenopausaler oder intermenstrueller Blutung

Wichtige Hinweise

- Versuchen Sie zwischen einer intermenstruellen Blutung und einer irregulären Menstruation zu unterscheiden, da die Ursachen unterschiedlich sind. Die intermenstruelle Blutung lässt eher an eine strukturelle Läsion denken, die irreguläre Menstruation ist wahrscheinlich eine dysfunktionelle Blutung. Fragen Sie einfach die Patientin, ob sich die Blutung wie eine Regelblutung mit den üblichen Begleitsymptomen anfühlt. Das kann schon weiterhelfen.
- Fordern Sie die Patientin eventuell dazu auf, einen Zykluskalender zu führen. Eine sehr leichte, immer wieder in der Zyklusmitte wiederkehrende Blutung mit leichten Schmerzen ohne weitere Besorgnis erregende Faktoren ist am ehesten eine Ovulationsblutung.
- Bedenken Sie, dass die Einnahme eines oralen Hormonpräparates in den ersten Behandlungsmonaten bei Fehldosierung, Durchfall, Erbrechen und Antibiotikatherapie zu einer Durchbruchsblutung führen kann. Es lohnt sich, einige Zyklen abzuwarten, bevor das Behandlungsregime abgeändert wird.

Alarmsignale

- Eine postmenopausale Blutung ist immer anormal, auch bei einer atrophischen Vaginitis. Das Symptom erfordert somit auch immer eine ausgiebige Ursachenforschung.
- Eine stark entzündete Zervix mit eitrigem Ausfluss wird vermutlich von einer Chlamydieninfektion verursacht. Die Patientin sollte eventuell an eine Einrichtung zur weiteren Abklärung einer Geschlechtskrankheit verwiesen werden, über die dann auch Sexualpartner kontaktiert werden können.
- Ein erst «kürzlich» durchgeführter unauffälliger Zervixabstrich kann ein falsches Gefühl der Sicherheit erzeugen. Wenn die Zervix verdächtig aussieht, nehmen Sie keinen weiteren Abstrich, denn es handelt sich ja eher um einen Screeningtest als um einen diagnostischen Test. Überweisen Sie stattdessen die Patientin direkt zur Kolposkopie.
- Vorsicht bei Durchbruchblutungen bei Patientinnen unter Pilleneinnahme oder Hormonersatztherapie. Hält die Symptomatik an, müssen andere Ursachen in Betracht gezogen werden, denen Sie dann nachgehen, oder Sie überweisen die Patientin.

- Ein einseitiger Beckenschmerz mit Vaginalblutung innerhalb von zwei Wochen nach einer ausgebliebenen Regelblutung lenkt den Verdacht in Richtung Extrauteringravidität. Überweisen Sie die Patientin unverzüglich.

Schmerzhafte Menstruation

Schmerzhafte Menstruationen sind ein sehr verbreitetes Symptom. Die Hälfte aller Frauen klagt über moderate Schmerzen und 12 % über starke Schmerzen, die sie erheblich beeinträchtigen. Die primäre Dysmenorrhö beschreibt Schmerzen ohne organische Pathologie, die gewöhnlich mit dem Beginn des Ovulationszyklus einsetzen. Eine sekundäre Dysmenorrhö hängt mit einer Beckenpathologie zusammen und tritt später im Leben auf.

Ursachen

Häufig

- primäre Dysmenorrhö
- Endometriose
- chronische Adnexitis
- Intrauterinpessar
- Beckenvenensyndrom

Gelegentlich

- retrovertierter Uterus
- Zervizitis
- Schokoladenzyste des Ovars
- Endometriumpolyp

Selten

- uterine Malformation
- Hymen imperforatus
- Uterushypoplasie
- Zervixstenose
- psychogen

	Primäre Dysmenorrhö	Endometriose	Adnexitis	Intrauterinpessar	Beckenvenensyndrom
nur während der ersten Tage der Menstruation	ja	nein	nein	nein	nein
tiefe Dyspareunie	nein	ja	ja	nein	ja
kolikartige Schmerzen	ja	nein	nein	ja	nein
Beginn im Erwachsenenalter	nein	ja	ja	ja	ja
vergrößerter Uterus bei der Untersuchung	nein	eventuell	nein	nein	eventuell

Untersuchungen

Standard: keine
Gelegentlich: großes Blutbild, BSR/CRP, Vaginal- und Endozervikalabstrich, Sonographie, Laparoskopie
In Spezialfällen: keine

- Großes Blutbild: im Hinblick auf eine Anämie, wenn die Blutung auch stark ist; Leukozytenzahl und BSR/CRP bei Adnexitis erhöht.
- Vaginal- und Endozervikalabstrich: wegen möglicher Chlamydieninfektion bei gleichzeitigem Vaginalausfluss; kann bei chronischer Adnexitis der Identifizierung des Erregers dienen.
- Sonographie: hilfreich bei der Ermittlung einer Uterusvergrößerung oder anderer Anomalien und zur Entdeckung von Ovarialzysten.
- Laparoskopie: übliches Verfahren nach der Überweisung in die Klinik zur Diagnose einer Adnexitis und Endometriose.

Wichtige Hinweise

- Ermitteln Sie die Sorgen der Patientin. Junge Frauen möchten vielleicht über das Symptom der schmerzhaften Menstruation eine Verschreibung der Pille erreichen.
- Vorsicht mit der Diagnose Endometriose: Auch bei einer laparoskopischen Bestätigung muss sie nicht für die aktuellen Beschwerden der Patientin verantwortlich sein (Endometriosen sind häufig asymptomatisch). Wenn Sie nicht darlegen, dass die Behandlung kein Allheilmittel ist, wird die Patientin wahrscheinlich wegen der mangelnden Fortschritte frustriert sein.
- Ein längst vergessenes Intrauterinpessar kann die Ursache einer Dysmenorrhö sein. Fragen Sie die Patientin nach genau dieser Möglichkeit und schauen Sie auch in Ihre Aufzeichnungen.
- Erklären Sie der Patientin frühzeitig, dass eine genaue organische Diagnose nicht immer möglich ist. Damit erhalten Sie ein gutes Arzt-Patient-Verhältnis, das eine eventuell nachfolgende Enthüllung zugrunde liegender psychischer Probleme erleichtert.

Alarmsignale

- Die Wahrscheinlichkeit einer Organerkrankung steigt bei einer sekundären Dysmenorrhö, die den Nachtschlaf stören kann.
- Die Hälfte der Frauen, die sich einer Laparoskopie bei sekundärer Dysmenorrhö unterziehen, weisen keine Organpathologie auf. Denken Sie auch an mögliche psychische Ursachen und vermeiden Sie es, die Frau mit Untersuchungen und Überweisungen zu überschütten. Eine ganze Reihe der Frauen wird dann operiert (z.B. totale Hysterektomie) – und haben danach immer noch Beschwerden.
- Wenn sich die Patientin mit akuten, selbst diagnostizierten «starken Regelschmerzen» vorstellt, denken Sie dennoch auch an andere mögliche Ursachen, z.B. die nicht gynäkologischen Ursachen von Unterbauchschmerzen wie Appendizitis, Nierenkolik oder ein Harnwegsinfekt, die auch zum Zeitpunkt der Regel einsetzen können.
- Während schmerzhafte Menstruationen die Stimmung sehr drücken können, sinkt bei einer echten Depression die Schmerzschwelle bei ansonsten gesunden Frauen, was nicht übersehen werden darf.

Starke Menstruation

Dieses Symptom führt oft zur Hausarztkonsultation. Die normale Hausarztpraxis hat jährlich durchschnittlich 100 Fälle mit Menstruationsproblemen (Hausärztinnen sicher noch mehr) und viele davon betreffen die Menorrhagie. Der normale Blutverlust während der Menstruation beträgt 20–80 ml. In der Praxis ist die Mengenbestimmung nicht durchführbar, sodass die Definition von der Einschätzung der Frau selbst abhängt. Allerdings gibt es einige Möglichkeiten, um festzustellen, ob die Blutung «exzessiv» ist oder nicht.

Ursachen

Häufig

- dysfunktionelle Blutung
- Zervix- oder Endometriumpolypen
- Endometriose
- Fibrome
- Pubertät und Perimenopause

Gelegentlich

- Hypothyreose (und Hyperthyreoidismus)
- Intrauterinpessar
- iatrogen (Pille, Hormonersatztherapie)
- glandulär-zystische Hyperplasie
- chronische Adnexitis

Selten

- Nebennierenerkrankung und Hyperprolaktinämie
- Lebererkrankung, besonders alkoholisch
- Gerinnungsstörungen
- Endometriumkarzinom
- tuberkulöse Endometritis

	Dysfunktionelle Blutung	Polypen	Endometriose	Fibrom	Pubertät und Perimenopause
lange Vorgeschichte	eventuell	eventuell	eventuell	eventuell	nein
langer Zyklus	eventuell	nein	nein	nein	eventuell
schmerzhafte vaginale Untersuchung	nein	nein	ja	nein	nein
sehr schmerzhafte Menstruation	nein	eventuell	ja	nein	eventuell
vergrößerter Uterus bei der vaginalen Untersuchung	nein	nein	eventuell	ja	nein

Untersuchungen

Standard: großes Blutbild
Gelegentlich: Schilddrüsenfunktionstests, BSR/CRP, Beckensonographie und nach Überweisung Endometriumprobe und Hysteroskopie
In Spezialfällen: Leberwerte, FSH/LH, Vaginalabstrich, Gerinnungswerte, endokrinologische Werte

- Großes Blutbild: zum Nachweis von Anämie und Thrombozytopenie.
- Schilddrüsenfunktionstests: zum Nachweis einer eventuellen Schilddrüsenfunktionsstörung.
- BSR/CRP: erhöht bei Adnexitis.
- Leberwerte: bei klinischem Verdacht auf Lebererkrankungen.
- Gerinnungswerte: bei anamnestischen Hinweisen auf anormale Blutungen oder Hämatombildung.
- FSH und LH: bei klinischem Verdacht auf vorzeitige Menopause.
- Beckensonographie: zur Bestätigung von Fibromen.
- Vaginalabstrich: nur selten bei chronischer Adnexitis mit Ausfluss indiziert.
- Endokrinologische Werte: bei Hyperprolaktinämie oder Nebennierenerkrankungen.
- Wahrscheinliche Untersuchungen nach einer Überweisung sind eine Endometriumprobe und/oder die Hysteroskopie.

Wichtige Hinweise

- Die Berichte der Patientin über die Stärke der Regelblutung sind naturgemäß unzuverlässig. Bemühen Sie sich um eine eigene Einschätzung, indem Sie nach der Menge der verbrauchten Binden oder Tampons, nach dem Blutfluss und nach Koageln fragen. Führen Sie im Hinblick auf eine Eisenmangelanämie auch ein großes Blutbild durch.
- Finden Sie heraus, was der Frau wichtig ist. Das Symptom ist vielleicht nur die «Eintrittskarte», um z. B. bei einer jungen Frau um die Verschreibung der Pille zu bitten oder um spezifische Sorgen zu besprechen (z. B. die Sorge an einem Karzinom erkrankt zu sein oder dass eine Hysterektomie erforderlich sein könnte).
- Vergessen Sie nicht, nach einer eventuell vergessenen Spirale zu fragen.
- Bei jungen Frauen mit schmerzlosen starken Regelblutungen bei guter Gesundheit und normalem vaginalen Untersuchungsbefund können Sie die Verdachtsdiagnose dysfunktionelle Blutung stellen und eine empirische Behandlung einleiten.
- Eine vereinzelte verstärkte Regelblutung geht zumeist auf exzessives Training oder emotionale Belastungen zurück, doch sollte das Symptom über mehrere Monate beobachtet werden, um eventuell ein Muster festzustellen.

Alarmsignale

- Stellen Sie fest, ob es sich tatsächlich nur um eine «starke Blutung» handelt. Wenn die Blutung unregelmäßig ist oder auch intermenstruelle oder postkoitale Blutungen vorkommen, ist die Wahrscheinlichkeit für eine strukturelle Läsion viel größer und die Patientin sollte überwiesen werden.
- Blutkoagel sprechen für eine signifikante Blutung. Vergessen Sie nicht, ein großes Blutbild machen zu lassen.
- Eine Menorrhagie mit sekundärer Dysmenorrhö, Dyspareunie und Empfindlichkeit bei der gynäkologischen Untersuchung spricht für eine Endometriose oder eine chronische Adnexitis.

Hals

Halsentzündung

Die Halsentzündung ist der «König der Symptome» in der Hausarztpraxis. Es ist das häufigste Symptom, das am stärksten übertherapierte, das umstrittenste und das banalste. Wahrscheinlich ist es zudem das beliebteste, da die Konsultationen in der Regel kurz sind, selbst wenn eher zur Selbstbehandlung geraten wird, als ein Rezept zu schreiben.

Ursachen

Häufig

- leichte Viruspharyngitis (bei oberem Atemwegsinfekt)
- Tonsillitis/Angina tonsillaris (Streptokokkenangina)
- Pfeiffer-Drüsenfieber
- Mandelentzündung (peritonsillitischer Abszess)
- oropharyngeale Kandidose

Gelegentlich

- Refluxkrankheit
- Glossopharyngeus-Neuralgie und zervikogener Nervenwurzelschmerz
- Trauma: Fremdkörper oder Kratzer durch schlecht gekaute, krosse und scharfkantige Speisen
- andere virale oder bakterielle Infektionen (z. B. Angina Plaut-Vincenti, Herpangina, Herpes simplex, Gonorrhö)
- aphthöse Ulzeration
- akute oder subakute Thyreoiditis

Selten

- Angina pectoris
- Karotidynie
- Blutkrankheit (einschließlich iatrogen)
- Epiglottitis
- Diphtherie

- oropharyngeales Karzinom
- retropharyngealer Abszess

	Viruspharyngitis	Angina tonsillaris	Pfeiffer-Drüsenfieber	Mandele-ntzündung	Oropharyngeale Kandidose
zervikale Lymphadenopathie	eventuell	ja	ja	ja	nein
purulenter Rachen	nein	ja	eventuell	eventuell	nein
hohes Fieber	nein	ja	ja	ja	nein
einseitige Schwellung	nein	eventuell	nein	ja	nein
Symptome eines oberen Atemwegsinfektes	ja	nein	nein	nein	nein

Untersuchungen

Standard: keine
Gelegentlich: Rachenabstrich, großes Blutbild, Paul-Bunnell-Reaktion
In Spezialfällen: Endoskopie des oberen Gastrointestinaltraktes, Biopsie, Herzuntersuchungen (alles in der Klinik)

- Rachenabstrich: umstritten wegen geringer Spezifität und Sensitivität; hilfreich nur bei anhaltender Halsentzündung oder nicht ansprechender Behandlung.
- Großes Blutbild: zeigt eventuell atypische Lymphozyten beim Pfeiffer-Drüsenfieber; offenbart auch eventuell zugrunde liegende Blutkrankheiten.
- Paul-Bunnell-Reaktion: zur Abklärung eines Pfeiffer-Drüsenfiebers bei anhaltendem Krankheitsgefühl und Abgeschlagenheit.
- Endoskopie des oberen Gastrointestinaltraktes: eventuell erforderlich zur Diagnose einer Refluxkrankheit.
- Röntgen/Laryngoskopie: bei Verdacht auf Fremdkörper.
- Herzuntersuchungen: wenn in seltenen Fällen eine übertragene Symptomatik zu Schmerzen im Rachen führt.
- Biopsie: bei verdächtigen Läsionen zur Abklärung einer möglichen Malignität.

Wichtige Hinweise

- Konsultationen wegen schwerer Halsentzündungen resultieren gewöhnlich in der Frage, ob ein Antibiotikum verschrieben werden soll oder nicht. Es gibt keinen einfachen und zuverlässigen Weg, um klinisch zwischen bakterieller und viraler Genese zu unterscheiden, sodass die Frage zu einer rein pragmatischen Angelegenheit wird. Allerdings bieten die Centor-Kriterien eine gewisse Hilfe. Sogar bei einer Streptokokkenangina verkürzt die antibiotische Behandlung die Symptomdauer offenbar um lediglich 24 Stunden und beeinflusst wahrscheinlich nicht die Gefahr möglicher Komplikationen.
- Eine milde Halsentzündung im Rahmen eines oberen Atemwegsinfektes ist meist nur ein Symptom eines ganzen Bündels mit Rhinorrhö, Husten, Kopfschmerzen usw. Die Ursache ist dann zweifellos viral, und Antibiotika haben hierbei nichts zu suchen.
- Ein Rachenabstrich hilft nur bei der Behandlung unklarer oder anhaltender Fälle (und trägt selbst dann gewöhnlich nur wenig zur Klärung bei).
- Erklären Sie einem (jungen) Erwachsenen, dem Sie ein Antibiotikum wegen Streptokokkenangina verschreiben wollen, dass die Symptomatik auch auf andere Infektionen wie etwa das Pfeiffer-Drüsenfieber zurückgehen kann. Dies hilft dabei, dass der Patient auch dann nicht das Vertrauen zu Ihnen verliert, wenn die Halsentzündung auch nach einer Antibiotikakur noch fortdauern sollte.

Alarmsignale

- Bedenken Sie, dass dieses scheinbar triviale Symptom gelegentlich der Vorbote eines größeren Problems sein kann. Erkundigen Sie sich vor allem nach der Medikation. Das erste Anzeichen einer medikamenteninduzierten Agranulozytose kann eine Halsentzündung sein.
- Ein echter Fremdkörper, der im Hals festsitzt, wird sich in der supraglottischen Zone befinden und bei der Inspektion der Mundhöhle nicht sichtbar sein. Überweisen Sie den Patienten im Zweifel.
- Weisen Sie den Patienten bei jedem Verdacht auf eine Epiglottitis ins Krankenhaus ein – und untersuchen Sie nicht den Rachen.

- Suchen Sie bei jungen Patienten mit einer oropharyngealen Kandidose nach möglichen, nicht offensichtlichen Ursachen wie einem Diabetes oder Immunsuppression.
- Eine Mandelentzündung kann auch zur respiratorischen Obstruktion führen. Versuchen Sie nie eine konservative Therapie, sondern weisen Sie den Patienten zur chirurgischen Intervention ein.

Halsknoten

Ein Knoten am Hals bedeutet für den Patienten meist nur eines: Krebs. Tatsächlich ist das recht selten der Fall, und eine gründliche Untersuchung und Erklärung wirkt stärker anxiolytisch als ein Kiste voll Benzodiazepin. Mitunter sind jedoch weitere Untersuchungen erforderlich.

Ursachen

Häufig

- reaktive Lymphadenitis bei lokaler Infektion
- prominente normale Lymphknoten
- Kropf
- Epidermiszyste
- mediane Halszyste

Gelegentlich

- laterale Halszyste
- Schlundtasche
- Halsrippe
- Aktinomykose
- primäres Lymphom oder Metastase

Selten

- Tuberkulose der zervikalen Lymphknoten (Skrofuloderm)
- Schilddrüsenkarzinom
- Glomus-caroticum-Tumor oder -aneurysma
- Sarkoidose
- Hygroma colli

	Lymphadenitis	Normale Lymphknoten	Kropf	Epidermiszyste	Mediane Halszyste
druckempfindlich	ja	nein	eventuell	nein	nein
weitere Symptome	ja	nein	eventuell	nein	nein
Mitbewegung beim Schlucken	nein	nein	ja	nein	ja
in der Medianlinie	nein	nein	nein	nein	ja
mit der Haut verbunden	nein	nein	nein	ja	nein

Untersuchungen

Standard: Schilddrüsenfunktionstests bei Schilddrüsenschwellung
Gelegentlich: großes Blutbild, BSR, Thoraxröntgen
In Spezialfällen: Schilddrüsensonographie, Schilddrüsenszintigraphie, Bariumbreiuntersuchung, Biopsie

- Schilddrüsenfunktionstests: bei jeder Form der Schilddrüsenvergrößerung; zeigt Hypo- oder Hyperthyreoidismus an.
- Großes Blutbild und BSR: bei anhaltender Lymphknotenvergrößerung; weitere Untersuchungen, wenn Leukozytenzahl anormal oder BSR erhöht.
- Thoraxröntgen: kann ein primäres Lungenkarzinom, ein Lymphom oder andere seltenere Pathologien aufdecken.
- Schilddrüsensonographie und/oder Schilddrüsenszintigraphie: wenn der Knoten in der Schilddrüse lokalisiert wird (Durchführung meist durch Endokrinologen nach Überweisung).
- Bariumbreiuntersuchung: zur Bestätigung und zum Ausschluss einer Schlundtasche.
- Biopsie: Spezialverfahren zur Enthüllung der Natur eines persistierenden verdächtigen Lymphknotens.

Wichtige Hinweise

- Finden Sie heraus, welche Sorgen den Patienten belasten. Die Angst vor Krebs ist bei diesem Symptom verbreitet.
- Außer bei einem offenkundig suspektem Lymphknoten können Sie den diagnostischen Wert der Zeit einsetzen. Mit einem angemessenen Zuwarten löst sich das Problem häufig von alleine, oder es zeigt sich die wahre Diagnose.
- Eine verdächtige Lymphadenopathie bedeutet gewöhnlich einen singulären, allmählich wachsenden und nicht schmerzhaften Lymphknoten.
- Kinder mit normalen oder reaktiven Lymphknoten werden häufig von besorgten Eltern vorgestellt. Nehmen Sie sich die Zeit, um die Natur des Problems zu erläutern und alle Befürchtungen zu zerstreuen, um zukünftige unangebrachte Arztbesuche zu verhindern.

Alarmsignale

- Ein Patient mit einer neoplasieartigen Lymphknotenvergrößerung ohne klare Ursache sollte umgehend einer eingehenden HNO-ärztlichen Untersuchung zugeführt werden.
- Ein mit der Haut verbackener Halslymphknoten muss Verdacht erregen. Wenn ein primärer HNO-Tumor ausgeschlossen wurde, muss dringend eine Biopsie genommen werden.
- Eine Dysphagie bei einem Halsknoten ist ein ernstes Symptom, außer in Verbindung mit einer vorübergehenden Halsentzündung. Sonst sind weitere endoskopische Untersuchungen erforderlich.
- Achtung bei einer sich in der Schilddrüse entwickelnden, harten Schwellung, da hier ein Karzinom ausgeschlossen werden muss.

Heiserkeit

Eine Heiserkeit kann sehr schnell einsetzen und dann einige Tage anhalten (akut) oder sich allmählich verschlechtern und Wochen oder Monate währen (chronisch). Dies wird sich aus der Anamnese ergeben und der Behandlung den Weg weisen. Eine akute Heiserkeit bereitet selten diagnostische Probleme und auch keine Sorgen. Die selteneren chronischen Heiserkeiten geben mehr Anlass zur Sorge und bedürfen gewöhnlich der Überweisung.

Ursachen

Häufig

- akute Viruslaryngitis
- Überbeanspruchung der Stimme (Rufen, Schreien)
- Hypothyreose
- Rauchen
- Sinusitis

Gelegentlich

- Refluxkrankheit
- gutartige Tumoren: Sängerknötchen, Polypen
- rheumatoide Arthritis des Kehlkopfknorpels
- somatoforme autonome Störung (funktionelle Aphonie)

Selten

- akute Epiglottitis
- Larynxkarzinom
- rezidivierende Lähmung des N. laryngealis recurrens
- Trauma (z. B. nach Intubation)
- chemisch-inhalatives Trauma
- seltene entzündliche Läsionen (z. B. Tuberkulose, Syphilis)

	Akute Viruslaryngitis	Über-beanspruchung	Hypothyreose	Rauchen	Sinusitis
kürzliche Krankheit	ja	nein	eventuell	nein	ja
Müdigkeit, Kälte, Verlangsamung	nein	nein	ja	nein	nein
Fieber und Krankheitsgefühl	eventuell	nein	nein	nein	ja
chronisches Symptom	nein	eventuell	ja	ja	nein
Gesichtsschmerzen und Katarrh	nein	nein	nein	nein	ja

Untersuchungen

Standard: keine
Gelegentlich: Schilddrüsenfunktionstests, Thoraxröntgen, direkte oder indirekte Laryngoskopie
In Spezialfällen: Rachenabstrich

- Schilddrüsenfunktionstests: bei chronischer Heiserkeit zu Ausschluss einer Hypothyreose.
- Thoraxröntgen: im Hinblick auf eine mögliche thorakale Läsion, die für eine Lähmung des N. recurrens laryngealis verantwortlich sein könnte.
- Indirekte Laryngoskopie: nützlich für einen Hausarzt mit geeigneter Apparatschaft; meistens aber Überweisung an einen HNO-Arzt.
- Direkte Laryngoskopie: mithilfe eines flexiblen fiberoptischen Endoskopes. Es handelt sich um eine Spezialuntersuchung, mit der die direkte Betrachtung und die Biopsie der verdächtigen Läsion möglich werden.
- Rachenabstrich: nur bei Heiserkeit nutzbringend, die mit einer persistierenden Pharyngitis vergesellschaftet ist (sehr selten).

Wichtige Hinweise

- Vergessen Sie im Falle einer akuten Laryngitis nicht, den Patienten zur Stimmschonung aufzufordern, wobei auch berufliche Faktoren berücksichtigt werden müssen. Die Verwendung der Stimme (z. B. bei Telefonisten) oder Arbeiten in rauchiger Umgebung (z. B. Gasthäuser und Kneipen) führt zu einer Verschlimmerung und Verlängerung der Symptomatik und überdies zu diagnostischen Verwirrungen.
- Bei Verdacht auf einen malignen Prozess veranlassen Sie noch vor der Überweisung umgehend ein Thoraxröntgen. Die Überweisung kann dann direkt zum richtigen Spezialisten erfolgen (eher Lungenfacharzt als HNO-Arzt), wenn eine Lungenläsion nachgewiesen werden kann, um die angemessene Behandlung schnellstmöglich zu beginnen.
- Denken Sie daran, dass eine vorübergehende Heiserkeit auch durch eine Intubation verursacht sein kann. Da die Patienten immer weniger Zeit in den Kliniken verbringen, stellen sie sich häufiger mit dieser Komplikation beim Hausarzt vor.

Alarmsignale

- Bei jedem Erwachsenen mit einer Heiserkeit seit mindestens drei Wochen ohne Anzeichen einer Besserung wird bis zum Beweis des Gegenteils von einem Larynxkarzinom ausgegangen.
- Die Refluxkrankheit ist eine häufige Ursache bei älteren Patienten, doch stellen Sie diese Diagnose nicht ohne vorherige Spezialuntersuchungen.
- Eine Epiglottitis ist selten, doch wenn Sie den Verdacht haben, überweisen sie den Patienten sofort, und zwar ohne den Rachen untersucht zu haben.
- Die Hypothyreose wird leicht übersehen. Die schnelle Diagnose kann aber unnötige Sorgen und Untersuchungen verhindern.

Nackensteifigkeit

Die meisten Ursachen einer akuten Nackensteifigkeit sind gutartig und in der Hausarztpraxis leicht zu handhaben. Allerdings verursacht dieses Symptom aufgrund der extensiven Berichterstattung in den Medien bei Eltern mit fiebrigen Kindern eine unangemessene Angst vor einer Meningitis. Diese Angst kann sich auch im Krankheitsverhalten der Erwachsenen widerspiegeln, mit dem Ergebnis, dass ein lästiges, aber harmloses Symptom zum vermeintlichen Vorboten einer ernsten Pathologie wird.

Ursachen

Häufig

- akuter Tortikollis (positional, Luftzug)
- HWS-Spondylose
- viraler oberer Atemwegsinfekt mit zervikaler Lymphadenitis
- Schleudertrauma
- Meningismus bei systemischer Infektion (z. B. Pneumonie)

Gelegentlich

- andere Arthritisformen (z. B. rheumatoide Arthritis und Spondylarthritis ankylopoetica
- Abszess am Hals
- Hysterie
- Gehirnblutung
- Gehirntumor (primär oder sekundär)

Selten

- Meningitis
- Wirbelfraktur
- Knochentumor (primär oder sekundär)
- atypische Infektion: Tetanus, Leptospirose, Dreitagefieber, Psittakose
- Gehirnabszess

	Tortikollis	HWS-Spondylose	Oberer Atemwegsinfekt	Schleudertrauma	Meningismus
andere Symptome	nein	eventuell	ja	eventuell	ja
rezidivierend	nein	ja	nein	eventuell	nein
vergrößerte Lymphknoten	nein	nein	ja	nein	eventuell
Halsasymmetrie	ja	eventuell	nein	eventuell	nein
Fieber	nein	nein	ja	nein	ja

Untersuchungen

Standard: keine
Gelegentlich: großes Blutbild, Paul-Bunnel-Reaktion, BSR/CRP, Rheumafaktor, HLA-B_{27}
In Spezialfällen: Knochenmarker, HWS-Röntgen, Knochenszintigramm, weitere klinikgestützte Untersuchungen

- Großes Blutbild und Paul-Bunnel-Reaktion: Bei unbehandeltem, nicht ausgeheiltem oder nicht ansprechendem oberen Atemwegsinfekt werden diese Parameter überprüft, um ein Pfeiffer-Drüsenfieber abzuklären.
- BSR/CRP, Rheumafaktor, HLA-B27: helfen bei der Diagnose einer möglichen rheumatoiden Arthritis und HWS-Spondylose bei Patienten in jungen und mittleren Jahren mit nicht nachlassendem Schiefhals.
- HWS-Röntgen: bei möglicher Fraktur (in der Klinik); von begrenztem Wert bei HWS-Spondylose, da die Beschwerden nicht gut mit den Röntgenbefunden korrelieren; kann eine schwere Knochenerkrankung aufzeigen, doch ist ein Knochenscan hier hilfreicher.
- Knochenmarker: bei Verdacht auf Knochenmetastasen oder Myelom.
- Klinikgestützte Untersuchungen: Diese können eine Lumbalpunktion (bei Verdacht auf Meningitis) und CT/MRT im Hinblick auf zerebrale Läsionen sein.

Wichtige Hinweise

- Eine Druckempfindlichkeit des Halses aufgrund einer zervikalen Lymphadenitis bei einem oberen Atemwegsinfekt ist ungleich häufiger als eine Meningitis, doch wird sie oft als Nackensteifigkeit fehlinterpretiert.
- In den meisten Fällen ist eine Halskrawatte nur für maximal 48 Stunden zu empfehlen. Obwohl sie als angenehm empfunden werden, neigen Sie doch dazu, das Problem nur zu verzögern. Verordnen Sie statt dessen lieber eine angemessene Analgesie, Wärme und Mobilisation.
- Bereiten Sie den Patienten darauf vor, dass die Symptome eines Schleudertraumas einige Monate bis zum völligen Verschwinden benötigen können. Damit verhindern Sie wiederholte vergebliche und frustrierende Arztbesuche.

Alarmsignale

- Petechien bei Meningokokken sind gewöhnlich ein Spätsymptom und können auch übersehen werden, wenn das fiebernde Kind mit Nackensteifigkeit nicht ausgezogen und vollständig inspiziert wird.
- Schmerzen und Nackensteifigkeit können die einzigen Symptome einer Wirbelfraktur oder Subluxation sein, die ohne Rückenmarkbeteiligung verläuft. Bei einem signifikanten Trauma muss der Patient in eine Notfallambulanz überweisen werden.
- Blitzartige Kopfschmerzen, die einer Nackensteifigkeit vorangehen, sind höchst verdächtig auf eine Subarachnoidalblutung und erfordern die notfallmäßige Einweisung.
- Wenn die Schmerzen und die Nackensteifigkeit nicht nachlassen und den Patienten auch aus dem Nachtschlaf erwecken, kann eine ernste Knochenpathologie dahinterstecken, besonders wenn es weitere Besorgnis erregende Symptome gibt oder in der Vorgeschichte des Patienten ein Karzinom auftaucht.

Schluckstörungen

Dieses Symptom kann Verschiedenes bedeuten. Hier ist eine sorgfältige Anamnese erforderlich, um herauszufinden, was genau gemeint ist: Schwierigkeiten das Schlucken einzuleiten, ein Gefühl von übrig gebliebenen Speiseresten im Hals, ein schmerzhafter Schluckakt oder auch das Gefühl, etwas im Rachen zu haben, ohne dass etwas geschluckt werden soll.

Ursachen

Häufig

- Globus hystericus
- alle schmerzhaften Zustände im Rachen, z. B. Pharyngitis
- Refluxkrankheit
- knöcherne Striktur
- Ösophaguskarzinom

Gelegentlich

- Schlundtasche
- Pharynxkarzinom
- Kompression durch mediastinalen Tumor (z. B. Lymphom, Bronchialkarzinom)
- Ösophagusachalasie
- Magenkarzinom
- Xerostomie (bei älteren Patienten, nach Parotidektomie und bei Sjögren-Syndrom)
- Fremdkörper
- Medikamente: NSAID-assoziierte Ösophagitis, falsche Einnahmeweise von Bisphosphonattabletten

Selten

- Plummer-Vinson-Syndrom
- Chagas-Krankheit (südamerikanische Trypanosomenerkrankung)

- Sklerodermie (CREST-Syndrom), Polymyositis und Dermatomyositis
- neurologische Störungen, z. B. Myasthenia gravis, Bulbärparalyse
- Motoneuronerkrankung

	Globus	Schmerzhafter Pharynx	Reflux	Striktur	Ösophagus-karzinom
Gewichtsabnahme	nein	nein	nein	eventuell	ja
intermittierend	ja	nein	ja	nein	nein
zunehmend	nein	nein	nein	ja	ja
Reflux unverdauter Speise	nein	nein	nein	eventuell	ja
retrosternale Schmerzen	nein	nein	ja	eventuell	eventuell

Untersuchungen

Standard: (außer bei offensichtlichem Globus oder lokaler pharyngealer Ursache) großes Blutbild, BSR/CRP, Bariumbreiuntersuchung oder Endoskopie
Gelegentlich: Thoraxröntgen, Leberwerte
In Spezialfällen: Rachenabstrich, Thorax-CT

- Großes Blutbild und BSR/CRP: kann Hinweise auf einen malignen Prozess oder eine Eisenmangelanämie liefern.
- Leberwerte: bei Verdacht auf einen malignen Prozess können Abweichungen auf Lebermetastasen hindeuten.
- Bariumbreiuntersuchung: hilfreich bei schwachen Patienten und zur sicheren Darstellung einer Striktur oder bei Motilitätsstörungen, wenn keine Gefahr der Flüssigkeitsaspiration bei absoluter Dysphagie besteht.
- Die flexible Endoskopie des oberen Gastrointestinaltraktes ermöglicht die direkte Darstellung und Biopsie verdächtiger Läsionen.
- Rachenabstrich: manchmal bei schmerzhaften Rachenläsionen hilfreich.

- Thoraxröntgen: bei Verdacht auf Mediastinaltumoren unterschiedlicher Genese.
- CT oder andere Bildgebungsverfahren: durch den Spezialisten zur genaueren Einordnung mediastinaler Tumoren.

Wichtige Hinweise

- Ein junger, gestresster Patient, der Flüssigkeiten und Speisen problemlos schlucken kann, aber das Gefühl hat, «dass da noch etwas hängt», hat wahrscheinlich ein Globusgefühl. Die Beruhigung des Patienten hat gewöhnlich schon eine lösende Wirkung.
- Fragen Sie auch nach der Medikation. Eine ganz frische oder schmerzhafte Dysphagie kann mit einer schweren Ösophagitis zusammenhängen, die auf Medikamente wie Alendronat, NSAID und Kaliumpräparate zurückzuführen sein kann.
- Nehmen Sie sich Zeit für die Anamnese – Schluckstörungen können vieles bedeuten, und die Diagnose ergibt sich mit wesentlich höherer Wahrscheinlichkeit aus der Anamnese als aus der klinischen Untersuchung.

Alarmsignale

- Eine frische oder zunehmende Dysphagie mit Gewichtsverlust bei älteren Patienten gilt bis zum Beweis des Gegenteils als Ausdruck eines Ösophaguskarzinoms.
- Ein tastbarer harter supraklavikulärer Lymphknoten (Virchow-Drüse, Klavikulardrüse) ist pathognomisch für ein Magenkarzinom.
- Achtung bei Patienten mit einer langen Ösophagitisanamnese, die über zunehmende oder ungewöhnliche Schluckstörungen klagen. Hier kann sich eine Striktur oder auch ein Karzinom entwickelt haben.
- Wenn die Endoskopie keine Klarheit bringt, doch die Symptomatik fortdauert, rufen Sie sich die selteneren Ursachen wie eine extrinsische Ösophaguskompression oder eine neurologische Störung ins Gedächtnis. Erwägen Sie eine Bariumbreiuntersuchung oder überweisen Sie den Patienten zu einem Neurologen, wenn es weitere neurologische Beschwerden und Symptome gibt.

Stridor bei Kindern

Ein akuter Stridor ist sowohl für das Kind als auch für die Eltern sehr beängstigend. Die Atemanstrengung kann zur Hyperventilation führen, welche die Dinge nur noch schlimmer macht. «Schweres» oder «geräuschvolles» Atmen führen in den Wintermonaten recht häufig zu der Bitte um einen Hausbesuch außerhalb der Praxisöffnungszeiten. Meistens steckt ein virales Krupp-Syndrom dahinter, das einen leichten und harmlosen Stridor verursacht, aber es gibt auch schwere Fälle. Der Schlüssel zur Bewältigung dieser Situation besteht in einem nach außen ruhigen und methodischen Ansatz.

Ursachen

Häufig

- virales Krupp-Syndrom (Laryngotracheobronchitis)
- akute Epiglottitis
- akute Laryngitis
- akute Atemwegsobstruktion: Fremdkörper (Spielzeugkleinteile, Erdnuss)
- Kehlkopflähmung (angeboren: bei 25 % der Kinder mit Stridor)

Gelegentlich

- Kehlkopferweichung
- Kehlkopftrauma
- bakterielle Tracheitis
- Kehlkopfdiphtherie (Staphylokokken)
- Verbrennung der oberen Atemwege

Selten

- Kehlkopfstenose
- Kehlkopftumor (Papillom, Hämangiom) und Mediastinaltumoren

- Kehlkopfödem (angioneurotisch: Ödem auch in anderen Geweben)
- Gefäßanomalien (z. B. doppelter Aortenbogen)
- Diphtherie
- retropharyngealer Abszess

	Virales Krupp-Syndrom	Epiglottitis	Laryngitis	Obstruktion	Kehlkopf-lähmung
ganz plötzlich einsetzend	nein	ja	nein	ja	nein
anhaltender Stridor	eventuell	ja	nein	ja	ja
hoch fiebrig	eventuell	ja	nein	nein	nein
Speichelfluss	nein	ja	nein	nein	nein
starke Halsentzündung	nein	ja	nein	eventuell	nein

Untersuchungen

Für die Hausarztpraxis stehen keine sinnvollen Untersuchungen zur Verfügung. Folgende Maßnahmen werden wohl in der Klinik durchgeführt werden: großes Blutbild (Leukozytenzahl bei Infektionen erhöht), Seitaufnahme des Pharynx (vergrößerte Epiglottis bei Epiglottitis), Thoraxröntgen (zeigt Fremdkörper, distalen Kollaps oder externe Kompression von Larynx oder Trachea) und Laryngoskopie (zur direkten Betrachtung des Larynx).

Wichtige Hinweise

- In der Praxis besteht der erste Schritt darin, Zustände, die eine Notfallprozedur erfordern, auszuschließen (Epiglottitis oder aspirierter Fremdkörper), sodass die wahrscheinliche Diagnose eines viralen Krupp-Syndroms übrig bleibt. Die Behandlung richtet sich dann nach der Allgemeinverfassung des Kindes und vor allem nach dem Grad der respiratorischen Belastung.

- Kinder mit einem viralen Krupp-Syndrom haben einen deutlichen Stridor, der beim Schreien etwas abnimmt. Man kann diese Kinder zu Hause unter Beobachtung belassen, vorausgesetzt, dass die Symptomatik nachlässt, wenn sich das Kind beruhigt.
- Wenn Sie das Kind zu Hause versorgen, müssen Sie sich völlig sicher sein, dass die Eltern die Anzeichen einer Verschlechterung erkennen können. Im Zweifel verabreden Sie einen weiteren Termin.

Alarmsignale

- Das hoch fiebrige Kind mit niederfrequentem Stridor (oft nicht deutlich), schwerer Halsentzündung oder Schluckstörungen und erschwerter Atmung hat bis zum Beweis des Gegenteils eine Epiglottitis. Weisen Sie das Kind sofort ein, ohne den Rachen zu untersuchen, da dies einen Atemwegsverschluss provozieren könnte.
- Unruhe, erhöhter Puls und erhöhte Atemfrequenz, zunehmende interkostale Einziehungen, Abgeschlagenheit und Benommenheit sind Alarmsignale, die eine sofortige Einweisung erfordern, auch wenn Sie keine genaue Diagnose stellen konnten.
- Ziehen Sie eine Fremdkörperaspiration in Betracht, wenn die Symptomatik sehr plötzlich eingesetzt hat und es keine weiteren Anhaltspunkte oder Beschwerden im Hinblick auf eine Atemwegsinfektion gibt.

Nase

Nasenbluten

Nasenbluten kommt am häufigsten bei sehr jungen und bei sehr alten Patienten vor. Gewöhnlich wird es als rezidivierendes Problem vorgestellt, oder aber der Patient vermag die akute Blutung nicht zu stillen. In diesem Fall geht es nur um die Versorgung einer Blutung nach den klinischen Standards, doch erzeugt sie gewöhnlich eine unangemessene Aufgeregtheit. Gelegentlich, vor allem bei älteren Patienten, kann ein prolongiertes Nasenbluten zu einer signifikanten Hypovolämie führen.

Ursachen

Häufig

- spontan (aus dem Kiesselbach-Ort, verschlimmert durch Nasenbohren und Niesen)
- Naseninfekt und -ulzeration
- Medikamente (z. B. Antikoagulanzien)
- allergische Rhinitis (und atrophische Rhinitis)
- Hypertonie (häufig mit Arteriosklerose)

Gelegentlich

- Nasentropfen/-sprays (z. B. Kortikosteroide)
- Granulome und Perforationen der Nasenscheidewand
- schwere Lebererkrankungen
- Tumoren der Nase und/oder Nasennebenhöhle
- anatomische Anomalie: Septumdeviation
- Trauma: Nasenfraktur

Selten

- Leukämie
- Thrombozytopenie
- Koagulopathie: Hämophilie, fehlender Christmas-Faktor, Willebrand-Krankheit
- Vitamimangel: C und K
- Rendu-Osler-Weber-Krankheit

	Spontan	Hypertonie	Infektion	Medikamente	Rhinitis
rezidivierend	eventuell	ja	nein	ja	ja
generalisierte Hämatome	nein	nein	nein	ja	nein
Ausfluss oder Krusten	nein	nein	ja	nein	nein
Nasenstauung	nein	nein	eventuell	nein	ja
Wundgefühl/ Schmerzen in der Nase	eventuell	nein	ja	nein	nein

Untersuchungen

Standard: keine (INR bei Warfarin-Therapie)
Gelegentlich: großes Blutbild, Gerinnungswerte
In Spezialfällen: Leberwerte, Nebenhöhlenröntgen, CT12,2 Pt

- Großes Blutbild: im Hinblick auf eine Thrombozytopenie oder andere Hinweise auf eine Blutkrankheit.
- Leberwerte: schwere (z. B. alkoholische) Lebererkrankung als Ursachen für Gerinnungsstörungen.
- Ein erhöhter INR kann eine schwere Lebererkrankung oder eine Warfarin-Überdosierung widerspiegeln.
- Weitere Gerinnungsparameter: bei Verdacht auf Störungen wie Hämophilie Willebrand-Krankheit.
- Nebenhöhlenröntgen, CT: um einen Tumor auszuschließen.

Wichtige Hinweise

- Ein notfallmäßiger Anruf in der Praxis wegen Nasenbluten des Kindes lässt sich gewöhnlich durch ruhige, klare und direktive Anweisungen am Telefon beantworten. Diese Maßnahmen gelten auch für Ältere, doch kann eine Klinikeinweisung erforderlich werden, da die Blutung beträchtlich und schwerer zu stoppen sein kann.
- Wenn Kinder vorgestellt werden, sollten Sie auch alle Belange der Eltern berücksichtigen. Oft ist die Angst vor einer Blutkrankheit

wie einer Leukämie größer als die aktuelle Mühe mit dem Symptom selbst.

- Bei jungen Erwachsenen oder Patienten im mittleren Alter mit rezidivierenden Blutungen und Ulzerationen kann auch ein Kokainmissbrauch die Ursache sein.
- Erwachsene mit rezidivierender Epistaxis erwarten oft die Messung des Blutdrucks. Entweder messen Sie ihn einfach oder erklären Sie, warum Sie es nicht tun, wenn die Ursache offensichtlich kein Hypertonus ist.

Alarmsignale

- Wenn ein schweres Nasenbluten nicht mit den standardmäßigen Erste-Hilfe-Maßnahmen in den Griff zu kriegen ist, erfolgt die weitere Behandlung am besten in der Klinik. Das gilt besonders bei älteren Patienten. Überweisen Sie dann also dringend zu einem HNO-Facharzt oder eben zur zuständigen Notaufnahme.
- Bei rezidivierendem Nasenbluten mit purpurfarbenen Hämatomen prüfen Sie umgehend selbst das große Blutbild und die Gerinnungswerte.
- Vorsicht bei einem frischen, einseitigen, blutigen Ausfluss mit Obstruktion bei Patienten mittleren und höheren Alters. Hier ist ein Karzinom von Nase, Nasophyranx oder der Nasennebenhöhlen möglich.

Nasenlaufen

Obwohl es zumeist nicht als bedeutendes Symptom angesehen wird, ist es doch für denjenigen, der darunter leidet, bisweilen höchst unangenehm. Viele Ursachen haben Überschneidungen mit den Ursachen einer verstopften Nase (s. S. 354). Nur selten gibt es schwerwiegende Ursachen, doch wenn die Symptomatik trotz Behandlung fortdauert, wird eine Überweisung erforderlich.

Ursachen

Häufig

- oberer Atemwegsinfekt einschließlich Erkältung
- allergische Rhinitis (saisonal oder ganzjährig)
- vasomotorische Rhinitis
- Sinusitis
- infizierte Nasenschleimhautläsion (Herpes simplex, Impetigo)

Gelegentlich

- Polypen
- Rhinitis medicamentosa
- Kokainmissbrauch
- Clusterkopfschmerz (allerdings meist zusammen mit Schmerzen)
- chemische Irritation (Rauch, Abgase)
- nasaler Fremdkörper (gewöhnlich bei Kindern/Kleinkindern)
- Medikamentennebenwirkungen, z. B. Alphablocker, Kalziumkanalblocker

Selten

- Malignität
- Rhinoliquorrö nach Kopfverletzung
- Barotrauma
- Infektion mit Corynebacterium diphtheriae

	Oberer Atemwegsinfekt	Allergische Rhinitis	Vasomotorische Rhinitis	Akute Sinusitis	Nasenschleimhautinfektion
lange Anamnese	nein	eventuell	eventuell	nein	nein
Niesreiz	ja	ja	eventuell	eventuell	eventuell
Gesichtsschmerzen	eventuell	nein	nein	ja	nein
Fieber	eventuell	nein	nein	ja	nein
eitriger Ausfluss	eventuell	nein	nein	ja	eventuell

Untersuchungen

Normalerweise keine; Nebenhöhlenaufnahmen, CT und Allergietests werden wahrscheinlich vom Spezialisten nach der Überweisung durchgeführt.

Wichtige Hinweise

- Schauen Sie mit einem Auriskop und dem größtmöglichen Spekulum in die Nasenhöhle. Dabei soll der Patient die Luft anhalten, damit die Linse nicht beschlägt.
- Eine intermittierend laufende Nase mit einer positionsabhängigen Nasenobstruktion (z. B. abnehmend beim Hinlegen) lässt an einen einzelnen Nasenpolypen denken.
- Patienten, die ihre laufende Nase mit den Worten beschreiben: «als habe man einen Hahn aufgedreht», haben wahrscheinlich eine vasomotorische Rhinitis.
- Denken Sie daran, nach selbst gekauften Medikamenten zu fragen. Ein Kokainmissbrauch oder die Anwendung freiverkäuflicher sympathomimetischer Nasentropfen kann für die Diagnose eine große Rolle spielen, ebenso die Reaktion auf intranasale Kortikosteroide, die darüber hinaus auch für die weitere Behandlung wichtig ist.

Alarmsignale

- Intranasale Fremdkörper sind bei Kleinkindern keine Seltenheit. Achten Sie bei einem Kind auf einseitigen, übel riechenden Nasenausfluss.
- Einem anhaltenden und blutigen Nasenausfluss müssen Sie nachgehen, besonders bei einer einseitig verstopften Nase.
- Ein klarer, einseitiger Nasenausfluss gleich nach einem Schädeltrauma kann ein Liquorleck durch eine Siebbeinfraktur bedeuten. Manchmal stellt sich dies erst einige Zeit nach dem Trauma ein. Behalten Sie das also bei einer späteren Konsultation im Hinterkopf.

Verstopfte Nase

Dieses äußerst häufige Symptom ist jedem Hausarzt vertraut. Die häufigste Ursache, die einfache Erkältung, wird an dieser Stelle nicht besprochen, da die verstopfte Nase dabei meist nicht das führende Symptom ist. Die meisten Ursachen einer verstopften Nase sind gutartig, doch sollte in den Fällen, die nicht prompt auf eine einfache Behandlung reagieren, die Überweisung erwogen werden.

Ursachen

Häufig

- vasomotorische Rhinitis
- allergische Rhinitis (saisonal und ganzjährig)
- Nasenpolypen
- adenoide Hyperplasie (bei Kindern)
- Nasenseptumdeviation (etwa 20 % der Erwachsenen)

Gelegentlich

- übermäßiger Gebrauch von abschwellenden Nasentropfen (Rhinitis medicamentosa)
- chronische Sinusitis
- Papillom
- Trauma (einschließlich Septumhämatom)
- Fremdkörper (vor allem Kleinkinder)

Selten

- iatrogen, z. B. Doxazosin
- Nasen-/Nasennebenhöhlenkarzinom: Plattenepithelkarzinom, Adenokarzinom
- andere seltene Nasentumoren, z. B. Melanom, Teratom
- unilaterale Choanalatresie
- juveniles Angiofibrom

	Vasomotorische Rhinitis	Allergische Rhinitis	Nasenpolypen	Adenoide Hyperplasie	Septumdeviation
plötzlich einsetzend	ja	ja	nein	nein	nein
Ausfluss	ja	ja	eventuell	eventuell	nein
Niesen	eventuell	ja	nein	nein	nein
einseitig	nein	nein	eventuell	eventuell	ja
vorheriges Trauma	nein	nein	nein	nein	ja

Untersuchungen

Standard: keine
Gelegentlich: Röntgen der Nasennebenhöhlen, Allergietests
In Spezialfällen: großes Blutbild, Röntgen der Nasennebenhöhlen in 2 Ebenen, Nasennebenhöhlen-CT

- Röntgen der Nasennebenhöhlen: hilfreich zur Bestätigung einer chronischen Sinusitis.
- Allergietests (z. B. RAST und PRIST): zur Identifizierung einer Sensibilität gegenüber bestimmten Allergenen.
- Großes Blutbild: Eosinophilie bei allergischer Rhinitis (obwohl für die Diagnose selten erforderlich).
- Röntgen der Nasennebenhöhlen in zwei Ebenen.: bestätigt eine adenoide Hyperplasie.
- CT: zur Bestimmung der Größe und Ausdehnung eines Nasopharyngealkarzinoms und einer Nebenhöhlenpathologie.

Wichtige Hinweise

- Die Nasenobstruktion ist häufig eher die Ursache als die Folge einer rezidivierenden Sinusitis. Wenn Sie sich um das zugrunde liegende Problem kümmern, wirkt sich das auch auf die Sinusitiden aus.
- Allergie und Nasenpolypen treten häufig gemeinsam auf. Eine symptomatische medikamentöse Behandlung ist einen Versuch wert, bevor Sie den Patienten zur Polypektomie überweisen.

- Eine sehr plötzlich verstopfte Nase mit profuser, wässriger Rhinorrhö hat wahrscheinlich vasomotorische Ursachen.
- Bei einer adenoidalen Nasenobstruktion mit eventuell Hör- oder Sprechstörungen sowie möglicherweise einer Schlafapnoe sollte der Patient mit Blick auf eine Adenoidektomie überwiesen werden.

Alarmsignale

- Ein einseitiger blutiger Ausfluss bei einem älteren Patienten mit verstopfter Nase weckt den Verdacht auf einen malignen Prozess.
- Eine weiche Schwellung zu beiden Seiten des Septums nach einem Trauma legt ein Septumhämatom nahe. Dies sollte abgelassen werden, um die Gefahr einer Knorpelnekrose und Infektion zu bannen.
- Überprüfen Sie, welche Nasentropfen der Patient selbst verwendet hat. Denken Sie dabei an die Möglichkeit einer Rhinitis medicamentosa.
- Ein Kleinkind mit einseitig verstopfter Nase und übel riechendem Ausfluss hat wahrscheinlich einen Fremdkörper in der Nase.

Ohren

Ohrenfluss

Ohrenfluss ist häufig bei Schwimmern und bei Personen, die von einer Tropenreise zurückkehren, anzutreffen. Häufig ist er die Folge von hinter dem Zerumen im Gehörgang eingeschlossener Flüssigkeit, die zunimmt und eine Stasis fördert, die wiederum eine Infektion nach sich zieht. Die allermeisten Fälle sind leicht zu behandeln, doch sollte man auch die seltenen ernsten Ursachen im Auge behalten.

Ursachen

Häufig

- Furunkel
- akute eitrige Otitis media
- infektiöse Otitis externa: viral, bakteriell und mykotisch
- chronisch eitrige Otitis media
- reaktive Otitis externa: seborrhoische Dermatitis, Ekzem, Psoriasis

Gelegentlich

- Cholesteatom
- Trauma: häufig durch übermotivierte Versuche der Ohrreinigung
- bullöse Trommelfellentzündung (Otitis externa haemorrhagica)
- Infektion durch Fremdkörper (Insekten, Perlen bei Kleinkindern)
- verflüssigtes übermäßiges Zerumen

Selten

- Mastoiditis
- nekrotisierende Ostitis des Trommelfellrings
- Plattenepithelkarzinom und Basaliom (seltener) des äußeren Gehörgangs

- Keratosis obturans (Bolus aus anormal abschuppendem Epithel und Zerumen: häufiger bei chronischer Bronchitis und Bronchiektasen)
- Herpes zoster oticus
- Otoliquorrhö

	Furunkel	Otitis media	Infektiöse Otitis externa	Chronische Otitis media	Reaktive Otitis externa
schmerzlos	nein	nein	eventuell	ja	eventuell
andere Hauterkrankungen	eventuell	nein	nein	nein	ja
druckschmerzhafter Tragus	ja	nein	ja	nein	ja
perforiertes Trommelfell	nein	ja	nein	ja	nein
ipsilaterale Schwerhörigkeit	nein	ja	eventuell	ja	eventuell

Untersuchungen

Standard: keine
Gelegentlich: Abstrich, Urinstatus
In Spezialfällen: Röntgen des Schädels/Mastoids, CT oder MRT, Audiometrie

- Abstrich des Ohrenflusses: hilft in hartnäckigen Fällen bei der weiteren Behandlung.
- Urinstatus auf Glukose: zum Ausschluss eines Diabetes bei rezidivierenden Infektionen (besonders Furunkel).
- Röntgen des Proc. mastoideus zeigt bei Mastoiditis eine Verschattung der Mastoidzellen.
- CT oder MRT sind am besten geeignet, um einen Tumor, der das Schläfenbein infiltriert, oder ein Cholesteatom zu entdecken.
- Die Audiometrie kann zur Bestimmung eines Basiswertes der Hörminderung bei chronischer Otitis media hilfreich sein, sodass sich eine Besserung nach chirurgischer Intervention nachweisen lässt.
- Schädelröntgen: zeigt Frakturen der mittleren Schädelgrube bei Otoliquorrhö an (nach schwerem Trauma).

Wichtige Hinweise

- Eine Otitis externa rezidiviert oft. Um das Problem im Griff zu behalten, sollte der Patient nach Möglichkeit kein Wasser ins Ohr lassen und keine Wattestäbchen benutzen. Zudem sollten alle zugrunde liegenden Erkrankungen behandelt werden.
- Ist im Rahmen eines Ohrenflusses die Bewegung des Tragus schmerzhaft, spricht das für eine Otitis externa oder für ein Furunkel. Im ersten Fall klagt der Patient eher über Juckreiz als über Schmerzen.
- Die meisten Fälle von Otitis externa und media klingen durch eine empirische Behandlung ab, sodass kein Abstrich erforderlich ist. Führen Sie diesen nur durch, wenn die First-Line-Therapie fehlschlägt.
- Bei unklarer Diagnose legen Sie einen Kontrolltermin nach der initialen Therapie fest, um das Trommelfell zu beurteilen. Wenn anhaltender Ohrenfluss dies verhindert, überweisen Sie den Patienten zur Gehörgangstoilette und weiteren Begutachtung zu einem HNO-Arzt.

Alarmsignale

- Überwärmung, Druckschmerzhaftigkeit und Schwellung am Proc. mastoideus sprechen für eine Mastoiditis, was zur sofortigen Überweisung des Patienten führen muss.
- Wenn der Ohrenfluss nicht auf die First-Line-Therapie anspricht, überweisen Sie ihn zur Gehörgangstoilette, um eine rasche Lösung zu erreichen und eine gravierendere Mittelohrerkrankung auszuschließen.
- In sehr seltenen Fällen kann eine Mittelohrentzündung mit Ohrenfluss nach zentral fortschreiten und etwa eine Meningitis oder einen Hirnabszess verursachen. Ein Patient mit Ohrenfluss, der plötzlich Anzeichen von Verwirrtheit zeigt oder neurologische Symptome entwickelt, muss also sofort eingewiesen werden.
- Der Einsatz von Aminoglykosid- oder Polymyxintropfen bei perforiertem Trommelfell birgt die Gefahr der Ototoxizität (obwohl manche Fachärzte genau dies tun). Seien Sie sich also über die Indikation genau im Klaren, bevor Sie potenziell ototoxische Tropfen anwenden.

Ohrenschmerzen

Ohrenschmerzen sind der häufigste Grund für den Ruf des diensthabenden Arztes zu einem Kind. Die Eltern sind häufig genau so gestresst wie das Kind. Eine angemessene Beratung kann hier eine große Hilfe sein – sogar am Telefon. Beim Erwachsenen sind die Ursachen wesentlich vielfältiger und können in der Ohrmuschel, im Gehörgang, im Mittelohr oder auch in benachbarten Strukturen (Referred Pain) liegen.

Ursachen

Häufig

- infektiöse Otitis media: bakteriell/viral
- infektiöse Otitis externa: bakteriell/mykotisch/viral
- Ohrmuschel-/Gehörgangsfurunkel
- Trauma (besonders Wattestäbchen) und Fremdkörper (einschließlich Zerumen)
- Rachenprobleme: Tonsillitis/Pharyngitis/ Mandelentzündung

Gelegentlich

- Dysfunktion des Kiefergelenks
- Dentalabszess
- fehlender Durchbruch eines Weisheitszahns
- Trigeminusneuralgie
- Gehörgangsekzem/seborrhoische Dermatitis
- Chondrodermatitis nodularis chronica helicis

Selten

- Mastoiditis
- HWS-Spondylose
- Cholesteatom
- maligne Erkrankung
- Barotrauma

	Otitis media	Otitis externa	Furunkel	Trauma	Rachenprobleme
Ausfluss	eventuell	ja	eventuell	eventuell	nein
Schmerzen beim Ohrmuschelzug und beim Tragusdruck	nein	ja	ja	eventuell	nein
rotes, gewölbtes Trommelfell	ja	nein	nein	nein	nein
Schwerhörigkeit	ja	eventuell	nein	eventuell	nein
Schluck-schmerzen	nein	nein	nein	nein	ja

Untersuchungen

Standard: keine
Gelegentlich: Ohrenabstrich
In Spezialfällen: Röntgen des Kiefergelenks, der Zähne und des Mastoids, großes Blutbild, Paul-Bunnell-Reaktion

- Ein Abstrich aus dem Gehörgang ist nützlich bei Ohrenfluss und nach dem Versagen der empirischen First-Line-Therapie.
- Röntgen des Mastoids kann eine Mastoiditis ausschließen, wird aber gewöhnlich vom Radiologen durchgeführt. Das Röntgen des Kiefergelenks und der Zähne fällt in die Zuständigkeit des Zahnarztes oder des Kieferchirurgen.
- Das große Blutbild und die Paul-Bunnell-Reaktion sind bei Verdacht auf Pfeiffer-Drüsenfieber indiziert. Im positiven Fall gibt es zwar eine Diagnose und auch einen Behandlungsplan, doch existiert keine spezifische Therapie.
- Weitere Spezialuntersuchungen sind das CT/MRT als einzige angemessene Methode zur nicht invasiven Darstellung des Innenohres und der temporalen Verhältnisse des Schädels.

Wichtige Hinweise

- Finden sich weiterhin zu viel Zerumen und Verunreinigungen im äußeren Gehörgang, werden die Ausheilung einer Otitis externa verhindert und andere mögliche Ursachen nicht erkannt. Wichtig ist hier die richtige Gehörgangstoilette.
- Wenn das Einführen des Ohrenspiegels Schmerzen bereitet, lautet die wahrscheinliche Diagnose Otitis externa oder Gehörgangsfurunkel.
- Vergessen Sie nicht, nach einem stattgehabten Trauma zu fragen und besonders nach der Verwendung von Wattestäbchen. Die Entfernung von Zerumen mit einem Wattestäbchen führt leicht zu einer Rötung des Gehörgangs und des Trommelfells, was eine Infektion verschleiert.
- Ohrenschmerzen können zermürbend sein. Sorgen Sie für eine angemessene Analgesie, während Sie diagnostizieren und therapieren.

Alarmsignale

- Besteht länger als zehn Tage ein übel riechender Ohrenfluss, denken Sie an eine Mastoidtis. Suchen Sie nach Schwellungen hinter dem Ohr und achten Sie auf ein Abstehen der Ohrmuschel.
- Seien Sie nicht zu schnell mit der Diagnose einer Otitis media bei Kindern. Eine obere Atemwegsinfektion und Schreien führen zwangsläufig auch zu einer gewissen Trommelfellrötung. Das unkritische Verschreiben von Antibiotika erzeugt hier iatrogene Probleme oder verdeckt die tatsächliche Diagnose.
- Vorsicht bei älteren Patienten mit hartnäckigen und unerklärlichen Ohrenschmerzen. Überweisen Sie den Patienten zum Ausschluss eines Nasopharyngealkarzinoms.

Schwerhörigkeit

Schwerhörigkeit ist ein frustrierendes Symptom. Bei Kindern löst es Erziehungsprobleme aus, und die Eltern sind voller Sorgen, für Erwachsene steckt das Leben voller Schwierigkeiten und Ausgrenzungen. In Großbritannien leiden 3 Millionen Erwachsene dauerhaft unter einem gewissen Grad an Schwerhörigkeit, wobei die in utero erworbenen Ursachen nicht mitgerechnet sind.

Ursachen

Häufig

- Zerumen
- Otitis media
- Otitis externa
- chronische Mittelohrentzündung/Dysfunktion der Eustachi-Röhre
- Presbyakusis (Alterstaubheit)

Gelegentlich

- Menière-Krankheit
- Otosklerose
- lärmbedingte Cochleaschädigung
- Barotrauma
- virale Akustikusneuritis
- große Nasenpolypen oder nasopharyngealer Tumor
- Medikamente: Streptomycin, Gentamicin, überdosierte Acetylsalicylsäure

Selten

- vaskulär (Blutung, Thrombose der Kochleagefäße)
- Akustikusneurinom
- Vitamin-B_{12}-Mangel
- zentralnervöse Ursachen (z. B. multiple Sklerose, Hirnmetastase)
- Cholesteatom

- Paget-Krankheit
- Trauma (z. B. des Trommelfells oder der Gehörknöchelchen)

	Zerumen	Otitis media	Otitis externa	Chronische Mittelohr-entzündung/ Eustachi-Dysfunktion	Presbyakusis
Schmerzen	eventuell	ja	ja	nein	nein
Zug an der Ohrmuschel schmerzhaft	nein	nein	ja	nein	nein
Ausfluss aus Gehörgang	eventuell	eventuell	ja	nein	nein
Schallleitungs-schwerhörigkeit	ja	ja	ja	ja	nein
Flüssigkeitsspiegel am Trommelfell	nein	nein	nein	ja	nein

Untersuchungen

Standard: (bei Kindern) Audiogram und Tympanometrie
Gelegentlich: Ohrenabstrich
In Spezialfällen: großes Blutbild/Vitamin-B_{12}-Spiegel, Schädelröntgen, weitere Bildgebung

- Die Audiometrie quantifiziert den Grad der Schwerhörigkeit und macht eine Unterscheidung zwischen Schallleitungs- und Schallempfindungsstörungen möglich.
- Die Tympanometrie misst die Funktionsfähigkeit des Trommelfells. Flüssigkeit im Mittelohr führt zur Abflachung der Kurve.
- Abstrich bei Ohrenfluss: Die Untersuchung des Abstriches kann zu einer gezielteren Behandlung einer hartnäckigen Otitis externa führen.
- Großes Blutbild/Vitamin-B_{12}-Spiegel: zur Bestätigung eines Vitamin-B_{12}-Mangels.
- Schädelröntgen: wegen Paget-Krankheit.
- Weitere Bildgebung: z. B. CT und MRT wegen Verdacht auf Akustikusneurinom, multiple Sklerose oder eine andere hirnorganische Schädigung.

Wichtige Hinweise

- Nehmen Sie die Eltern ernst, wenn sie eine Taubheit ihres Kindes befürchten. Eventuell gibt es keinen Hinweis auf eine chronische Otitis media und die Tympanometrie liefert dann die Diagnose.
- Weisen Sie Patienten mit Otitis media darauf hin, dass die vollständige Rückkehr des Hörvermögens einige Wochen in Anspruch nehmen kann. Damit beugen Sie unnötigen Besuchen in der Praxis vor, bei denen Sie nur hören, dass «die Antibiotika nicht geholfen haben».
- Wenn es keine alarmierenden Symptome gibt und auch in der Vorgeschichte keine signifikanten Ohrerkrankungen vorkommen, ist es möglich, es zunächst bei einer groben Anamnese und Untersuchung zu belassen und dafür einen schnellen Blick in den äußeren Gehörgang zu werfen. Wenn möglicherweise zu viel Zerumen die Ursache ist, führen Sie eine Ohrenspülung durch. Wenn damit das Problem nicht gelöst werden konnte, gehen Sie bei der Anamnese und der Untersuchung weiter ins Detail.
- Lernen Sie (wieder) die Durchführung und Interpretation der Tests nach Rinne und Weber, die in den weniger einfachen Fällen von unschätzbarem Wert sind.

Alarmsignale

- Denken Sie an die Möglichkeit eines Akustikusneurinoms, wenn es sich um eine fortschreitende einseitige Schallempfindungsstörung handelt, besonders in Kombination mit Tinnitus, Schwindel oder neurologischen Beschwerden und Symptomen.
- Eine unklare und anhaltende chronische Otitis media bei Erwachsenen kann auf ein nasopharyngeales Karzinom zurückgehen. Überweisen Sie den Patienten dringend zur Untersuchung des Nasen-Rachen-Raumes.
- Eine plötzlich einsetzende schwere Schallempfindungsstörung ist gewöhnlich viral oder vaskulär bedingt und erfordert noch am gleichen Tag eine HNO-ärztliche Untersuchung.
- Bei einer Otosklerose muss für eine wirkungsvolle Behandlung frühzeitig die Diagnose gesichert sein. Denken Sie an diese Möglichkeit in unerklärlichen Fällen einer Schallleitungsstörung bei jungen Erwachsenen, vor allem wenn die Familienanamnese für eine Otosklerose positiv ist.

- Ein Fremdkörper im Gehörgang bereitet manchmal keine Beschwerden. Prüfen Sie immer die Gehörgänge, vor allem bei Kindern unter 5 Jahren, die sich gerne mal Kleinteile dort hineinstecken. Wenn Sie richtig liegen, ist Ihnen große Anerkennung gewiss.

Tinnitus

Tinnitus bedeutet die (praktisch immer subjektive) Wahrnehmung von Geräuschen im Ohr oder im Kopf. Oft werden dafür Umschreibungen verwendet wie etwa «wie ein Pfeifkessel», «wie eine Maschine» oder die Geräusche sind synchron mit dem Herzschlag. Ein kurzzeitiges Ohrgeräusch ist sehr verbreitet (oft in Zusammenhang mit einem oberen Atemwegsinfekt). Diese Patienten stellen sich aber meistens nicht beim Hausarzt vor. Ein schwerer, anhaltender Tinnitus betrifft etwa 2 % der Bevölkerung. Dabei handelt es sich um ein äußerst belastendes Symptom, das sekundär zur Depression und zur Schlaflosigkeit führen kann. Ein objektiver Tinnitus ist sehr selten.

Ursachen

Häufig

- Zerumen
- Hörminderung (20 % der Fälle: chronische Lärmbelastung und Presbyakusis)
- eitrige Otitis media (auch chronische Infektionen und seröse Otitis media)
- Otosklerose
- Menière-Krankheit

Gelegentlich

- nach einem Knalltrauma (z. B. Pistolenschuss)
- Kopfverletzung (vor allem Schädelbasisbruch)
- nicht durchbrochener Weisheitszahn und Dysfunktion des Kiefergelenks
- Medikamente: überdosierte Acetylsalicylsäure, Schleifendiuretika, Aminoglykoside, Chinin
- Hypertonie und Arteriosklerose

Selten

- Akustikusneurinom
- Gaumenmyoklonie (messbar)
- AV-Fistel und arterielle Strömungsgeräusche (messbar)
- schwere Anämie und Nierenversagen
- Glomus-jugulare-Tumor (objektivierbar)

	Zerumen	Hörminderung	Otitis media	Otosklerose	Menière-Krankheit
plötzlich einsetzend	ja	nein	ja	nein	eventuell
Schmerzen im Ohr	eventuell	nein	ja	nein	nein
positiver Rinne-Test	nein	ja	eventuell	nein	ja
Schwindel	eventuell	nein	eventuell	nein	ja
hochfrequent	nein	eventuell	nein	nein	ja

Untersuchungen

Standard: keine
Gelegentlich: Tympanogramm, Audiogramm, MRT (alle gewöhnlich in der Klinik)
In Spezialfällen: großes Blutbild, Harnstoff und Elektrolyte, Röntgen des Schädels, Angiographie (die beiden letzteren Maßnahmen in der Klinik)

- Großes Blutbild, Harnstoff und Elektrolyte: bei Verdacht auf Anämie oder Nierenversagen.
- Tympanogramm zur Bestimmung der Mittelohrfunktion und des Stapediusreflexes, Audiogramm zur Objektivierung der Hörminderung.
- Hirnangiographie: bei Verdacht auf eine vaskuläre Erkrankung.
- MRT: empfindlichstes Nachweisverfahren bei der Untersuchung des Innenohrs und des Schädels im Hinblick auf eine strukturelle Läsion.
- Röntgen des Schädels: bei schwerer Kopfverletzung.

Wichtige Hinweise

- Die meisten Patienten fürchten sich vor der Diagnose Tinnitus wegen seines zermürbenden Wesens. Wenn die Ursache offenbar selbstlimitierend oder behandelbar ist, nehmen Sie sich die Zeit, um den Patienten zu beruhigen.
- Zögern Sie bei einem anhaltenden Tinnitus nicht lange, bevor Sie den Patienten überweisen. Da keine spezifische Behandlung zur Verfügung steht, zeigt dies, dass Sie den Patienten ernst nehmen, dass kein behandelbares Problem übersehen wird und dass der Patient die Möglichkeit zu maskierenden Maßnahmen bekommt.
- Eventuell müssen Sie bei einem anhaltenden Tinnitus erneut untersuchend tätig werden, wenn sich neue Symptome entwickelt haben. So kann z. B. ein Tinnitus anderen Symptomen der Menière-Krankheit über Monate oder Jahre vorausgehen.

Alarmsignale

- Eine Depression im Rahmen eines Tinnitus kann in den Suizid führen. Erheben Sie einen gründlichen psychischen Befund und ziehen Sie eine antidepressive Behandlung in Betracht.
- Denken Sie bei jüngeren Patienten (15–30) mit anhaltender Schallleitungsstörung an eine Otosklerose, vor allem wenn die Familienanamnese dafür positiv ist. Hier ist die frühzeitige Diagnose entscheidend.
- Eine fortschreitende einseitige Schwerhörigkeit mit Tinnitus kann auf ein Akustikusneurinom zurückgehen. Schließen Sie dies durch Einleitung eines MRT aus.

Mund

Mundgeruch

Dieses verbreitete Symptom geht zumeist auf mangelnde Zahnhygiene zurück. Als Hauptbeschwerde sind Zahnärzte damit weitaus häufiger konfrontiert als Hausärzte. Mitunter stellt ein Hausarzt es bei der Untersuchung wegen eines ganz anderen Symptoms fest, und in vereinzelten Fällen kann es mal ein signifikantes Krankheitsbild ankündigen.

Ursachen

Häufig

- mangelnde Zahnhygiene
- starkes Rauchen
- Gingivitis (einschließlich akuter Plaut-Vincent-Angina, akuter und chronischer Gingivitis)
- extremer Alkoholmissbrauch (akut und chronisch)
- abfließender Dentalabszess

Gelegentlich

- starker Ketongeruch bei Hunger: besonders Personen mit einer fett- und eiweißreichen Diät zur Gewichtsreduktion mit niedriger Kohlenhydratzufuhr (und präoperativ nüchterne Patienten)
- Medikamente, z. B. Disulfiram
- akute oder chronische Sinusitis
- subjektive (nicht objektivierbare) Halitose (manchmal als Somatisierungsform)
- Refluxkrankheit oder akute Gastroenteritis mit Gasreflux

Selten

- Bronchiektasen.
- Leberinsuffizienz: Foetor hepaticus riecht nach einem frisch eröffneten Leichnam, was auf die Merkaptane in der Ausatemluft zurückzuführen ist.

- Wahn einer subjektiven Halitose als Teil eines psychiatrischen Krankheitsbildes (z. B. schwere Depression mit Nihilismustendenz, psychotische Erkrankung)
- seltene orale oder nasale Zustände, z. B. Granuloma pediculatum, Ausflusssinus eines Abszesses

	Mangelnde Zahnhygiene	Starkes Rauchen	Gingivitis	Extremer Alkoholmissbrauch	Abfließender Dentalabszess
Schmerzen in Kiefer/Gesicht	nein	nein	eventuell	nein	ja
Zahnfleischbluten	eventuell	nein	ja	eventuell	eventuell
Gesichtsschwellung	nein	nein	nein	nein	ja
Zahnverfärbung	ja	eventuell	eventuell	nein	eventuell
(chronischer) Alkoholmissbrauch	nein	nein	nein	ja	nein

Untersuchungen

Es ist unwahrscheinlich, dass ein Hausarzt mehr tun kann, als die Leberwerte zu prüfen, wenn ein Alkoholmissbrauch als möglicher Auslöser infrage kommt oder eine Leberinsuffizienz möglich ist. Das Thoraxröntgen kann bei Verdacht auf Bronchiektasen nützlich sein. Beim Zahnarzt werden eventuell folgende Untersuchungen durchgeführt:

- Plaque- und Blutungsindex: zur Einschätzung der Mundhygiene
- Basale periodontale Untersuchung: Bestimmung der Zahntaschentiefe (mit speziellem Instrument)
- Orthopantomogramm: zur Untersuchung des allgemeines Zahnstatus.

Wichtige Hinweise

- Bei Verdacht auf eine dentale Ursache geben Sie dem Patienten direkt einen kurzen Arztbrief mit, statt ihn nur aufzufordern, einen Termin mit seinem Zahnarzt auszumachen. Damit belegen Sie, was Sie gemacht haben, und die Aufzeichnungen darüber werden die Dinge für den Patienten beschleunigen.
- In den meisten Fällen geht es um die Mundhygiene. Erst wenn Sie das sowie andere körperliche Ursachen ausgeschlossen haben, sollten Sie die Halitose als rein subjektiv einordnen. Wie auch bei anderen Somatisierungsformen ist ein aktives Management – mit ggf. psychiatrischer Überweisung – sinnvoller, als den Patienten einfach wieder wegzuschicken, nur damit er dann weitere Termine macht.
- Wenn sich initial keine orale Ursache finden lässt, dehnen Sie die Anamnese und Untersuchung auf den Respirations- und den Gastrointestinaltrakt aus.
- Die Plaut-Vincent-Angina ist eine «Blickdiagnose», weil der Gestank dem Patienten vorausgeht.

Alarmsignale

- Bei nicht klar ersichtlicher Ursache sollten Sie nicht vergessen, den Hals und den Kopf einschließlich der Backentaschen und der Nasenwege zu untersuchen. Andernfalls könnten Sie eine gravierende lokale Ursache übersehen.
- Lassen Sie auch einen Alkoholmissbrauch als mögliche Ursache des Symptoms nicht außer Acht.
- Wenn die Ausprägung des Symptoms in keinem Verhältnis zu allen objektivierbaren Hinweisen steht, ziehen Sie eine Depression in Ihre Überlegungen mit ein.

Mundgeschwür

Ein Mundulkus macht viele Hausärzte zunächst ratlos, vor allem weil es in der Medizinerausbildung nur am Rande besprochen wurde. Tatsächlich sind seine häufigen Ursachen leicht zu erkennen und zu behandeln, und natürlich ist es wichtig, ein möglicherweise größeres Problem möglichst frühzeitig zu entdecken. Die Untersuchung könnte kaum einfacher sein. In unklaren Fällen hat womöglich ein Zahnarzt eine genauere Vorstellung davon, was er da vor sich hat.

Ursachen

Häufig

- Trauma
- rezidivierende aphthöse Ulzeration
- Plaut-Vincent-Angina
- Kandidose
- Eisenmangelanämie (auch Vitamin-B_{12}- und Folsäuremangel)

Gelegentlich

- Coxsackie-Virus: Herpangina, Hand-Foot-Mouth-Disease
- entzündliche Darmerkrankung: Colitis ulcerosa und Crohn-Krankheit
- Zöliakie
- Herpes simplex und zoster
- Pfeiffer-Drüsenfieber
- erosiver Lichen ruber planus

Selten

- Karzinom: Plattenepithelkarzinom, Speicheldrüsenkarzinom
- autoimmun: Behçet-Krankheit, Pemphigoid, Pemphigus, bullöses Erythema exsudativum multiforme
- syphilitischer Schanker oder Gumma
- Leukämie, Agranulozytose (eventuell iatrogen)
- Tuberkulose
- HIV-Infektion

	Trauma	Rezidivierende aphthöse Ulzeration	Plaut-Vincent-Angina	Kandidose	Eisenmangel-anämie
meist multipel auftretend	nein	ja	eventuell	ja	ja
weißer Wangenbelag	nein	nein	nein	ja	nein
Zahnfleischbluten	nein	nein	ja	nein	nein
Schleimhautblässe	nein	nein	nein	nein	ja
rezidivierend	ja	ja	nein	nein	eventuell

Untersuchungen

Standard: großes Blutbild
Gelegentlich: Urinstatus, Vitamin B_{12} und Folsäure, Zöliakiescreening
In Spezialfällen: Abstrich, Autoantikörperscreening, Syphilis- und HIV-Serologie, Biopsie

- Großes Blutbild: Basisuntersuchung für Anämie und seltene Blutkrankheiten.
- Urinstatus: im Hinblick auf eine Glykosurie. Ein zugrunde liegender Diabetes prädisponiert für infektiöse Ursachen (besonders Candida).
- Vitamin B_{12} und Folsäure: zur Bestätigung eines ursächlichen Vitaminmangels (besonders bei erhöhtem MCV).
- Zöliakiescreening: antiendomysiale und Antigliadinantikörper lenken bei positivem Ergebnis den Verdacht auf die Zöliakie.
- Abstrich: kann bei einer zweifelhaften Plaut-Vincent-Angina durch Nachweis von Borrelia vincenti helfen.
- Autoantikörperscreening und HLA-Tests: sinnvoll bei Verdacht auf autoimmune Ursachen.
- Syphilis- und HIV-Serologie: bei Verdacht auf Syphilis oder HIV.
- Biopsie: bei persistierendem Ulkus unklarer Ätiologie (beim Facharzt oder in der Klinik).

Wichtige Hinweise

- Denken Sie an einen Vitamin- oder Eisenmangel vor allem, wenn der Patient neben dem Ulkus auch eine Glossitis und Mundwinkelrhagaden aufweist.
- Patienten mit wundem und ulzeriertem Zahnfleisch und üblem Mundgeruch haben wahrscheinlich eine Plaut-Vincent-Angina. Der Geruch ist manchmal bereits wahrzunehmen, wenn der Patient das Zimmer betritt.
- Patienten mit rezidivierenden aphthösen Ulzera glauben oftmals, an einem Vitaminmangel zu leiden, was aber tatsächlich nur selten der Fall ist. Besprechen Sie diesen Punkt aber in jedem Fall mit dem Patienten und veranlassen Sie ggf. einen Bluttest, wenn er immer noch nicht beruhigt ist.
- Befragen Sie in unklaren Fällen den Patienten zu Hautproblemen in anderen Körperregionen. Die Antworten können einen wichtigen Hinweis auf die genaue Diagnose liefern.
- Ein Rachenulkus und petechiale Blutungen am weichen Gaumen und im Pharynx werden vermutlich durch ein Pfeiffer-Drüsenfieber verursacht.

Alarmsignale

- Ein einzelnes, persistierendes und häufig schmerzloses Ulkus kann, vor allem bei Rauchern, ein Malignom sein. Überweisen Sie den Patienten umgehend zur Biopsie.
- Erkundigen Sie sich nach der Darmfunktion: Durchfall, Bauchschmerzen und blutiger Stuhlgang mit Schleimabgang deuten auf eine entzündliche Darmerkrankung hin.
- Vergessen Sie nicht, nach der Medikation zu fragen: Blutkrankheiten sind eine seltene, aber bedeutende Nebenwirkung bei bestimmten medikamentösen Behandlungen (z. B. Gold, Carbimazol), und ein Mundulkus kann das erste Symptom sein.
- Eine orale Kandidose ist nicht selten bei entkräfteten Patienten und bei Gebissträgern anzutreffen, aber viel seltener ist sie bei offenkundig gesunden Personen. Bei diesen sollte dann auch nach einer Grunderkrankung wie Diabetes oder nach Gründen für ein Immundefizit gesucht werden.

Knoten und Flecken im Mund

Knoten und Flecken im Mund können für den Hausarzt unbekanntes Terrain sein, weil nicht zuletzt viele Probleme des Mundraumes vom Zahnarzt entdeckt bzw. ihm vorgestellt werden. Ein Teil der Patienten wählt jedoch den Hausarzt als erste Anlaufstelle, sodass ein Grundwissen auf diesem Gebiet hilfreich ist.

Ursachen

Häufig

- Zahnfleischabszess
- aphthöse Ulzeration
- Fordyce-Drüsen (kleine weiße oder gelbliche Flecken an der den Molaren gegenüberliegenden Schleimhautseite und leuchtend-rote Lippenränder; es handelt sich um Talgdrüsen)
- Mundsoor
- Mukozele (solitäre zystische Knötchen an der Lippeninnenseite)

Gelegentlich

- Lichen ruber planus
- Trauma: Wangenbiss
- Ranula
- Torus: gutartiger Knochenwulst an Ober- oder Unterkiefer (sehr häufig aber meist asymptomatisch und somit auch selten in der Praxis zu sehen)
- präkanzerotische lokale Verfärbungen: Erythroplakie (rot), Leukoplakie (weiß), gesprenkelte Leukoplakie (rot und weiß) oder verruköse Leukoplakie
- Landkartenzunge, Haarzunge
- Tonsillarkonkrement
- andere Formen oraler Ulzerationen (s. S. 375)

Selten

- Malignität: Plattenepithelkarzinom oder Melanom
- Pachyderma oralis (irritativ)
- Schwermetallvergiftung (Blei, Wismut, Eisen): dunkle Linie unterhalb des Gingivasaums
- Noma
- sublinguale Dermoidzyste
- sublingualer Drüsentumor
- Pigmentierung durch orale Kontrazeption: schwarze oder braune Stellen irgendwo im Mund
- Addison-Krankheit: bläuliche Verfärbung an der den Molaren gegenüberliegenden Seite
- Peutz-Jeghers-Syndrom: braune Flecken auf den Lippen
- Teleangiektasie: eventuell bei Rendu-Osler-Weber-Krankheit
- Stevens-Johnson-Syndrom

	Abszess	Aphthöse Ulzeration	Fordyce-Drüsen	Mundsoor	Mukozele
empfindliche Läsion	ja	ja	nein	eventuell	nein
flache Läsion	nein	ja	nein	ja	nein
multiple Läsionen	nein	eventuell	ja	ja	nein
weiße Läsion	nein	ja	eventuell	ja	nein
abkratzbare Beläge	nein	nein	nein	ja	nein

Untersuchungen

Standard: keine
Gelegentlich: großes Blutbild, BSR, CRP, Ferritin, Vitamin B_{12} und Folsäure, Nüchternblutzucker, Abstrich von der Läsion, HIV-Test
In Spezialfällen: Biopsie (in der Klinik)

- Großes Blutbild, BSR, CRP und HIV sind hilfreiche Untersuchungen bei Verdacht auf ein Immundefizit (z. B. als Basis einer Kandidose); großes Blutbild und BSR oder CRP sind auch bei einem malignen Prozess nützlich.
- Ferritin, Vitamin B_{12} und Folsäure: manchmal Mangel bei oral aphthöser Ulzeration; Untersuchung sinnvoll bei rezidivierenden oder chronischen Ulzerationen (s. S. 375).

- Nüchternblutzucker: zur Abklärung eines möglichen Diabetes, wenn eine Kandidose anders nicht erklärbar ist.
- Abstrich: zur Bestätigung einer Kandidose, wenngleich ein Behandlungsversuch aus diagnostischen Gründen oftmals der praktischere erste Schritt ist.
- Biopsie: der verdächtigen Läsion (beim Facharzt oder in der Klinik).

Wichtige Hinweise

- Rezidivierende aphthöse Ulzerationen sind das Merkmal einzelner systemischer Erkrankungen (z. B. Zöliakie, Crohn-Krankheit, Behçet-Krankheit, AIDS). Vertiefen Sie also ggf. die Anamnese und fügen Sie die Informationen zusammen, die Sie in den bisherigen Konsultationen gesammelt haben.
- Man gerät leicht in die Versuchung, einen Dentalabszess antibiotisch zu behandeln, doch gilt noch der alte Medizinersatz «ubi pus, ibi evacuo». Ein Antibiotikum hilft dabei, die Schmerzen in der Umgebung und umgebende Infektionen zu bekämpfen, doch handelt es sich dabei nur um temporäre Maßnahmen, welche die definitive Behandlung für diejenigen hinauszögern, die nicht zum Zahnarzt wollen. Dadurch erhöht sich das Komplikationsrisiko. Ermutigen Sie den Patienten, doch zunächst einen Zahnarzt aufzusuchen. Ein von Ihnen aufgesetzter Arztbrief kann dabei helfen, den Termin beim Zahnarzt zu forcieren.
- Palpieren Sie alle Knoten im Mund und auch von außen. Waschen Sie Latexhandschuhe zuvor ab, denn das Handschuhpuder schmeckt übel.

Alarmsignale

- Einen Patienten mit persistierenden roten oder weißen Wangenschleimhautflecken müssen Sie immer zur bioptischen Untersuchung überweisen.
- Wenn ein Ulkus nicht innerhalb weniger Wochen abheilt, vor allem wenn es nicht schmerzhaft ist, ziehen Sie wegen des Verdachts auf einen malignen Prozess einen Spezialisten zurate.
- Vergessen Sie nicht, die Lymphknoten zu untersuchen. Vergrößerte Knoten sind ein signifikanter Befund, vor allem wenn sie nicht druckdolent sind und persistieren.

Zahnfleischschmerzen oder -blutung

Die Hauptursache dieser Beschwerden ist nahezu immer eine Infektion, meist aufgrund mangelnder Dentalhygiene (ein weltweit verbreitetes Problem). Auch systemische Probleme können Zahnfleischschmerzen oder -blutung auslösen. Auch wenn am Ende wahrscheinlich die Überweisung zum Zahnarzt steht, kann zuvor ein Blick auf mögliche allgemeine oder leicht behandelbare Probleme der Mühe wert sein.

Ursachen

Häufig

- Gingivitis/periodontale (Zahnfleisch-)Erkrankung
- Schwangerschaftsgingivitis
- akute Plaut-Vincent-Angina
- Trauma: wackelnde Zähne
- Medikamente: Warfarin-Überdosierung, Langzeitmedikation mit Phenytoin

Gelegentlich

- aphthöse Ulzeration
- akute herpetische Gingivostomatitis (gelegentlich bei Epstein-Barr-Virus)
- Autoimmunkrankheit: Lichen ruber planus, SLE und andere
- orale Neoplasie (meist bei Plattenepithelkarzinom) (Anmerkung: Blutung möglich, aber meist schmerzlos)
- Blutkrankheit (vor allem die akute myeloische Leukämie)

Selten

- Malabsorption (einschließlich Skorbut)
- chemisch: Quecksilber, Phosphat, Arsen und Blei
- Rendu-Osler-Weber-Krankheit
- Lymphangiom
- kavernöses Hämangiom

	Gingivitis	Schwangerschaft	Plaut-Vincent-Angina	Trauma	Medikamente
Zahnfleisch-schwellung	ja	ja	ja	eventuell	eventuell
Halitose	ja	nein	ja	nein	nein
schmerzendes Zahnfleisch	ja	nein	eventuell	ja	nein
Fieber und Krankheitsgefühl	nein	nein	eventuell	nein	nein
lokale Lymphadenopathie	eventuell	nein	ja	nein	nein

Untersuchungen

Standard: keine
Gelegentlich: großes Blutbild
In Spezialfällen: Abstrich, INR, Autoimmunscreening, Paul-Bunnell-Reaktion

- Großes Blutbild: zur Prüfung auf eine Blutkrankheit und auf Malabsorption.
- Abstrich: eventuell hilfreich bei infektiöser Genese.
- INR: dringend bei Warfarin-Therapie.
- Paul-Bunnell-Reaktion: Eine Epstein-Barr-Virus-Infektion kann eine Gingivostomatitis auslösen.
- Autoimmunscreening: bei Verdacht auf eine Autoimmunerkrankung.

Wichtige Hinweise

- Patienten mit manifesten Zahnproblemen kommen vielleicht in die Hausarztpraxis, weil sie dort die Dienste für billiger halten oder glauben, schneller einen Termin zu bekommen. Überweisen Sie den Patienten in diesem Fall gleich weiter, um einen solchen unangemessenen Praxisbesuch in Zukunft zu verhindern.

- Überprüfen Sie die Medikation des Patienten. Eine iatrogene Ursache für Zahnfleischschmerzen oder -blutung wird schnell mal übersehen.
- Patienten mit aphthösen Ulzeration haben sicherlich mal gelesen, dass ihr Problem mit einem Vitaminmangel oder einer Systemerkrankung in Zusammenhang stünde. In der Hausarztpraxis ist das praktisch nie der Fall.
- Eine Plaut-Vincent-Angina kann aufgrund des charakteristischen Geruchs meist beim Betreten des Behandlungszimmers diagnostiziert werden.

Alarmsignale

- Kindern können bei einer Erstmanifestation einer herpetischen Gingivostomatitis ziemlich krank werden und dehydrieren. Verabreden Sie am besten kurzfristige Kontrolltermine oder überweisen sie das Kind.
- Petechien des weichen Gaumens in Kombination mit einer Gingivostomatitis erhöhen die Wahrscheinlichkeit für ein Pfeiffer-Drüsenfieber, für eine akute Leukämie oder für Skorbut.
- Befragen Sie den Patienten zu Hautproblemen in anderen Körperregionen. Anderenfalls kann Ihnen eine signifikante Diagnose durch die Maschen rutschen. Die folgenden Krankheiten können alle den Mund mit einbeziehen: SLE, Pemphigus, Pemphigoid, bullöses Erythema exsudativum multiforme, Epidermolysis bullosa und Lichen ruber planus.

Zungenschmerzen

Zungenschmerzen werden gewöhnlich durch etwas verursacht, das bei der Untersuchung gleich auffällt, aber es gibt auch ein paar weniger offensichtliche Ursachen. Man trifft das Symptom viel häufiger beim Zahnarzt an, doch hat es nicht zwingend mit den Zähnen zu tun und somit sollte ein gewisses Grundwissen über das Symptom auch beim Hausarzt vorhanden sein.

Ursachen

Häufig

- Landkartenzunge: manchmal schmerzhaft
- Kandidose (z. B. nach Antibiotika- oder Kortikosteroidbehandlung und bei nicht eingestelltem Diabetes)
- Trauma (Bisse, Verbrennungen durch Speisen oder Getränke)
- Anämie: Eisen, Vitamin-B_6-, -B_{12}- und Folsäuremangel
- aphthöse Ulzerationen

Gelegentlich

- Virusinfektion, z. B. Herpes simplex, Hand-Foot-Mouth-Disease
- Glossitis mediana rhombica
- Glossodynie
- Zungenfissur (verursacht gewöhnlich keine Schmerzen)
- Glossopharyngeusneuralgie
- Lichen ruber planus

Selten

- Zungenkarzinom
- Behçet-Krankheit
- Pemphigus vulgaris
- Medikamente, z. B. Reserpin, Mundspülungen, Acetylsalicylsäure
- Glossitis Hunteri

	Landkartenzunge	Kandidose	Trauma	Anämie	Aphthöse Ulzerationen
Papillenschwund	ja	eventuell	nein	eventuell	nein
weiße Plaques	nein	eventuell	nein	nein	nein
lokalisierte Schmerzen	nein	nein	ja	nein	ja
Schleimhautblässe	nein	nein	nein	ja	nein
rezidivierend	ja	eventuell	nein	eventuell	ja

Untersuchungen

Standard: großes Blutbild
Gelegentlich: Vitamin-B_{12}-, Folsäure- und Ferritinspiegel, Abstrich
In Spezialfällen: Biopsie

- Großes Blutbild: initial als Anämiescreening.
- Vitamin-B12-, Folsäure- und Ferritinspiegel: bei Hinweisen im großen Blutbild.
- Abstrich von der Zunge: eventuell hilfreich, wenn es sich nicht offensichtlich um eine Kandidose handelt.
- Biopsie der verdächtigen Läsion: zur Diagnosefindung (besonders wenn ein Karzinom oder ein Pemphigus möglich erscheinen).

Wichtige Hinweise

- Achten Sie auf Selbstmedikationen des Patienten. Wegen Zahnschmerzen eingenommene Acetylsalicylsäure kann zu Schleimhautbrennen führen.
- Eine lange Vorgeschichte mit Wundgefühl nach würzigen oder bitteren Speisen spricht für eine Landkartenzunge oder eine Glossitis mediana rhombica.
- Ein krankes Kind mit leichtem Fieber und einer schmerzhaften Zunge aufgrund mehrerer Ulzera leidet wahrscheinlich unter einem Virusinfekt wie z. B. einem Herpes simplex oder einer Hand-Foot-Mouth-Disease.

- Untersuchen Sie die Haut im Hinblick auf Hautprobleme in anderen Körperregionen, was einen wichtigen Hinweis auf die genaue Diagnose liefern kann (z. B. Pemphigus, Lichen ruber planus).
- Patienten mit rezidivierenden aphthösen Ulzerationen glauben oft fälschlicherweise, unter einem Vitaminmangel zu leiden. Bringen Sie dieses Thema zur Sprache, um den Patienten aufzuklären und ihm seine Sorge zu nehmen.

Alarmsignale

- Wenn bei einem Erwachsenen ein Ulkus nicht innerhalb weniger Wochen ausheilt, überweisen Sie ihn alsbald (allerdings sind die meisten oralen Neoplasien anfänglich schmerzlos).
- Die Ränder der Landkartenzunge wechseln innerhalb von Wochen ihre Form. Bei ernsteren Erkrankungen kommt das nicht vor.
- Bei einer Kandidose ohne erkennbare Ursache denken Sie an einen möglichen Diabetes oder an eine Immunsuppression.
- Die Glossodynie verursacht typischerweise brennende Schmerzen an der Zungenspitze. Für den Zahnarzt ist es ein undankbares Symptom, das auch eine zugrunde liegende Depression anzeigen kann.

Augen

Akute Augenrötung mit Schmerzen

Diese Symptome sind ein häufiger Grund für eine notfallmäßige Vorstellung beim Hausarzt. Wenn Sie bei dem Patienten zum Hausbesuch sind, versuchen Sie direkt einen Termin beim Augenarzt zu bekommen, bei dem Sie die besten Untersuchungsmethoden und das geeignetste Equipment vorfinden. Untersuchen Sie behutsam, um das Ausmaß der Dringlichkeit, den Zustand der Kornea und die Pupillenreflexe begutachten zu können.

Ursachen

Häufig

- akute Konjunktivitis (allergisch oder infektiös)
- akut Iritis
- akutes Glaukom
- Keratitis/Ulcus corneae
- Abrasio corneae oder oberflächlicher Fremdkörper

Gelegentlich

- Episkleritis/Skleritis
- Keratoconjunctivitis sicca
- Trauma: Kontusion und penetrierende Verletzungen, Verbrennungen (Verblitzung und chemisch)
- akute Entzündung der Orbita

Selten

- karotikokavernöse Fistel (Ruptur eines Karotisaneurysmas)
- Gicht (Uratablagerung in Konjunktiva oder Sklera)
- granulomatöse Erkrankungen: Tuberkulose, Sarkoidose, Toxoplasmose
- Onchozerkose (Überträger die afrikanische Simulium-Fliege; Syn. schwarze Fliege)
- Tumor: primärer Augentumor, Invasion eines nasopharyngealen Tumors

	Konjunktivitis	Iritis	Glaukom	Keratitis/Ulcus	Abrasio/ Fremdkörper
Tränenfluss	ja	nein	nein	eventuell	eventuell
Sehstörungen	nein	ja	ja	eventuell	eventuell
zirkumkorneale Injektion	nein	ja	eventuell	eventuell	nein
abgeschwächte Pupillenreaktion	nein	ja	ja	nein	eventuell
Hornhaut-trübung	nein	eventuell	ja	eventuell	nein

Untersuchungen

In der Hausarztpraxis ist das Problem entweder leicht zu behandeln (z. B. bei Konjunktivitis oder Fremdkörpern) oder es ist die umgehende Überweisung erforderlich. Die Funktion des Hausarztes ist bei dieser Symptomatik also sehr eingeschränkt.

- Abstrich des Tränenflusses für die Mikrobiologie: selten bei einer Konjunktivitis erforderlich, die nicht auf die herkömmliche Behandlung anspricht.
- Blut: erhöhte Leukozytenzahl und BSR-/CRP-Werte können die Diagnose einer entzündlichen Erkrankung untermauern; Rheumafaktorbestimmung bei Verdacht auf rheumatoide Arthritis; HLA-B_{27} gewöhnlich bei Bechterew-Krankheit positiv. Die zuletzt genannte Untersuchung wird normalerweise in Ruhe eingeleitet, wenn eine zugrunde liegende Bindegewebserkrankung (z. B. Iritis) möglich ist, und nicht in der akuten Situation.
- Die Messung des Augeninnendrucks ist bei Verdacht auf ein akutes Glaukom unerlässlich und wird üblicherweise vom Augenarzt durchgeführt.

Wichtige Hinweise

- Bestehen erhebliche Zweifel an der Diagnose, wird der Patient umgehend überwiesen. Diese Symptomatik gehört zu den Fällen, in denen eine verzögerte Behandlung dramatische Folgen haben kann.
- Verlassen Sie sich nicht auf die subjektiven Angaben des Patienten zum Verschwommensehen und prüfen Sie die Sehschärfe.
- Vergessen Sie nicht, das Oberlid zu evertieren, um nach einem verborgenen Fremdkörper Ausschau zu halten.
- Bestellen Sie den Patienten innerhalb der folgenden 24–48 Stunden nach einer Fremdkörperentfernung wieder ein, um sich zu vergewissern, dass die Kornea heilt.

Alarmsignale

- Setzen Sie bei der Untersuchung des Auges nie ein Mydriatikum ein, da Sie hiermit einen akuten Glaukomanfall auslösen können.
- Beidseits gerötete Augen gehen gewöhnlich auf eine Konjunktivitis zurück. Bei einseitigem Befall sollten Sie andere Ursachen in Betracht ziehen.
- Wenn Sie ein herpetisches Ulcus corneae oder ein akutes Glaukom übersehen, kann eine dauerhafte Erblindung die Folge sein. Im Zweifel holen Sie umgehend die Meinung eines Augenarztes ein.
- Instillieren Sie nie Kortikoidtropfen, bevor Sie sich nicht ganz sicher sind, dass Sie das richtige tun und ein herpetisches Ulkus ausgeschlossen haben.
- Erheben Sie bei einem Fremdkörper eine sehr gründliche Anamnese. Besteht die Möglichkeit, dass der Fremdkörper mit hoher Geschwindigkeit eingedrungen ist (z. B. ein Metallsplitter bei Schleifarbeiten), muss der Patient umgehend von einem Augenarzt untersucht werden, um einen intraokularen Fremdkörper auszuschließen.

Augenlidprobleme

Aufgrund ihrer Nachbarschaft zu den Augen und ihrer mitunter kosmetischen Bedeutung können scheinbar geringfügige Augenlidprobleme für den Patienten eine große Bedeutung haben. Die Differenzialdiagnostik ist reichhaltig, sodass die Versuchung, dieses Problem nach einer kurzen Untersuchung «mal eben» zu behandeln, nicht von der Notwendigkeit einer gründlichen Anamnese ablenken darf.

Ursachen

Häufig

- Gerstenkorn
- Blepharitis
- Hagelkorn
- Xanthelasma
- obstruierter Tränenkanal

Gelegentlich

- periorbitales Ödem, z. B. akute Entzündung der Orbita, Herpes zoster, Angioödem, nephrotisches Syndrom, Insektenstich
- Ektropion
- Entropion (eventuell bei Trichiasis)
- Ekzem (seborrhoisch, allergisch)
- Ptosis (kongenital, Lähmung des N. oculomotorius (III), Horner-Syndrom, Myasthenia gravis, senile myotonische Dystrophy)
- muskuläre Störungen (Myokymie, Blepharospasmus)

Selten

- bösartige Geschwulst, z. B. Basaliom
- gutartige Geschwulst, z. B. Papilloma, Hämangiom
- Dakryozystitis
- Alopezie
- Molluscum contagiosum
- Läuse

	Gerstenkorn	Blepharitis	Hagelkorn	Xanthelasma	Obstruierter Tränenkanal
schmerzhaft	ja	nein	eventuell	nein	nein
lange Anamnese	nein	eventuell	eventuell	ja	eventuell
sichtbare Schwellung	ja	nein	ja	ja	nein
Tränenfluss	nein	nein	nein	nein	ja
juckende Lider	nein	ja	nein	nein	nein

Untersuchungen

Standard: Fettwerte
Gelegentlich: Urinstatus, großes Blutbild, Leberwerte
In Spezialfällen: Ptosetests, Biopsie

- Fettwerte: bei Xanthelasma als Hinweis auf eine Hypercholesterinämie.
- Urinstatus: Proteinurie beim nephrotischen Syndrom.
- Großes Blutbild: Leukozytenzahl bei Infektionen erhöht (z. B. akute Orbitaentzündung)
- Leberwerte: Hypoproteinämie beim nephrotischen Syndrom.
- Weitere Ptosetests (zumeist in der Klinik): z. B. Thoraxröntgen (Horner-Syndrom), Edrephonium-Test (wegen Myasthenie), Blutglukose und CT/MRT des Gehirns (Lähmung des N. oculomotorius – III. Hirnnerv).
- Biopsie: bei Verdacht auf Malignität.

Wichtige Hinweise

- Ein Hagelkorn wird oft – sowohl vom Patienten als auch vom Arzt – als Gerstenkorn fehlinterpretiert, vor allem wenn es infiziert ist.

- Ein Entropion bei sekundärer Trichiasis kann als Ursache eines wiederholt gereizten und tränenden Auges vor allem bei Älteren übersehen werden.
- Die Myokymie – wiederholte Zuckungen des M. orbicularis oculi – ist harmlos, kann jedoch den Patienten belasten und beunruhigen.
- Viele Patienten mit Xanthelasma kennen bereits ihre überhöhten Cholesterin-Werte. Fragen Sie hier nach, bevor Sie unnötige Doppeluntersuchungen anstrengen.

Alarmsignale

- Eine akute Orbitaentzündung erfordert die umgehende stationäre Therapie.
- Eine bilaterale Ptose, die im Tagesverlauf zunimmt, legt eine Myasthenia gravis nahe.
- Eine neu einsetzende unilaterale Ptose macht weitere Untersuchungen erforderlich. Die Diagnosen reichen vom Diabetes bis zum malignen Prozess.
- Ein Ausfall der Wimpern ist ein schlechtes prognostisches Zeichen bei der Alopezie.

Doppelbilder

Doppelbilder treten nahezu immer binokular auf, wenn die Bewegung eines Auges aus bestimmten Gründen limitiert ist. Obwohl diese Fälle als Hauptgrund für den Praxisbesuch eher ungewöhnlich sind, sind die meisten Ursachen doch bedeutsam, weshalb auch eine sorgfältige Abklärung wichtig ist.

Ursachen

Häufig

- physiologisch (zu naher Fixpunkt oder Wahrnehmung von Objekten, die näher sind als das fokussierte)
- Intoxikation: verordnete Beruhigungsmittel, nicht verordnete Substanzen vor allem Alkohol, Opiate und Benzodiazepine
- Schlaganfall
- leichte Kopfverletzung mit folgenden temporären Doppelbildern
- Trauma des Gesichtsschädels mit Orbita- und Jochbeinfraktur

Gelegentlich

- Mononeuropathie, z. B. Diabetes, multiple Sklerose
- orbitale Erkrankung (meist in Verbindung mit Schmerzen und Proptosis) sowie nach chirurgischen Eingriffen (eingeschränkte Bulbusbewegungen durch Narbenbildung)
- Guillain-Barré-Syndrom
- Lähmung des III., IV. oder VI. Hirnnerven infolge einer intrakraniellen Raumforderung (Blutung, Tumor, Aneurysma, Abszess, Sinus-cavernous-Thrombose)
- Myasthenia gravis
- monokulare Doppelbilder: früher Katarakt, Unregelmäßigkeiten der Korneaoberfläche, z. B. nach einem Trauma oder durch Entzündung

Selten

- ophthalmoplegische Migräne
- Tolosa-Hunt-Syndrom: granulomatöser oder entzündlicher Prozess im anterioren Sinus cavernous oder in der Fissura orbitalis superior
- Pseudoparalyse der Augenmuskulatur: Schilddrüsenfehlfunktion; Stilling-Türk-Duane-Syndrom (kongenitale Fibrose des M. rectus lateralis)
- orbitale Myositis
- hypophysärer Exophthalmus

	Physiologisch	Intoxikation	Schlaganfall	Kopfverletzung	Gesichtsschädel-verletzung
Trauma in der Anamnese	nein	nein	nein	ja	ja
ungleiche Pupillen	nein	nein	eventuell	eventuell	nein
einseitige Gliedmaßenlähmung	nein	nein	eventuell	eventuell	nein
Bewusstseins-trübung	nein	ja	eventuell	eventuell	nein
Gesichtsschädel-deformität	nein	nein	nein	nein	ja

Untersuchungen

Standard: keine; großes Blutbild, BSR/CRP, Fettwerte, Urinstatus, Blutglukose
Gelegentlich: Schilddrüsenfunktionstests, Röntgen, CT/MRT
In Spezialfällen: Edrophonium-Test (ehem. Tensilon-Test), EMG, Liquoruntersuchung, Angiographie

- In der Hausarztpraxis gibt es im Hinblick auf die häufigsten Ursachen keine weitere sinnvolle Untersuchung. Die wahrscheinlichste Maßnahme ist die Überweisung.
- Großes Blutbild, BSR/CRP, Fettwerte: bei Verdacht auf einen Schlaganfall ohne erforderliche Einweisung. Das große Blutbild und die BSR-/CRP-Werte liefern auch Hinweise auf ein entzündliches Geschehen.

- Urinstatus für Glukose/Nüchternglukose im Hinblick auf einen möglichen Diabetes.
- Schilddrüsenfunktionstest: kann einen Hyperthyreoidismus anzeigen.
- Andere Untersuchungen (und möglicherweise auch einige von den genannten) werden wahrscheinlich erst in der Klinik durchgeführt: Röntgen von Schädel und Gesichtsschädel (bei Trauma); CT oder MRT (Kopfverletzungen, Schlaganfall, multiple Sklerose, Raumforderungen); spezielle neurologische Untersuchungen (Edrophonium-Test, EMG, Liquoruntersuchung, Angiographie).

Wichtige Hinweise

- Finden Sie heraus, ob die Doppelbilder binokular sind oder nicht. Bei monokularer Diplopie ist die Zahl der Differenzialdiagnosen viel geringer.
- Nehmen Sie sich Zeit zur Klarstellung der Symptomatik. Manchmal sprechen die Patienten von «Doppelbildern», wenn sie eigentlich Verschwommensehen meinen, und umgekehrt.
- Mit dem Abdecktest lässt sich zuverlässig ermitteln, welches Auge betroffen ist.
- Bei einer Lähmung des N. trochlearis (IV) kommt es beim Blick nach unten und innen zu Doppelbildern, was vor allem beim Treppensteigen auffällig wird. Der Patient versucht, dies durch Schiefhaltung des Kopfes zu kompensieren.

Alarmsignale

- Intoxikationen in Zusammenhang mit Kopfverletzungen sieht man häufiger in den Notaufnahmen. Hier ist dringend die neurologische Überwachung erforderlich.
- Eine akute, plötzlich einsetzende Diplopie weckt den Verdacht auf eine ernste Erkrankung. Sorgen Sie für eine schnelle Einweisung.
- Eine intermittierende Diplopie sollte nicht zu schnell als unbedeutend abgetan werden. Mögliche Ursachen sind ja auch eine Myasthenia gravis und die multiple Sklerose.

Juckreiz und Reizungen an Augen oder Lidern

Dabei handelt es sich um ein sehr lästiges Symptom, mit dem sich die Patienten direkt oder auf dem Umwege über den Optiker bei Ihnen vorstellen. Es kann sehr schwer festzustellen sein, ob die Beschwerden vom Auge oder vom Lid herrühren. Häufig sind beide betroffen und die Ursachen überlappen einander, weshalb sie hier auch zusammen besprochen werden.

Ursachen

Häufig

- allergische Konjunktivitis (meist Pollenallergie)
- infektiöse Konjunktivitis
- trockenes Auge
- Blepharitis
- obstruierter Tränenkanal

Gelegentlich

- Ektropion
- Entropion
- Lidekzem
- Nebenwirkung von Kontaktlinsen oder Augentropfen
- iatrogen (orale oder lokale Medikation)
- Fremdkörper (allerdings meist mit Schmerzen und Rötung als Symptomen)

Selten

- Filzlaus (kann Wimpern befallen)
- Floppy-Eyelid-Syndrom (chronische Konjunktivitis mit schlaffen Lidern bei adipösen Männern mittleren Alters)
- Talgdrüsenkarzinom
- endokrine Ophthalmopathie

	Allergische Konjunktivitis	Infektiöse Konjunktivitis	Trockenes Auge	Blepharitis	Obstruierter Tränenkanal
bilateral	ja	eventuell	ja	ja	eventuell
rote Augen	ja	ja	eventuell	nein	nein
rote Lider	eventuell	nein	nein	ja	nein
saisonal	eventuell	nein	nein	nein	nein
Tränenfluss	ja	ja	eventuell	nein	ja

Untersuchungen

Standard: keine
Gelegentlich: Abstrich, Schirmer-Test
In Spezialfällen: Schilddrüsenfunktionstests, Schilddrüsenautoantikörper, MRT der Orbita, Biopsie

- Abstrich: bei anhaltendem Tränenfluss; essenziell bei Neugeborenen, die seit der Geburt verklebte Augen haben.
- Schirmer-Test: zur Bestimmung eines trockenen Auges.
- Schilddrüsenfunktionstest, Schilddrüsenautoantikörper, MRT der Orbita: eventuell bei Verdacht auf Schilddrüsenerkrankung.
- Biopsie: selten; bei Verdacht auf ein Talgdrüsenkarzinom.

Wichtige Hinweise

- Die Diagnose kann schwierig sein. Die Angaben vom Optiker können aber sehr hilfreich sein.
- Fragen Sie nach dem Gebrauch und dem Effekt von freiverkäuflichen Augentropfen. Dadurch können Sie wichtige Hinweise auf das ursächliche Problem bekommen. Manchmal können auch die Tropfen selbst das Problem sein.
- Ein Entropion kann leicht übersehen werden. Bitten Sie den Patienten, die Augen fest zusammenzukneifen und dann plötzlich zu öffnen. Ein subtiles Entropion sollte bei dieser Übung auffällig werden.

- Denken Sie daran, dass sich Patienten mit trockenen Augen paradoxerweise manchmal über einen fadenziehenden Tränenfluss beklagen.

Alarmsignale

- Denken Sie daran, dass sich die endokrine Ophthalmopathie vor der biochemisch auffälligen Dysfunktion manifestieren kann. Im Zweifel überweisen Sie den Patienten.
- Bei Neugeborenen mit seit der Geburt verklebten Augen (ein- oder beidseitig) muss eine Chlamydien- und Gonokokken-Infektion ausgeschlossen werden.
- Das seltene Talgdrüsenkarzinom macht Symptome, die einer Blepharitis ähneln, bei allerdings lokaler Entzündung und lokalem Wimpernausfall.

Sehschwäche (zunehmend)

Die wichtigsten vier Gründe für eine zunehmende Sehschwäche sind: Katarakt, Onchozerkose, Vitamin-A-Mangel und das Trachom. Die drei letztgenannten sind in unseren Breiten sehr selten. Die Katarakt kommt bei 75 % der über 65-jährigen Patienten vor, aber nur bei 20 % der Personen zwischen 45 und 65 Jahren. Die meisten Betroffenen gelangen über den Augenoptiker zum Hausarzt.

Ursachen

Häufig

- Katarakt
- chronisches Glaukom
- diabetische und hypertensive Retinopathie
- senile Makuladegeneration
- langsam zunehmende inferiore Retinaablösung

Gelegentlich

- Chorioretinitis
- Neuritis n. optici (bei multipler Sklerose)
- Paget-Krankheit des Schädels
- Retinitis pigmentosa
- intraorbitaler oder intrakranieller Tumor

Selten

- Syphilis
- zerebromakuläre Degeneration
- toxische Amblyopie (Tabak, Methanol, Arsen, Chinin, Kohlenstoffdisulfid)
- Aderhautmelanom
- Leber-Krankheit (hereditäre Optikusneuropathie)

	Katarakt	Glaukom	Retinopathie	Makula-degeneration	Retinaablösung
einseitiger Sehverlust	eventuell	nein	nein	eventuell	ja
pigmentierte Makula	nein	nein	nein	ja	nein
Exsudat und Blutung	nein	nein	ja	ja	nein
verschleierter Fundus	ja	nein	eventuell	nein	nein
Cup-Disc-Ratio > 50 % (Verhältnis von Exkavation und Pupillengröße)	nein	ja	nein	nein	nein

Untersuchungen

Die einzigen Untersuchungen, die der Hausarzt sinnvollerweise durchführen kann, sind der Urinstatus und die Blutzuckerbestimmung im Hinblick auf einen möglichen Diabetes mellitus. Wenn ein Glaukom wahrscheinlich ist, sollte der Patient beim Augenarzt eine Augendruckbestimmung und eine Sehfeldmessung vornehmen lassen. Ausgefallenere Tests wie die Sonographie des hinteren Augenpols und das CT bei Verdacht auf Retina- oder andere Tumoren, die Syphilis-Serologie, das Schädelröntgen im Hinblick auf eine Paget-Krankheit des Schädels und neurologische Untersuchungen auf multiple Sklerose sind selten erforderlich und zumeist den Kliniken vorbehalten.

Wichtige Hinweise

- Die Optiker neigen dazu, bei älteren Personen routinemäßig eine Katarakt anzunehmen.
- Eine Katarakt bei relativ jungen Patienten ist ungewöhnlich und sollte ungeachtet der Sehstärke zur umgehenden Überweisung führen. Die Ursache könnte eine seltene Stoffwechselstörung sein.

- Denken Sie daran, dass ein signifikantes Glaukom oder andere Ursachen eines Sehverlustes den Patienten fahruntauglich machen.
- Ältere Kataraktpatienten, deren Visus sich beim Lochtest nicht beträchtlich verbessert, haben eventuell zusätzlich eine Makuladegeneration und werden also wahrscheinlich auch nicht von einer Katarakt-Operation profitieren.

Alarmsignale

- Es kann bei älteren Patienten sehr schwierig zu ermitteln sein, ob die Probleme allmählich zugenommen haben oder ob sie plötzlich einsetzten. Im Zweifel überweisen Sie schnell, da die Beschwerden akut und behandelbar sein könnten.
- Zunehmende morgendliche Kopfschmerzen oder eine Proptose mit zunehmender Sehschwäche lassen an einen Tumor denken. Überweisen Sie den Patienten umgehend.
- Eine zunehmende oder rezidivierende Sehschwäche oder Verschwommensehen mit anderen intermittierenden neurologischen Symptomen lassen, vor allem bei jüngeren Patienten, an eine multiple Sklerose denken.

Visusverlust (plötzlich)

Der plötzliche Visusverlust ist ein echter Notfall in der Hausarztpraxis. Die meisten Ursachen erfordern die umgehende augenärztliche Beurteilung, da dies nur sehr wenige Hausärzte beherrschen. Das Symptom im Speziellen wird in der Hausarztpraxis nicht oft gesehen. Die umgehende Terminvergabe oder der direkte Hausbesuch sowie eine sorgfältige Untersuchung sind in dieser Situation unerlässlich, um die Ursachen auszuschließen, die keine sofortige Behandlung durch den Spezialisten erfordern.

Ursachen

Häufig

- akutes Glaukom
- Glaskörperblutung
- Verschluss der A. centralis retinae
- Migräne
- Schlaganfall oder TIA

Gelegentlich

- Verschluss der V. centralis retinae
- retrobulbäre Neuritis nervi optici
- Retinaablösung
- Arteriitis temporalis
- Uveitis posterior

Selten

- Hysterie
- kortikale Blindheit (nicht vaskulär)
- Schädigung des N. opticus
- Chininvergiftung

	Akutes Glaukom	Glaskörperblutung	Verschluss der A. centralis retinae	Migräne	Schlaganfall oder TIA
vorangehend Lichtblitze und Punkte	nein	eventuell	nein	ja	eventuell
nachfolgend Kopfschmerzen	nein	nein	nein	ja	eventuell
schmerzendes Auge	ja	nein	nein	nein	nein
fehlender Rotreflex	nein	ja	nein	nein	nein
betroffene Pupille reaktionslos und weit	ja	nein	ja	nein	nein

Untersuchungen

In der Hausarztpraxis gibt es hier nicht Sinnvolles zu tun, da die meisten Fälle umgehend überwiesen werden müssen. Zudem werden praktisch alle Tests zur Ursachenfindung vom Spezialisten durchgeführt. Dazu zählen die folgenden Untersuchungen.

- Diabetes-Screening mithilfe des Urinstatus: Eine unerkannte Retinopathie kann einer Glaskörpereinblutung vorausgehen.
- Großes Blutbild: Bei Verschluss der V. centralis retinae kann der Hämatokrit erhöht sein.
- BSR: erhöht bei Arteriitis temporalis.
- Multiple mikrobiologische Untersuchungen sind bei Uveitis posterior erforderlich.
- Sonographie des hinteren Augenpols: kann zur Aufdeckung behandelbarer Ursachen bei Glaskörpereinblutung nützlich sein.
- CT: nur hilfreich bei Verdacht auf zerebrale Ursache (Schlaganfall oder kortikale Blindheit).

Wichtige Hinweise

- Die richtige Diagnose einer akuten Sehstörung ist oftmals schwierig, und der Patient ist meist sehr aufgewühlt. Im Zweifel überweisen Sie den Patienten schnell.
- Die Einschätzung des Visusverlustes und seiner Schwere durch den Patienten selbst ist extrem subjektiv. Wenn überhaupt durchführbar, testen Sie mit der Snellen-Tafel.
- Halten Sie immer Ersatzbatterien für Ihr Ophthalmoskop bereit.

Alarmsignale

- Denken Sie daran, dass die Sehstörung das vorherrschende Symptom einer anderen Pathologie wie Hypertonie, Arteriitis temporalis oder eines Diabetes mellitus sein kann.
- Achten Sie auf Herzgeräusche oder ein Schwirren über den Karotiden, was bei einem Netzhautarterienverschluss und bei einem Schlaganfall/einer TIA vorkommen kann.
- Ein kirschroter Fleck auf der Fovea ist pathognomisch für einen Netzhautarterienverschluss.
- Verwenden Sie nie ein Mydriatikum zur Erleichterung der Augenuntersuchung. Dadurch wird das klinische Bild verschleiert und zudem unter Umständen ein akuter Glaukomanfall ausgelöst.

Gesicht

Blasen oder Geschwüre im Gesicht

Blasen oder Geschwüre im Gesicht führen wegen ihrer kosmetischen Implikationen viel früher zur Vorstellung in der Hausarztpraxis als die gleichen Symptome an anderen Körperstellen. Kleinere Läsionen, wie etwa ein Basaliom, werden oft eher zufällig vom Hausarzt entdeckt, wenn der Patient eigentlich wegen anderer Beschwerden gekommen ist (zu begrenzten oder weitgehend begrenzten Ausschlägen im Gesicht siehe S. 411).

Ursachen

Häufig

- Impetigo
- Herpes-simplex-Virus (HSV)
- Herpes zoster
- Basaliom
- Keratoakanthom

Gelegentlich

- Plattenepithelkarzinom
- ulzerierendes malignes Melanom und Lentigo maligna
- Medikamente (z. B. Barbiturate)
- Acne excoriata
- ulzerierende Zahnfistel

Selten

- Dermatitis artificialis
- Tuberkulose
- Pemphigus
- Aktinomykose
- primärer syphilitischer Schanker oder tertiäres syphilitisches Gumma
- kutane Leishmaniose
- Mundhöhlenkarzinom

	Impetigo	Herpes-simplex-Virus	Herpes zoster	Basaliom	Keratoakanthom
fieberhaft mit Unwohlsein	nein	eventuell	ja	nein	nein
rasche Entwicklung	ja	ja	ja	nein	ja
rezidivierend	eventuell	ja	nein	eventuell	nein
bei Kindern	ja	ja	eventuell	nein	nein
multiple Läsionen	ja	ja	ja	nein	nein

Untersuchungen

Akute Läsionen müssen nur sehr selten eingehender untersucht werden, chronische Läsionen sind da schon eher ein diagnostisches Problem. In solchen Fällen ist die Biopsie (oder Exzisionsbiopsie) der diagnostische Goldstandard. Die zytologische Untersuchung von mit einer Skalpellklinge abgekratztem Oberflächenmaterial dient der Basaliom-Diagnose. Ganz selten einmal ist die Syphilisserologie hilfreich, wenn der Verdacht auf eine sekundäre oder tertiäre Syphilis besteht.

Wichtige Hinweise

- Denken Sie daran, dass Herpes simplex im Gesicht nicht nur an den Lippen auftreten kann. Das Aussehen der Läsion und der rezidivierende Charakter sind die Stützen der Diagnose.
- «Ulcus rodens» ist ein «freundlicherer» Begriff als «Basaliom» oder gar «Basalzellkarzinom». Das hilft vor allem bei kleineren Läsionen, da dieser Begriff wahrscheinlich weniger unnötige Ängste hervorruft. Dennoch sollten Sie nachdrücklich die Bedeutung der Vorstellung beim Spezialisten betonen.
- Bei Kindern mit einem rezidivierenden Impetigo sollten Sie nach der Ursache forschen, besonders im Hinblick auf ein Ekzem.

Alarmsignale

- Bestehen Zweifel an der Diagnose, sollten Sie den Patienten alsbald zur Biopsie überweisen, da eine chronische Ulzeration im Gesicht selten gutartig ist.
- Eine Ulzeration in einem zuvor anormal pigmentierten Gebiet lässt an eine fortgeschrittene lokale Malignität denken.
- Hüten Sie sich vor einer Exzisionsbiopsie im Gesicht, wenn Sie nicht speziell dafür ausgebildet sind. Die kosmetisch relevanten Hautgebiete sind medikolegale Minenfelder.
- Erkundigen Sie sich nach Auslandsreisen. Die Leishmaniose wird von der mediterranen oder südamerikanischen Sandfliege übertragen.
- Vorsicht bei der Entwicklung eines Herpes zoster oder simplex in der Augenumgebung: Hier kann es zu erheblichen Komplikationen kommen. Behandeln Sie also sorgfältig und verfolgen Sie den Verlauf. Holen Sie bei Bedarf die Meinung eines Augenarztes ein.

Gesichtsekzem

Im Gegensatz zu den anderen «Hautthemen» in diesem Buch orientiert sich dieses Kapitel am Verteilungsmuster des Ausschlags, weil es zum einen um viele Differenzialdiagnosen geht und zum anderen der Patient vor allem wegen der kosmetischen Bedeutung sehr betroffen ist. Gelegentlich kann auch eine schwerere Erkrankung hinter den Symptomen stecken.
Singuläre Gesichtsläsionen, wie etwa ein Basaliom, werden hier nicht behandelt.

Ursachen

Häufig

- Akne
- Rosazea
- seborrhoisches Ekzem
- Impetigo
- periorale Dermatitis

Gelegentlich

- Chloasma
- Folliculitis barbae
- Medikamentennebenwirkung: besonders Phototoxizität
- Infektion, z. B. Herpes zoster oder simplex, Zellulitis, Windpocken, Ringelröteln
- allergisches Ekzem
- Acne excoriata
- postinflammatorische Hypo- oder Hyperpigmentierung
- Pityriasis simplex
- Petechien nach Husten, Erbrechen, Überanstrengung
- andere allgemeine Hauterkrankungen, z. B. Psoriasis, Vitiligo

Selten

- Stevens-Johnson-Syndrom
- systemischer Lupus erythematodes (SLE)
- Facies mitralis
- Bourneville-Pringle-Krankheit (tuberöse Sklerose)
- Lupus vulgaris
- Sarkoidose
- Dermatomyositis

	Akne	Rosazea	Seborrhoisches Ekzem	Impetigo	Periorale Dermatitis
hauptsächlich perioral	eventuell	nein	nein	eventuell	ja
Ausschlag an anderen Körperstellen	eventuell	nein	eventuell	eventuell	nein
Alter >40	nein	ja	eventuell	eventuell	eventuell
Papeln und Pusteln	ja	ja	nein	eventuell	ja
schnelle Antibiotikawirkung	nein	ja	nein	ja	ja

Untersuchungen

Standard: keine
Gelegentlich: großes Blutbild, BSR, Autoantikörper-Screening, CK
In Spezialfällen: Abstrich auf Viren oder Bakterien, Hautbiopsie, Muskelbiopsie

- Großes Blutbild: Leukozytenzahl bei allen Infektionen erhöht; eventuell normochrome, normozytäre Anämie bei SLE.
- BSR, Autoantikörper-Screening: BSR wahrscheinlich bei Infektionen und SLE erhöht; Autoantikörper können bei SLE nachweisbar sein.
- CK: erhöht bei Dermatomyositis.
- Abstrich auf Viren oder Bakterien: unterstützt die Diagnostik in unklaren Fällen oder bei Verdacht auf Sekundärinfektion.
- Hautbiopsie, Muskelbiopsie: Hautbiopsie bei Verdacht auf Lupus vulgaris oder Sarkoidose; Muskelbiopsie zur Bestätigung einer Dermatomyositis.

Wichtige Hinweise

- Unterschätzen Sie nicht die möglichen Auswirkungen eines Hautausschlages im Gesicht auf das soziale Leben des Patienten. Die kosmetischen Folgen können für ihn verheerend sein.
- Der Wirkungseintritt bei einem antibiotischen Behandlungsversuch bei Akne kann drei Monate auf sich warten lassen. Vergewissern Sie sich, dass dies dem Patienten bewusst ist.
- Denken Sie daran, dass ein Impetigo einfach nur die Superinfektion eines zugrunde liegenden Hautproblems sein kann (z. B. eines Ekzems), das einer eigenen Behandlung bedarf.
- Fragen Sie nach der bisherigen Eigenmedikation. Denken Sie dabei daran, dass niedrig dosierte Kortisoncremes auch frei verkäuflich sind. Bei unsachgemäßer Anwendung können sich eine Rosazea und eine periorale Dermatitis verschlechtern.
- Manche Eltern denken bei einem auf Druck nicht abblassenden Hautausschlag gleich an Meningitis. Erklären Sie ihnen, dass ein solcher Ausschlag nicht auf das Gesicht beschränkt ist (genau genommen auf das Versorgungsgebiet der V. cava superior).

Alarmsignale

- Ein schwerer «Sonnenbrand» im Gesicht kann bei älteren Patienten auch eine phototoxische Medikamentennebenwirkung sein. Prüfen Sie die Medikation des Patienten.
- Vorsicht bei akut einsetzendem, einseitigem und unerklärlichem Gesichtserythem mit leichtem Ödem, was besonders bei Älteren das erste Anzeichen einer beginnenden Zellulitis oder eines Herpes zoster sein kann.
- Weisen Sie Patienten mit einer Herpes-zoster- oder -simplex-Infektion in Augennähe darauf hin, sich bei allen Augenproblemen umgehend wieder zu melden.
- Eine Acne excoriata kann ein Marker für eine signifikante psychiatrische Erkrankung sein.

Gesichtsschmerz

Ein Gesichtsschmerz geht entweder auf eine lokale Erkrankung einer der Hauptstrukturen des Gesichts oder auf eine Pathologie seiner Innervation zurück. Bezogen auf den N. trigeminus (V), kann dies irgendwo zwischen der hinteren Schädelgrube und seinen Endigungen der Fall sein. Eine ausgiebige Untersuchung ist nicht schwierig und geht schneller als üblich, da ein Auskleiden hierfür nicht erforderlich ist.

Ursachen

Häufig

- Sinusitis maxillaris/frontalis
- Trigeminusneuralgie
- Dentalabszess
- Kiefergelenksdysfunktion
- Herpes zoster

Gelegentlich

- Clusterkopfschmerz
- Arteriitis temporalis
- Parotis: Mumps, Abszess und Obstruktion des Speicheldrüsenausführungsgangs (Stein/Tumor)
- obere Spondylosis cervicalis
- Osteitis mandibularis oder maxillaris oder eine entsprechende Zyste
- Zellulitis

Selten

- multiple Sklerose
- atypischer Gesichtsschmerz (kann mit Depression in Zusammenhang stehen)
- Nasopharyngeal- oder Zungenkarzinom
- Tumor der hinteren Schädelgrube

- syphilitische Meningitis und Tabes dorsalis
- Glaukom und Iritis

	Sinusitis	Trigeminus-neuralgie	Dentalabszess	Kiefergelenk-sdysfunktion	Herpes zoster
Fieber und Abgeschlagenheit	eventuell	nein	eventuell	nein	eventuell
Lymphadenopathie	eventuell	nein	ja	nein	ja
Schmerzzunahme beim Bücken	ja	nein	ja	nein	nein
Schmerzen beim Beklopfen der Zähne	eventuell	nein	ja	nein	nein
stechende Schmerzen	nein	ja	nein	nein	eventuell

Untersuchungen

Standard: keine
Gelegentlich: großes Blutbild, BSR/CRP, Röntgen der Nasennebenhöhlen
In Spezialfällen: Röntgen des Kiefergelenks, Biopsie der A. temporalis, Sialogramm, CT/MRT

- Großes Blutbild: Leukozytenzahl und BSR/CRP bei Infektion erhöht; BSR/CRP erhöht bei Arteriitis temporalis und bei Tumoren (bei Verdacht auf Arteriitis temporalis ist die BSR hilfreicher als der CRP-Wert).
- Röntgen: Röntgen der Nasennebenhöhlen nur wenig hilfreich bei akuter Sinusitis, mehr hingegen bei chronischen Schmerzen wegen möglicher chronischer Sinusitis oder Tumornachweis; Röntgenuntersuchungen des Kiefergelenks und Dentalaufnahmen im Hinblick auf einen möglichen Abszess werden am ehesten vom Zahnarzt durchgeführt; Parotis-Sialogramm wegen Stein/Tumor.
- Biopsie der A. temporalis: eventuell erforderlich bei klinischem Verdacht auf eine Arteriitis temporalis.
- CT/MRT: zur Untersuchung der hinteren Schädelgrube und des Ganglion trigeminale (Gasser-Ganglion; in der Klinik/beim Radiologen).

Wichtige Hinweise

- Diagnostizieren Sie nicht zu viel bei einer Sinusitis. Viele obere Atemwegsinfekte verursachen einen leichten Gesichtsschmerz durch Unterdruckeffekte.
- Denken Sie daran, dass der Herpes zoster bereits vor dem Ausschlag Schmerzen bereiten kann. Bei akut einsetzendem, unerklärlichem einseitigen Gesichtsschmerz, raten Sie dem Patienten, sich wieder zu melden, falls sich ein brennender Ausschlag entwickelt.
- Bei einem Dentalabszess überweisen Sie den Patienten zum Zahnarzt ohne vorherige Behandlung, um eine genaue Untersuchung, Behandlung und Verlaufskontrolle nicht zu gefährden. Außerdem ermutigt dies den Patienten, sich beim nächsten Mal gleich an die richtige Adresse zu wenden.

Alarmsignale

- Findet sich keine offensichtliche Ursache für einen anhaltenden Gesichtsschmerz, überweisen Sie den Patienten, um eine schwere Pathologie auszuschließen.
- Eine Trigeminusneuralgie ist gewöhnlich idiopathisch, doch kann auch eine ernste Erkrankung zugrunde liegen, besonders wenn sich gleichzeitig motorische Störungen oder weitere neurologische Beschwerden oder Symptome entwickelt haben.
- Die Arteriitis temporalis ist eine klinische Diagnose. Wenn der Verdacht besteht, behandeln Sie umgehend mit hoch dosierten Kortikosteroiden, um eine Erblindung zu verhindern. Die BSR dient nur der nachträglichen Bestätigung.
- Wenn der Augapfel gerötet und empfindlich ist bei gleichzeitigem vorderem Gesichtsschmerz, denken Sie an ein Glaukom, eine Iritis oder eine akute Entzündung des Auges.
- Zögern Sie nicht, den Patienten zum Zahnarzt bzw. zur zahnärztlichen oder kieferchirurgischen Ambulanz der Klinik zu verweisen, wenn eine dentale Ursache irgendwie infrage kommt.

Gesichtsschwellung

Hier geht es mehr um die «inneren» Ursachen einer Gesichtsschwellung und weniger um die oberflächlichen, die an anderer Stelle besprochen werden (s. S. 408). Es handelt sich hierbei aufgrund seines entstellenden und nicht zu verbergenden Charakters um ein großes Problem für den Patienten. Zudem sind die Ursachen oft recht schmerzhaft.

Ursachen

Häufig

- Mumps (virale Parotitis)
- Quincke-Ödem (angioneurotisches Ödem, allergisch)
- Dentalabszess
- Trauma (vor allem Jochbeinfraktur)
- Speichelstein

Gelegentlich

- bakterielle Parotitis
- Zellulitis (einschließlich orbital)
- Masseterhypertrophie (durch Bruxismus)
- Dentalzyste
- Myxödem
- Herpes zoster (eventuell initial mehr Schwellung als Blasen)

Selten

- Parotistumor
- Sarkom des Ober- oder Unterkiefers
- Cushing-Krankheit
- Nasopharyngealkarzinom
- Burkitt-Tumor

	Mumps	Quincke-Ödem	Dentalabszess	Trauma	Speichelstein
bilateral	ja	ja	nein	eventuell	nein
Schwellung nimmt beim Essen zu	nein	nein	nein	nein	ja
Hauterythem	nein	ja	eventuell	eventuell	nein
Schmerzen beim Beklopfen der Zähne	nein	nein	ja	nein	nein
Fieber	ja	nein	eventuell	nein	nein

Untersuchungen

Standard: Röntgen des Gesichts (bei Trauma)
Gelegentlich: Schilddrüsenfunktionstests (wenn die Schwellung myxödematös erscheint)
In Spezialfällen: großes Blutbild, BSR/CRP, Sialogramm

- Das einfache Röntgen des Gesichts ist nach Traumen wichtig (die Auswahl der Ebenen hängt vom Ort der Verletzung ab). In seltenen Fällen kann so auch ein Knochentumor entdeckt werden.
- Schilddrüsenfunktionstests, großes Blutbild, BSR/CRP: Schilddrüsenfunktionstests zeigen eine Hypothyreose an; Leukozytenzahl bei Infektionen erhöht; BSR/CRP bei Infektionen und Tumoren erhöht.
- Parotis-Sialogramm: zeigt Verlegung des Ausführungsganges durch Stein oder Tumor an.

Wichtige Hinweise

- Eine neu aufgetretene raue Stimme bei diffuser Gesichtsschwellung sollte die umgehende Abklärung einer Hypothyreose nach sich ziehen.
- Führen Sie bei möglicher Mumps im Kindesalter nicht zu viele Untersuchungen durch. Seit Einführung der Dreifachimpfungen sieht man sie immer seltener. Wahrscheinlicher ist hier eine zervikale Lymphadenitis.

- Wenn möglich, überweisen Sie Patienten mit Zahnproblemen auch direkt an den Zahnarzt weiter, der die erforderlichen Antibiotika und Analgetika verschreiben kann.

Alarmsignale

- Eine schmerzlose und zunehmende Schwellung legte einen Tumor oder eine Zyste nah. Hier ist die umgehende Überweisung zur Chirurgie indiziert.
- Blutdurchsetzter Nasenausfluss mit einseitiger Gesichtsschwellung weckt die beunruhigende Befürchtung auf einen malignen Prozess.
- Ein ausgeprägtes Angioödem kann auch zur Atemwegsobstruktion führen. Therapieren Sie so energisch wie bei einem anaphylaktischen Schock.
- Die akute Entzündung der Orbita erfordert eine umgehende Bewertung mit intravenöser Antibiotikagabe.
- Eine Parotisschwellung mit Gesichtslähmung lässt an einen Parotistumor mit Beteiligung des N. facialis denken.
- Bei Verdacht auf einen Herpes zoster des N. ophthalmicus (V_1) ist die umgehende antivirale Medikation und die Überweisung an den Augenarzt notwendig.

Haut

Bläschen

Bläschen (Vesicae und Bullae) sind Hautschwellungen, die freie Flüssigkeit enthalten. Bis zu einer Größe von 5 mm spricht man von einer Vesica, über 5 mm von einer Bulla. Bei der Flüssigkeit kann es sich um Lymphe, Serum, Extrazellulärflüssigkeit oder Blut handeln. Bei manchen Zuständen finden sich beide Bläschenformen, bei den meisten jedoch entweder die eine oder die andere (zu Pusteln siehe S. 441).

Ursachen

Häufig

- Trauma: Hautreibungen, Verbrennungen (thermisch und chemisch), Insektenstich
- Herpes simplex
- Herpes zoster
- virale Kinderkrankheiten: Hand-Foot-Mouth-Disease, Windpocken
- Ekzem (Pompholyx und andere akute Ekzeme)

Gelegentlich

- Pemphigus und Pemphigoid
- Dermatitis herpetiformis
- sekundär bei Beinödem (verschiedene Ursachen)
- Impetigo bullosa
- Medikamentennebenwirkung, z. B. ACE-Hemmer, Penicillamin, Barbiturate
- Erythema exsudativum multiforme

Selten

- Pemphigoid gestationis/Herpes gestationis
- Porphyrie
- Lyell-Syndrom
- Epidermolysis bullosa hereditaria
- allergische Vaskulitis

	Trauma	Herpes simplex	Herpes zoster	Virale Kinderkrankheit	Ekzem
Vesiculae	nein	ja	ja	ja	eventuell
Bullae	ja	eventuell	eventuell	nein	eventuell
rezidivierend	nein	ja	nein	nein	ja
einseitig	eventuell	eventuell	ja	nein	eventuell
schmerzhaft	ja	ja	ja	nein	eventuell

Untersuchungen

Es ist unwahrscheinlich, dass bei diesem Symptom in der Hausarztpraxis eine sinnvolle Ursachenforschung betrieben werden kann. Das Problem ist zumeist entweder selbstlimitierend, oder die Ursache ist offensichtlich. In unklaren Fällen wird zur Diagnosesicherung auf die Überweisung die Hautbiopsie folgen. Epikutantests können bei einer Kontaktdermatitis das verantwortliche Allergen identifizieren, besonders wenn es mit dem beruflichen Umfeld zusammenhängt.

Wichtige Hinweise

- Ein Herpes zoster mit Beteiligung des N. ophthalmicus (1. Ast des N. trigeminus) greift in über 50 % der Fälle auf das Auge über. Die Wahrscheinlichkeit erhöht sich noch einmal, wenn an der Seite der Nase Bläschen auftreten. Stellen Sie sicher, dass der Patient sich rasch Hilfe holen kann, wenn sich das Auge rötet, schmerzt oder der Blick getrübt wird.
- Bei einem unkomplizierten Herpes zoster klären Sie den Patienten über die Art der Erkrankung und die vielen kursierenden Ammenmärchen auf. Warnen Sie ihn zugleich vor der Möglichkeit einer postherpetischen Neuralgie.
- Beobachten Sie den Verlauf unklarer Ausschläge. Den Blasen eines Pemphigoids geht z. B. einige Wochen lang ein Juckreiz mit Erythem und Urtikaria voraus.

Alarmsignale

- Infektionen mit Herpes simplex und Varicella zoster können bei Immunsuppression einen schweren und disseminierten Verlauf nehmen. Überweisen Sie in diesem Fall den Patienten. Zugleich kann ein Herpes simplex eine ernste Reaktion bei Patienten mit atopischem Ekzem auslösen (Kaposi-Dermatitis).
- Schwangere Frauen mit Windpocken haben ein signifikant erhöhtes Risiko für eine Varizellenpneumonie. Auch für das Ungeborene besteht ein Risiko. Bei Fragen zu schwangerern Frauen die Kontakt zu Personen mit Windpocken hatten, folgen Sie den aktuellen Empfehlungen des Robert-Koch-Institutes.
- Ein Lyell-Syndrom kann sich bei Kindern sehr schnell entwickeln und einen schweren Verlauf nehmen. Überweisen Sie das Kind im Verdachtsfall umgehend.
- Ein Pemphigus ist eine schwerere Erkrankung als das Pemphigoid und befällt gewöhnlich jüngere Patienten (meist im mittleren Alter). Normalerweise ist eine stationäre Behandlung erforderlich.

Erythem

Ein Erythem ist eine Hautrötung aufgrund einer anhaltenden Weitstellung oberflächlicher Hautgefäße und kann lokal oder generalisiert auftreten. Es unterscheidet sich vom Flush (s. S. 31) durch seinen dauerhaften Charakter.

Ursachen

Häufig

- Zellulitis
- Gicht
- Verbrennungen: thermisch, chemisch, Sonnenbrand
- toxisches Erythem: Medikamente (z. B. Antibiotika, NSAID), Bakterien (z. B. Scharlach), Viren (z. B. Masern, Ringelröteln)
- Rosazea

Gelegentlich

- Palmarerythem, z. B. Schwangerschaft, Lebererkrankung, Thyreotoxikose
- phototoxische Medikamentenreaktion, z. B. Phenothiazin, Tetrazyklin, Diuretika
- lang anhaltende Immobilität mit herabhängenden Beinen
- Erythema exsudativum multiforme (verschiedene Ursachen)
- systemischer Lupus erythematodes (lichtempfindliches Schmetterlingserythem)
- Erythema ab igne (netzartiges Rötungsmuster)

Selten

- fixes Arzneimittelexanthem
- Livedo reticularis: bei Bindegewebserkrankungen
- Serokonversionsausschlag bei HIV
- Erythema nodosum: Sarkoidose, Streptokokken, Tuberkulose, Medikamente
- Erythema induratum (tuberkulide Hautknoten)
- Erythema chronicum migrans: Lyme-Krankheit

	Zellulitis	Gicht	Verbrennungen	Toxisches Erythem	Rosazea
Fieber	ja	eventuell	nein	eventuell	nein
Pusteln	nein	nein	nein	nein	ja
periartikulär	eventuell	ja	eventuell	eventuell	nein
Bläschen	eventuell	nein	eventuell	eventuell	nein
disseminiert	nein	nein	eventuell	ja	nein

Untersuchungen

Standard: Harnsäure (wenn Gicht möglich erscheint)
Gelegentlich: großes Blutbild, BSR/CRP, Leberwerte, Schilddrüsenfunktionstests
In Spezialfällen: Autoimmunscreening, Serologie, Thoraxröntgen, Antistreptolysintiter

- Großes Blutbild/BSR/CRP: Leukozytenzahl und BSR/CRP bei signifikanten Infektionen; Hb-Wert kann bei Bindegewebserkrankung vermindert sein (normochrome normozytäre Anämie).
- Autoimmunscreening: wenn eine Bindegewebserkrankung als Ursache infrage kommt.
- Serologie: kann bei entsprechendem Verdacht den Erreger eines Erythema exsudativum multiforme bestimmen; auch hilfreich bei der Feststellung einer HIV-Infektion und der Lyme-Krankheit.
- Harnsäure: zur Bestätigung des klinischen Verdachts einer Gicht (wenn die Attacke abgeklungen ist), vor allem im Hinblick auf Allopurinol.
- Leberwerte, Schilddrüsenfunktionstests: bei einem Palmarerythem bei nicht schwangeren Patientinnen; zur Bestätigung eines Alkoholmissbrauchs oder eines Hyperthyreoidismus.
- Weitere Untersuchungen zum Erythema nodosum: bei Verdacht auf eine nicht medikamentöse Ursache wahrscheinlich Thoraxröntgen (wegen Tuberkulose oder Sarkoidose) und Antistreptolysintiter (wegen möglicher Streptokokkeninfektion).

Wichtige Hinweise

- Ein durch Medikamente induziertes toxisches Erythem ist oft mit Juckreiz verbunden. Geht es auf eine Infektion zurück, besteht kein Juckreiz, dafür aber oft Fieber.
- Bedenken Sie, dass ein toxisches Medikamentenerythem oft mit Verzögerung auftritt. So kann es also sein, dass die Symptome erst auftreten, wenn eine Behandlung (besonders mit Antibiotika) bereits abgeschlossen ist.
- Bei längerer Immobilität mit herunterhängenden Beinen kann es zu einem Unterschenkelerythem kommen, mitunter mit Ödem- und Bläschenbildung. Dies wird gerne als persistierende oder rezidivierende Zellulitis fehlgedeutet.
- Ein kräftiges lokales Erythem, das rasch dunkel wird, Bläschen bildet und auf der gleichen Seite rezidiviert kann sehr wohl ein fixes Arzneimittelexanthem sein.

Alarmsignale

- Ein Erythema nodosum und ein Erythema exsudativum multiforme können durch signifikante Erkrankungen ausgelöst werden, zu denen auch, wenngleich recht selten, ein maligner Prozess zählen kann. Wenn es dem Patienten insgesamt nicht gut geht oder er andere relevante Symptome aufweist, müssen Sie hier unbedingt weitere Untersuchungen folgen lassen oder den Patienten überweisen.
- Erheben Sie die Reiseanamnese. Die Lyme-Krankheit ist in Waldgebieten endemisch. Wenn sie nicht rechtzeitig diagnostiziert und behandelt wird, kann sie ernsthafte Komplikationen hervorrufen.
- Ein Erythema exsudativum multiforme mit Bläschenbildung und Schleimhautulzerationen entspricht einem Stevens-Johnson-Syndrom. Wenngleich es selten vorkommt, handelt es sich doch um eine sehr schwere Erkrankung, die dringend der stationären Behandlung bedarf.
- Fragen Sie auch nach Gelenkbeschwerden. Viele Ursachen eines Erythems (z. B. Erythema exsudativum multiforme, Schmetterlingserythem, Erythema ab igne) stehen mit Bindegewebserkrankungen in Zusammenhang.
- Denken Sie auch an die Medikamentenanamnese einschließlich frei verkäuflicher Substanzen. Hieraus können sich Hinweise auf ein toxisches Erythem, ein Erythema nodosum, ein Erythema exsudativum multiforme und auf Phototoxizität ergeben..

Knötchen

Hautknötchen sind größer als Papeln, d.h. über 5 mm im Durchmesser. Allerdings ist klinisch ihre Tiefe bedeutsamer als ihr Durchmesser. Manche sitzen frei innerhalb der Dermis, andere sind mit der Haut darüber oder der Subkutis darunter verwachsen. Es gibt verschiedene Ursachen. Der Patient sorgt sich zumeist um die kosmetischen Folgen oder um ein mögliches Entartungsrisiko.

Ursachen

Häufig

- Epidermiszyste
- Lipom
- Basaliom
- Warze
- Xanthom

Gelegentlich

- Dermatofibrom (Histiozytom)
- Plattenepithelkarzinom
- Acne nodulocystica
- Keratoakanthom
- Gichttophi
- Chondrodermatitis nodularis chronica helicis
- Rheumaknoten und Heberden-Knoten
- Granuloma pyogenicum

Selten

- malignes Melanom (zunehmend)
- vaskulitisch: Erythema nodosum, Vasculitis nodularis, Polyarteriitis nodosa
- atypische Infektionen (z.B. Lepra, Treponema, Lupus vulgaris, Schwimmbadgranulom, Aktinomykose)
- Lymphom und Karzinommetastasen
- Sarkoidose
- prätibiales Myxödem

	Epidermiszyste	Lipom	Basaliom	Warze	Xanthom
rötlich braun	nein	nein	ja	nein	ja
zentraler Punkt	ja	nein	nein	nein	nein
charakteristische Verteilung	nein	nein	ja	nein	ja
normale Hautoberfläche	ja	ja	nein	nein	nein
multipel	nein	eventuell	eventuell	eventuell	ja

Untersuchungen

Standard: keine (Hautbiopsie oder Zytologie bei zweifelhafter Läsion oder beim klinischen Verdacht auf ein Karzinom)
Gelegentlich: Fettprofil, großes Blutbild, BSR/CRP, Harnsäure, Rheumafaktor, Urinstatus
In Spezialfällen: Schilddrüsenfunktionstests, Kveim-Test, weitere Untersuchungen in Abhängigkeit vom klinischen Erscheinungsbild (s. u.)

- Exzisionsbiopsie: liefert eine eindeutige Diagnose. Eine Zytologie von Hautgeschabsel kann zur Diagnose eines Basalioms genutzt werden.
- Fettprofil: Bei einem Xanthom muss ein vollständiges Fettprofil erstellt werden, um die zugrunde liegende Hyperlipidämie zu identifizieren.
- Urinstatus: bei Verdacht auf entzündliche oder vaskulitische Hautknötchen, da eine Proteinurie eine Assoziation mit systemischen und renalen Erkrankungen aufzeigen könnte.
- Großes Blutbild und BSR/CRP: BSR/CRP bei entzündlichen Erkrankungen und bei Malignität erhöht. Das große Blutbild kann auch eine Anämie im Rahmen einer chronischen Erkrankung oder bei malignen Prozessen aufdecken (einschließlich Lymphom).
- Harnsäure: wenn es sich klinisch um Gichttophi handeln könnte.
- Rheumafaktor: Rheumaknoten sind gewöhnlich mit einem positiven Rheumafaktor assoziiert.

- Schilddrüsenfunktionstests: zur Diagnose einer Basedow-Krankheit bei prätibialem Myxödem.
- Kveim-Test: trägt zur Diagnose einer Sarkoidose bei.
- Weitere Untersuchungen in Abhängigkeit vom klinischen Erscheinungsbild: Manche Läsionen wie etwa das Erythema nodosum erfordern weitergehende Untersuchungen, um die Ursache bestimmen zu können. Die histologische Bestätigung von Hautmetastasen kann weitere Untersuchungen nach sich ziehen, obwohl die Gesamtverfassung des Patienten das eventuell als vergebliche Liebesmüh erscheinen lassen kann.

Wichtige Hinweise

- Betrachten Sie die Läsion mit der Lupe, wobei Sie eventuell verdächtige Merkmale wie eine Ulzeration oder einen aufgerollten, perlschnurartigen Randsaum erkennen könne.
- In unklaren Fällen, die keiner dringenden Abklärung bedürfen, dokumentieren Sie den Fall sorgfältig (einschließlich genauer Größenangaben) und bestellen den Patienten nach ein oder zwei Monaten wieder ein.
- Manche Patienten können die Bedeutung einer signifikanten Läsion unterschätzen, vor allem wenn Sie sie während einer Routineuntersuchung entdecken. Wenn Sie den Patienten zur Biopsie überweisen, betonen Sie noch einmal nachdrücklich die Bedeutung des Termins und dieser Untersuchung.
- Stellen Sie fest, worüber der Patient sich Sorgen macht. Gewöhnlich handelt es sich um kosmetische Fragen oder um die Angst vor einer malignen Erkrankung. Die Konsultation wird dadurch effektiver und der Patient zufriedener.

Alarmsignale

- Nachtschweiß und Juckreiz mit Hautknötchen lenken den Verdacht auf ein Lymphom. Untersuchen Sie sorgfältig Lymphknoten, Leber und Milz.
- Klagt ein älterer Patient über eine Läsion an einer sonnenexponierten Stelle, die «einfach nicht heilen will», handelt es sich womöglich um ein Plattenepithelkarzinom oder um ein Basaliom.
- Das Auftauchen eines Knötchens in einem Muttermal ist sehr verdächtig und führt zur Überweisung.

- Ein Patient mit einer Acne nodulocystica sollte zur Behandlung mit Isotretinoin an einen Dermatologen überwiesen werden.
- Bei einem Patienten mittleren oder höheren Alters, der sich unwohl fühlt und über wenige Wochen bizarre und disseminierte Hautknötchen ausbildet, liegt wahrscheinlich ein Karzinom zugrunde.

Makula

Eine Makula ist ein flaches, demarkiertes und anormal gefärbtes Hautgebiet von variabler Größe. Es kann rot (z. B. Arzneimittelexanthem), dunkelrot (z. B. Purpura), braun (z. B. ein flaches Muttermal) oder weiß (z. B. Pytiriasis versicolor) sein (zu Purpura s. S. 438). Zwischen dem Erythem (s. S. 425) und der roten Makula gibt es einige Überschneidungen.

Ursachen

Häufig

- Medikamentenreaktion/Allergie
- flaches Muttermal (Junktionsnävus)
- unspezifisches virales Exanthem
- sonneninduzierte Sommersprossen (einschließlich Leberfleck)
- Chloasma

Gelegentlich

- Masern und Röteln
- postinflammatorische Hypo- oder Hyperpigmentierung
- Café-au-Lait-Fleck (hellbraun) und Mongolenfleck (braun oder graublau)
- Berloque-Dermatitis (braun: chemische Photosensibilisierung, z. B. Bergamotöl)
- Depigmentierung: Vitiligo, Pityriasis versicolor, Pityriasis alba

Selten

- Infektionen: Roseola syphilitica, Lepra tuberculoides, Typhoid (Roseola typhosa in 40 % der Fälle)
- Albright-Syndrom
- Neurofibromatose (über 6 Café-au-Lait-Flecken)
- pathologische Sommersprossen: Lentigo maligna, Peutz-Jeghers-Syndrom
- Naevus anaemicus (dauerhafte Vasokonstriktion aufgrund einer neurovaskulären Anomalie)

	Medikamenten-reaktion	Flaches Muttermal	Virales Exanthem	Sommersprossen	Chloasma
Jucken und Brennen	ja	nein	nein	nein	nein
variable Pigmentierung	nein	ja	nein	eventuell	eventuell
Rötung	ja	nein	ja	nein	nein
Durchmesser < 0,5 cm	eventuell	eventuell	eventuell	ja	nein
symmetrisch, perioral	nein	nein	nein	nein	ja

Untersuchungen

Es kommen hier nur sehr wenige Untersuchungen infrage, die auch nur in Ausnahmefällen erforderlich sind, da die Diagnose gewöhnlich klinisch gestellt wird: Hautgeschabsel kann bei der mykologischen Untersuchung oder unter Wood-Licht zur Diagnose Pytiriasis versicolor führen. Eine Serumprobe im akuten Fall oder nach dem Abklingen kann Röteln nachweisen. Bei einem ungewöhnlichen makulösen Ausschlag kann eine serologische Untersuchung auf Syphilis angebracht sein. Ganz selten ist eine Biopsie erforderlich, um ein fragwürdiges Erscheinungsbild abzuklären.

Wichtige Hinweise

- Bis zum Ausbruch eines Medikamentenexanthems können vom Zeitpunkt der ersten Einnahme an zwei Wochen vergehen. Lassen Sie sich also nicht verunsichern, wenn eine Antibiotikakur bereits abgeschlossen ist und erst einige Tage später das damit in Verbindung stehende Medikamentenexanthem in Erscheinung tritt.
- Eine Pityriasis versicolor kann als Vitiligo fehlgedeutet werden. Im Zweifel entnehmen Sie ein Hautgeschabsel für eine mykologische Untersuchung oder begutachten es unter Wood-Licht.
- Einzelne hyperpigmentierte Streifen am seitlichen Hals sind wahrscheinlich eine Berloque-Dermatitis (lichtempfindlicher Ausschlag durch in Parfums verwendetes Bergamottöl).

Alarmsignale

- Eine Lentigo maligna ist ein großer, mehrfarbiger Fleck auf älterer, sonnenexponierter Haut. Es besteht ein hohes Entartungsrisiko, sodass Sie den Patienten überweisen sollten.
- Röteln sind selten, doch werden Sie aufgrund der in den Medien geschürten Impfängste wieder häufiger. Finden Sie heraus, ob eine junge Frau mit einem Röteln-artigen Ausschlag schwanger ist. Wenn ja, bestimmen Sie ihren Rötelntiter.
- Bei einem Kind mit sehr vielen Sommersprossen auf den Lippen und in der Umgebung kann es sich auch um ein Peutz-Jeghers-Syndrom handeln, das mit einer Dünndarmpolyposis assoziiert ist.
- Eine Vitiligo hat unter der weißen Bevölkerung eine eher schlechte Prognose, besonders wenn sie ausgedehnt ist und auch die Lippen und Extremitäten miteinbezieht.

Papel

Papeln sind solide, umschriebene Hauterhebungen mit einem Durchmesser von bis zu 5 mm. Größere Erhebungen bezeichnet man als Knötchen (s. S. 428). (Natürlich beginnen Knötchen als Papeln. Um keine Verwirrung zu stiften, gilt, dass, wenn sie zum Zeitpunkt der Vorstellung beim Hausarzt einfach «nodulär» sind, sie in jenem Kapitel besprochen werden.) Sie sind zumeist rund, doch können sie in Form und Farbe variieren. Es kann sich um vorübergehende Läsionen handeln, aus denen z. B. Bläschen werden oder die ulzerieren.
Es gibt im Übrigen mehr Ursachen für Papeln, als hier aufgeführt werden können. Hier wurde nur eine praktische Auswahl getroffen.

Ursachen

Häufig

- Akne
- Krätze
- Verruca und Molluscum contagiosum
- Altershämangiom
- Stielwarze

Gelegentlich

- Viruserkrankung
- Milum
- Insektenstich
- frühe Alterswarze
- Xanthom
- Psoriasis guttata
- Pityriasis lichenoides chronica, Lichen ruber planus
- Milaria rubra
- Keratosis pilaris

Selten

- malignes Melanom, frühes Basaliom, Kaposi-Sarkom
- Darier-Krankheit
- Acanthosis nigricans
- Pseudoxanthoma elasticum
- tuberöse Sklerose

	Akne	Krätze	Verruca	Altershämangiom	Stielwarze
Juckreiz	nein	ja	nein	nein	nein
charakteristische Verteilung	ja	ja	nein	ja	nein
Rötung	ja	ja	nein	ja	nein
assoziierte Läsionen	ja	ja	nein	nein	nein
positive Kontaktanamnese	nein	ja	eventuell	nein	nein

Untersuchungen

In der Praxis sind bei diesem Symptom nur sehr wenige Untersuchungen erforderlich: ein Fettprofil bei Xanthomen, bei Genitalwarzen Screening auf weitere Geschlechtskrankheiten, gründliche Untersuchungen in den sehr seltenen Fällen einer denkbaren zugrunde liegenden Malignität (z. B. Acanthosis nigricans). Unklare Ausschläge oder solitäre Papeln können gelegentlich eine Exzisionsbiopsie für eine definitive Diagnose erforderlich machen.

Wichtige Hinweise

- Behalten Sie stets im Hinterkopf, dass für den Patienten die Furcht vor dem Hautkrebs gewöhnlich an oberster Stelle steht, besonders in subakuten oder chronischen Fällen. Denken Sie also daran, ihn auch angemessen zu beruhigen.
- Bei unklaren solitären Läsionen sollten Sie eine sorgfältige Dokumentation des Befundes anlegen und den Patienten zu gegebener Zeit wieder einbestellen.

- Viele lästige Ausschläge sind intermittierend. Zur Diagnosesicherung sollten Sie dem Patienten vorschlagen, sich zu einem «Notfalltermin» einzufinden, wenn der Ausschlag floride ist oder ein Foto vom Ausschlag zu machen und es zum Termin mitzubringen.
- Juckende, asymmetrisch angeordnete Papeln sind wahrscheinlich Insektenstiche, obwohl der Patient davon mitunter erst überzeugt werden muss.

Alarmsignale

- Eine sich ausbreitende dunkelblaue oder blauschwarze Papel kann ein malignes Melanom, ein blauer Nävus oder ein Kaposi-Sarkom sein. Holen Sie dazu umgehend eine fachärztliche Meinung ein.
- Braune oder hautfarbene Papeln in der Umgebung der Nase eines Kindes können Zeichen einer tuberösen Sklerose sein. Damit kann eine ernste Systemerkrankung verbunden sein, was die Abklärung durch einen Experten erforderlich macht.
- Ein stark juckender papulärer Ausschlag, der sich nachts verschlechtert, ist, wenn sich keine andere offensichtliche Erklärung findet, wahrscheinlich eine Krätze. Dies gilt auch, ohne dass bekanntermaßen Kontakt zu einer Person mit Krätze bestanden haben muss. Behandeln Sie hier auf den Verdacht hin.

Purpura und Petechien

Eine Purpura besteht aus rötlich-dunkelroten Läsionen, die auf Druck nicht abblassen. Bei einem Durchmesser unter 1 cm spricht man von Petechien, bei größerem Durchmesser von Ekchymosen. Das Problem wird oft vom Patienten so gedeutet, dass er «schnell blaue Flecken» bekäme. Es ist ein typisches Symptom der Sorte, die nur nebenbei zur Sprache gebracht werden. Die meisten Fälle sind normale «blaue Flecken», denen ursächlich ein geringes Trauma zugrunde liegt, das vergessen oder einfach nicht bemerkt wurde.

Ursachen

Häufig

- Trauma
- senile Purpura
- Lebererkrankung (besonders alkoholische Zirrhose)
- erhöhter intravaskulärer Druck (z. B. durch Husten, Erbrechen, schwangerschaftsbedingt)
- Medikamente, z. B. Kortikosteroide, Warfarin, Acetylsalicylsäure

Gelegentlich

- Vaskulitis, z. B. Purpura anaphylactica, Bindegewebserkrankung
- Thrombozytopenie, z. B. Purpura thrombopenica, Knochenmarkschädigung (z. B. bei Lymphom, Leukämie, zytotoxischer Medikation), aplastische Anämie
- Nierenversagen
- infektiöse Endokarditis

Selten

- Paraproteinämie, z. B. Kryoglobulinämie
- erbliche Gerinnungsstörung, z. B. Hämophilie, Faktor-IX-Mangel, Willebrand-Krankheit
- Infektionen, z. B. Meningokokkensepsis, Felsengebirgsfieber
- Vitamin-C- und -K-Mangel

- Verbrauchskoagulopathie
- angeborene Gefäßwandanomalien, z. B. Ehlers-Danlos-Syndrom

	Trauma	Senile Purpura	Lebererkrankung	Erhöhter intravaskulärer Druck	Medikamente
leichtes Hämatom	ja	nein	nein	nein	nein
spontan	nein	eventuell	ja	nein	ja
disseminiert	nein	ja	ja	nein	ja
rezidivierend	nein	ja	ja	nein	eventuell
petechial	eventuell	nein	nein	ja	eventuell

Untersuchungen

Standard: großes Blutbild, BSR/CRP, INR (bei Warfarin-Therapie)
Gelegentlich: Leberwerte, Harnstoff und Elektrolyte, Gerinnungswerte, Plasmaelektrophorese
In Spezialfällen: Autoimmunscreening, Hautbiopsie, Knochenmarksbiopsie

- Großes Blutbild, BSR/CRP: Das große Blutbild kann eine Thrombozytopenie oder Hinweise auf eine Blutkrankheit aufzeigen. BSR/CRP und Leukozytenzahl können bei Blutkrankheiten, Bindegewebserkrankungen und Infektionen erhöht sein.
- Leberwerte, Harnstoff und Elektrolyte: bei zugrunde liegenden Leber- oder Nierenerkrankungen.
- INR: bei Warfarin-Therapie.
- Autoimmunscreening: bei möglichen Bindegewebserkrankungen, die eine Vaskulitis herbeiführen.
- Gerinnungswerte: zur Prüfung der Gerinnungsfunktion, z. B. Blutungszeit, Prothrombinzeit, partielle Thromboplastinzeit.
- Plasmaelektrophorese: bei Hypergammaglobulinämie, Paraproteinämie und Kryoglobulinämie.
- Weitere klinikgestützte Untersuchungen: zur Ermittlung der Ursache, z. B. Hautbiopsie zur Bestätigung einer Vaskulitis, Knochenmarksbiopsie bei möglicher Infiltration.

Wichtige Hinweise

- Multiple Hämatome unterschiedlichen Alters an den Beinen von kleinen Kindern, die ansonsten gesund sind und keine weiteren Hinweise auf Gerinnungsstörungen mitbringen, sind wahrscheinlich normal.
- Eine senile Purpura ergibt sich leicht aus der Anamnese und der Untersuchung. Wichtiger als weitere Untersuchungen ist die Beruhigung des Patienten.
- Einzelne Petechien auf den Augenlidern oder in deren Umgebung können bei kräftigem Husten oder Erbrechen entstehen. Bei einer eindeutigen Anamnese erklären Sie den Eltern die Ursache, aber betonen Sie auch, dass dieses Symptom an einer anderen Stelle des Körpers unbedingt beachtet werden muss.
- Die Verteilung der Purpura kann wertvolle diagnostische Hinweise liefern. An den Beinen sind Thrombozytenstörungen, Paraproteinämien, eine Purpura anaphylactica oder eine Meningokokkensepsis wahrscheinlich. An den Fingern und Zehen zeigen diese Symptome eine Vaskulitis an. Eine senile oder kortikoidbedingte Purpura tritt auf dem Handrücken und an der Hinterseite der Arme auf.
- Eine Purpura aufgrund einer Vaskulitis neigt dazu, etwas über dem Hautniveau palpabel zu sein.

Alarmsignale

- Denken Sie daran, dass der Ausschlag bei einer Meningokokkensepsis auftauchen kann, bevor das Kind offensichtlich insgesamt krank ist. Besteht auch nur ein geringer Verdacht, dass die Diagnose zutreffend sein könnte, verabreichen Sie parenteral Penicillin und weisen das Kind sofort ein.
- Eine negative Familienanamnese für erbliche Gerinnungsstörungen schließt eine solche nicht aus. Diese Störungen können auch spontan auftreten.
- Gehen Sie einer Purpura bei einem sehr blassen Patienten unbedingt auf den Grund. Dahinter verbirgt sich wahrscheinlich eine Knochenmarkserkrankung. Veranlassen Sie umgehend ein großes Blutbild oder weisen Sie den Patienten sofort ein.
- Inspizieren Sie ein Kind mit blauen Flecken immer vollständig, auch in der Anogenitalregion. Denken Sie auch immer an die Möglichkeit eines Kindesmissbrauchs.
- Verabreichen Sie nie eine i. m.-Injektion, wenn der Verdacht auf eine Gerinnungsstörung besteht.

Pustel

Pusteln sind erhabene Läsionen mit einem Durchmesser unter 0,5 cm, die mit einer gelblichen Flüssigkeit gefüllt sind. Für die meisten Patienten bedeutet dies eine Infektion und oft werden sie notfallmäßig vorstellig, da sie wahrscheinlich plötzlich aufgetreten sind. Die Patienten erwarten oft eine Antibiotikabehandlung, doch ist das nicht immer notwendig. Halten Sie also eine plausible Erklärung bereit und bieten Sie eine angemessene Alternativbehandlung an.

Ursachen

Häufig

- Impetigo
- andere Staphylokokkeninfektionen, z. B. frühe Furunkel, Follikulitis, Sycosis barbae
- Herpes simplex und zoster
- Acne vulgaris
- Rosazea

Gelegentlich

- periorale Dermatitis
- Hidradenitis suppurativa (Achseln und Leisten)
- Kandidose (Satellitenpusteln in der Umgebung eines feuchten erodierten Flecks)
- Psoriasis pustulosa (palmar und plantar häufiger als der generalisierte Zumbusch-Typ)

Selten

- Dermatitis herpetiformis
- Behçet-Syndrom
- viral: Kuhpocken und Ekthyma contagiosum (Anmerkung: Windpocken sind Vesikel bildend, nicht pustulös)
- Whirlpool-Follikulitis (oberflächliche Pseudomonas-Infektion)
- medikamenteninduziert

	Impetigo	Andere Staphylokokkeninfektionen	Herpes simplex oder zoster	Acne vulgaris	Rosazea
gruppiert oder einzeln	eventuell	eventuell	ja	nein	nein
durch Staphylokokken	ja	ja	nein	nein	nein
rezidivierend	nein	eventuell	eventuell	ja	ja
mit Augenbeteiligung	nein	nein	eventuell	nein	eventuell
Kribbeln vor der Läsion	nein	nein	ja	nein	nein

Untersuchungen

Es kommen bei diesem Symptom in der Hausarztpraxis nur sehr wenige sinnvolle oder notwendige Untersuchungen infrage. Die Anwesenheit disseminierter oder rezidivierender Candida- oder Staphylokokkenläsionen lässt einen Urinstatus und die Bestimmung des Blutzuckers im Hinblick auf einen Diabetes sinnvoll erscheinen. Ein Abstrich des Eiters kann den klinisch verdächtigten Erreger bestätigen, und in ganz unklaren Fällen kann eine Hautbiopsie hilfreich sein.

Wichtige Hinweise

- Nehmen Sie sich die Zeit, um dem Patienten das Wesen einer rezidivierenden Staphylokokkeninfektion zu erläutern. Schließen Sie einen Diabetes aus, erfragen Sie mögliche Überträger und machen Sie deutlich, dass die persönliche Hygiene des Patienten nicht infrage gestellt ist. Eine intensive Antibiotikakur kann hilfreich sein.
- Prüfen Sie die Selbstmedikation bei Rosazea und perioraler Dermatitis. Eine Behandlung mit frei verkäuflichen Kortikosteroiden verschlechtert die Situation. Machen Sie deutlich, dass sich die Symptomatik nach dem Absetzen dieser unangemessenen Therapie zunächst verschlechtern kann, bevor sie sich dann bessert.

- Papeln und Pusteln in der Umgebung von Auge und Mund, häufig mit einem blassen Ring um den Lippenrand, sind die Merkmale einer perioralen Dermatitis. Behandlen Sie mit Antibiotika und nicht mit topischen Kortikosteroiden.

Alarmsignale

- Eine disseminierte, schwere und rezidivierende Staphylokokkenläsion spricht für einen Diabetes oder eine Immunsuppression.
- Eine lokalisierte Psoriasis pustulosa kann sehr resistent gegenüber der Standardtherapie sein. Halten Sie also die Schwelle zur Überweisung niedrig. Die sehr seltene generalisierte Form kann in eine sehr schwere Erkrankung münden. Überweisen Sie den Patienten dann umgehend.
- Denken Sie daran, dass eine Infektion mit Herpes simplex oder zoster bei immunsupprimierten Patienten eine disseminierte und schwere Form annehmen kann.
- Augenprobleme bei einer Rosazea können Komplikationen nach sich ziehen und den Patienten sehr beeinträchtigen. Überweisen Sie ihn an einen Augenarzt.

Schuppen und Plaques

Hautschuppen bedeuten eine abnormal schnelle Abschilferung der Keratinschicht der Haut. Schuppen und Plaques kommen in jedem Alter vor und haben mannigfaltige Ursachen. Die wesentlichen Gründe für das Kommen das Patienten sind kosmetischer Natur, Juckreiz, Angst vor einer ernsteren Erkrankung oder eine Kombination dieser Faktoren.

Ursachen

Häufig

- Psoriasis
- Ekzem (alle Formen)
- Pilzinfektionen (z. B. Kopfhaut, Stamm, Füße)
- Dermatitis seborrhoica
- Alterswarze

Gelegentlich

- Lichen simplex
- Lichen ruber planus (Schuppenbildung meist nur an den Beinen)
- Keratosis senilis
- Pityriasis versicolor und rosea
- Dermatitis plantaris sicca
- Psoriasis guttata (schuppige Papeln)

Selten

- Malignität: Bowen-Krankheit und Mycosis fungoides (kutanes T-Zell-Lymphom)
- medikamenteninduziert (z. B. β-Blocker und Carbamazepin)
- Ichthyose (verschiedene Formen)
- Keratoderma blenorrhagica (Teil der Reiter-Krankheit)
- Pityriasis lichenoides chronica
- Syphilis-Stadium II

	Psoriasis	Ekzem	Pilzinfektion	Dermatitis seborrhoica	Alterswarze
Plaque	ja	eventuell	nein	nein	eventuell
scharf begrenzte Ränder	ja	nein	ja	nein	ja
starker Juckreiz	nein	ja	eventuell	eventuell	nein
symmetrisch	ja	ja	nein	eventuell	nein
starke Schuppenbildung	eventuell	eventuell	eventuell	ja	nein

Untersuchungen

Standard: keine
Gelegentlich: Wood-Licht, Hautgeschabsel/Haarprobe, Epikutantestung
In Spezialfällen: Hautbiopsie, Syphilisserologie, großes Blutbild, BSR/CRP, Nüchternblutzucker

- Eine grüne Fluoreszenz unter Wood-Licht bedeutet eine Mikrosporuminfektion.
- Hautgeschabsel/Haarprobe zur mykologischen Untersuchung: hilft bei der Abgrenzung einer Pilzinfektion von ähnlichen Ausschlägen.
- Hautbiopsie: eventuell einziger Weg zur Diagnose eines unklaren Ausschlags und essenziell bei Verdacht auf Malignität.
- Epikutantestung: um das wahrscheinliche Allergen bei einem allergischen Kontaktekzem herauszufinden.
- Syphilisserologie: wenn die klinischen Befunde oder unklare Muster den Verdacht rechtfertigen.
- Großes Blutbild und BSR/CRP: kann auf eine zugrunde liegende signifikante Erkrankung hinweisen (z. B. T-Zell-Lymphom); BSR/CRP auch bei Reiter-Krankheit erhöht.
- Nüchternblutzucker: Prüfung auf Diabetes bei rezidivierenden Pilzinfektionen.

Wichtige Hinweise

- Zur Differenzierung zwischen einem mykotischen und einem ekzematösen Ausschlag achten Sie auf die Symmetrie und die Begrenzung der Läsion. Pilzinfektionen zeigen sich gewöhnlich als asymmetrische Ausschläge mit schuppigen, erhöhten Rändern.
- Bei einem mykotischen Ausschlag achten Sie auch auf Infektionen an anderen Körperstellen (z. B. in den Leisten und an den Füßen) und behandlen alle Gebiete, da ansonsten das Problem wahrscheinlich wiederkehrt.
- In unklaren Fällen erklären Sie dem Patienten, dass die tatsächliche Diagnose wahrscheinlich erst deutlich wird, wenn sich der Ausschlag weiter entwickelt. Ein klassisches Beispiel ist der frühe Fleck einer Pityriasis rosea, der wie eine anfängliche Tinea corporis aussieht. Fordern Sie den Patienten auf, noch einmal vorstellig zu werden, wenn die initiale Behandlung fehlgeschlagen ist.
- Ein symmetrischer, pergamentartig schuppender und mit Rhagaden durchzogener Ausschlag an den Fußsohlen eines Kindes oder Jugendlichen mit einer Vorliebe für Turnschuhe ist wahrscheinlich eine Dermatitis plantaris sicca.

Alarmsignale

- Die Erythrodermie – seltene allgemeine Rötung und Schuppung bei Psoriasis, Ekzem, Mycosis fungoides und als Medikamentenexanthem – führt zu einem allgemeinen Krankheitsgefühl des Patienten. Hier ist eine dringende stationäre Behandlung erforderlich.
- Ein einzelner, scharf umrissener, langsam wachsender und schuppender Plaque an Gesicht, Händen oder Beinen beim Patienten mittleren oder höheren Alters ist wahrscheinlich eine Bowen-Krankheit. Doch kann er auch leicht mit einem solitären Fleck eines Ekzems oder einer Psoriasis verwechselt werden.
- Etwa 8 % der Menschen mit Psoriasis haben eine Arthropathie, die gewöhnlich auch mit Veränderungen an den Nägeln einhergeht. Kontrollieren Sie bei betroffenen Patienten die Nägel und fragen Sie nach Gelenkbeschwerden.
- Wenn ein Ausschlag, der an eine Pityriasis rosea erinnert, sich auf Handflächen und Fußsohlen ausdehnt und von Fieber, Abgeschlagenheit, Halsschmerzen und Lymphadenopathie begleitet wird, kann es sich um eine Syphilis im Stadium II handeln.

Haare und Nägel

Haarausfall

Haarausfall ist für beide Geschlechter ein belastendes Symptom: Männer befürchten den Verlust ihrer Potenz, und Frauen sehen eine kosmetische Katastrophe auf sich zukommen. Die psychische Seite eines vermehrten Haarausfalls wird im typischen Praxisbetrieb nur allzuleicht übersehen. Achten Sie deshalb darauf, den Patienten mit seinem Problem ernst zu nehmen.

Ursachen

Häufig

- androgene Alopezie (männliche Glatzenbildung)
- Dermatitis seborrhoica
- Alopecia areata
- kontaktallergische Dermatitis
- Tinea capitis

Gelegentlich

- bakterielle Follikulitis
- telogene Alopezie
- endokrin: Myxödem, Hypopituitarismus und Hypoparathyreoidismus
- Alopecia liminaris
- Lupus erythematodes

Selten

- sekundäre Syphilis
- Trichotillomanie
- Morphaea
- iatrogen, z. B. Chemotherapie, Antikoagulation
- Malnutrition

	Androgene Alopezie	Dermatitis seborrhoica	Alopecia areata	Kontakt-allergische Dermatitis	Tinea capitis
normale Kopfhaut	ja	nein	ja	nein	nein
anormale Körperhaut	nein	eventuell	nein	eventuell	eventuell
Ausrufezeichen-haare	nein	nein	ja	nein	nein
fleckige Haarausdünnung	ja (M), nein (F)	ja	ja	ja	ja
schuppend und nässend	nein	ja	nein	eventuell	ja

Untersuchungen

Standard: keine
Gelegentlich: Wood-Licht-Test, Haare und Schuppen zur mykologischen Untersuchung
In Spezialfällen: großes Blutbild, BSR/CRP, Harnstoff und Elektrolyte, Schilddrüsenfunktionstests, FSH/LH, Prolaktin, Autoimmun-Tests, Syphilisserologie

- Eine Mikrosporie zeigt sich im Wood-Licht fluoreszierend grün.
- Senden Sie Haare und Schuppen zur mykologischen Untersuchung ein, wenn die Kopfhaut nicht normal erscheint.
- Großes Blutbild, BSR/CRP und Autoimmun-Tests helfen bei der Aufdeckung einer Autoimmunerkrankung (z. B. SLE).
- Syphilisserologie: erscheint altmodisch, doch nimmt die Zahl der Syphilis-Erkrankungen zu.
- Harnstoff und Elektrolyte, Schilddrüsenfunktionstests, FSH/LH/Prolaktin: zeigen eine mögliche Endokrinopathie an.

Wichtige Hinweise

- Die Alopecia areata ist manchmal mit anderen Autoimmunerkrankungen kombiniert. Weitere Untersuchungen sind daher erforderlich, ggf. auch zu einem späteren Termin.
- Denken Sie daran, dass bei einer telogenen Alopezie das «Trauma» – wie etwa eine signifikante Erkrankung oder die Geburt eines Kindes – etwa 4 Monate vor dem Einsetzen des Haarverlustes stattgefunden haben muss. Es ist unwahrscheinlich, dass dieser Zusammenhang vom Patienten selbst hergestellt wird.
- Der Patient fürchtet zumeist, alle Haare zu verlieren. Bringen Sie dieses Thema zur Sprache und geben Sie eine realistische Prognose ab.
- Beruhigen Sie Männer mit einem typischen Kahlheitsmuster im Hinblick auf ihre Potenz. In diesem Fall bedeutet es eher das Gegenteil. Der Beginn hängt von einer angemessenen Testosteronmenge ab. Eunuchen bekommen eher keine Glatze.
- Eine Lymphadenopathie in Verbindung mit einer Alopezie lässt an ein infektiöses Geschehen denken. Ziehen Sie hier eine bakterielle Follikulitis in Betracht.

Alarmsignale

- Die Alopecia areata hat eine sehr schlechte Prognose, wenn es mehrere Kahlstellen gibt, wenn Brauen oder Lider ausfallen oder wenn sie bereits im Kindesalter beginnt.
- Eine Alopecia cicatricans sollte zu weiteren Untersuchungen im Hinblick auf einen Lupus erythematodes führen.
- Die Trichotillomanie bei Kindern ist meist nur eine Angewohnheit. Bei Erwachsenen zeigt sie jedoch öfters eine signifikante psychische Störung an.

Kopfhautjucken

Dies mag in der Hausarztpraxis als banales Symptom angesehen werden, doch kann es den Patienten auch belasten. Meist handelt es sich um ein «gern gesehenes» Symptom, weil es schnell erledigt ist. Es ist eines der Symptome, bei dem eine kurze Untersuchung gleichzeitig mit einer kurzen Anamnese erfolgen kann, was im Allgemeinen gut funktioniert, doch kann das Problem manchmal komplizierter sein, als zunächst angenommen.

Ursachen

Häufig

- Kopfläuse
- seborrhoisches Ekzem
- Psoriasis
- Lichen simplex
- Impetigo (eventuell infolge von Kopfläusen oder einem Ekzem)

Gelegentlich

- allergisches/Kontaktekzem
- andere Pilzinfektionen

Selten

- Stress/Depression
- Virusinfekt (z. B. Windpocken als verbreitete Erkrankung, die aber nur selten wegen Kopfhautjucken zum Praxisbesuch führt)

	Kopfläuse	Seborrhoisches Ekzem	Psoriasis	Lichen simplex	Impetigo
schuppige Kopfhaut	nein	ja	ja	eventuell	nein
pustuläre Läsionen	eventuell	nein	nein	nein	ja
weitere Hautläsionen	nein	eventuell	eventuell	eventuell	eventuell
sichtbare Nissen	ja	nein	nein	nein	nein
chronisches Problem	nein	eventuell	ja	eventuell	nein

Untersuchungen

Es ist sehr unwahrscheinlich, dass überhaupt irgendeine weitergehende Untersuchung erforderlich ist. Eine Pilzinfektion kann über die Fluoreszenz im Wood-Licht oder per Mikroskop und Kultur von Kopfhaut- und Haarproben nachgewiesen werden.

Wichtige Hinweise

- Unabhängig von der tatsächlichen Diagnose wird das Problem durch Kratzen unterhalten oder verschlimmert, das daher unterbleiben sollte.
- Untersuchen Sie die übrige Haut und die Nägel, da Sie dabei wertvolle Zusatzinformationen erhalten können.
- Bei einem Kind ist die Diagnose Kopfläuse sehr wahrscheinlich. Die Differenzialdiagnosen werden mit zunehmendem Alter zahlreicher.

Alarmsignale

- Ein Kopfhautimpetigo bei einem Kind macht, vor allem bei rascher Entwicklung, ein zugrunde liegendes Problem wie Kopfläuse oder Ekzem wahrscheinlich, das ebenfalls behandelt werden muss, da anderenfalls das Symptom bestehen bleibt.
- In einem ansonsten unklaren Fall kommen auch psychische Ursachen infrage. Stress und Depressionen können sich manchmal in Kopfhautjucken ausdrücken.

Körperbehaarung

Dabei geht es um das übermäßige Wachstum der Terminalbehaarung bei Frauen bei männlichem Verteilungsmuster (z. B. Kinn, Wangen, Oberlippe, unteres Abdomen und Oberschenkel). Es wird als kosmetisches Problem an Sie herangetragen, wobei die ethnische Herkunft mit berücksichtigt werden muss: Frauen aus dem Mittelmeerraum und Indien haben ein stärkeres Haarwachstum als nordische Frauen. Japanerinnen, Chinesinnen und Indianerinnen weisen das geringste Körperhaarwachstum auf. Umfragen zufolge glauben 15 % der Frauen ein übermäßiges Körperhaarwachstum zu haben, obwohl nur eine weitaus geringere Zahl deswegen in der Hausarztpraxis vorstellig wird.

Ursachen

Häufig

- konstitutionell (physiologisch)
- Stein-Leventhal-Syndrom: 50 % der Fälle
- Anorexia nervosa
- Menopause
- iatrogen, z. B. Phenytoin, Minoxidil, Danazol, Glukokortikoide

Gelegentlich

- kongenitale adrenale Hyperplasie (1 : 5000)
- Missbrauch anaboler Steroide
- Ovarialtumoren: Arrhenoblastom, Hiluszellentumor, Luteom
- Nebennierentumoren: Karzinom und Adenom
- kongenitale (1 : 5000 Lebendgeburten) und juvenile Hypothyreose

Selten

- Akromegalie (Inzidenz 3 : 1 Million)
- Porphyria cutanea tarda
- Cushing-Krankheit (Inzidenz 1–2 : 1 Million)

- Hypertrichosis lanuginosa
- Lange-Syndrom I

	Konstitutionell	Stein-Leventhal-Syndrom	Anorexia nervosa	Menopause	Medikamente
übermäßiges Vellushaar	nein	nein	ja	nein	eventuell
fazialer Hirsutismus	eventuell	eventuell	nein	ja	eventuell
Oligo-/Amenorrhö	nein	ja	ja	ja	nein
ansonsten gesund	ja	ja	nein	eventuell	eventuell
Gewichtsabnahme	nein	nein	ja	nein	nein

Untersuchungen

Standard: keine
Gelegentlich: Testosteronspiegel, Beckensonographie, großes Blutbild, Harnstoff und Elektrolyte, Schilddrüsenfunktionstests
In Spezialfällen: FSH/LH, andere endokrinologische Funktionstests und spezielle Bildgebungsverfahren (bei Nebennieren-/Hypophysenstörungen), Porphyrine im Urin

- Testosteronspiegel: wahrscheinlich sinnvollste Untersuchung: leicht erhöhte Werte (bis zu 3-fach erhöht) bei Stein-Leventhal-Syndrom, höhere Werte zeigen möglichen Tumor an.
- Großes Blutbild, Harnstoff und Elektrolyte: mögliche Eisenmangelanämie und Elektrolytstörungen bei Anorexie; Harnstoff und Elektrolyte können bei Nebennierenstörungen anormale Werte aufweisen.
- FSH/LH und Schilddrüsenfunktionstests: FSH/LH zur Bestätigung der Menopause; Schilddrüsenfunktionstests belegen eine Hypothyreose.
- Andere endokrinologische Funktionstests und spezielle Bildgebungsverfahren: zum Nachweis möglicher Nebennieren- und Hypophysenstörungen (gewöhnlich in der Klinik).
- Beckensonographie: Hinweise auf Stein-Leventhal-Syndrom; kann auch einen Ovarialtumor anzeigen.
- Porphyrine im Urin: bei Porphyrie.

Wichtige Hinweise

- Ein leichter, schon lange bestehender Hirsutismus bedarf keiner weiteren Untersuchungen.
- Erkundigen Sie sich nach eventueller Selbstmedikation, vor allem bei Sportlerinnen. Hier können gelegentlich anabole Steroide für den Haarwuchs verantwortlich sein.
- Nehmen Sie das Problem ernst und stellen Sie sich auf Fragen zu den kosmetischen Behandlungsmöglichkeiten ein (Entfärbung, Epiliercremes, elektrische Epilation).

Alarmsignale

- Ein plötzlicher und ausgeprägter Hirsutismus ist ein wichtiger Marker für eine signifikante ursächliche Pathologie.
- Weitere Hinweise auf einen möglichen hormonsezernierenden Tumor sind Amenorrhö, eine mit dem Hirsutismus einsetzende Kahlheit und allgemeines Unwohlsein.
- Kürzlich begonnene oder ausgeprägte Kopfschmerzen und Gesichtsfeldausfälle erhöhen die Wahrscheinlichkeit für ein Hypophysenadenom.

Nagelanomalien

Frauen stellen sich mit erheblicher größerer Wahrscheinlichkeit wegen dieses Symptoms in der Hausarztpraxis vor als Männer, und zwar oftmals aus kosmetischen Gründen. Am häufigsten geht es um abbrechende oder nicht glatte Nägel. Andere Anomalien werden eher während der körperlichen Untersuchung aufgedeckt als vom Patienten bemerkt und können auf eine signifikante Pathologie verweisen.

Ursachen

Häufig

- Psoriasis
- Pilzinfektion: Onychomykose
- Trauma des Nagelbetts
- Trauma durch Nägelkauen (auch Niednagel)
- Onychogryphosis

Gelegentlich

- trophische Veränderungen (Beau-Linien): tauchen 2–3 Monate nach einer schweren Erkrankung auf
- Handekzem
- Längsriffelung (Onychorrhexis)
- chronische Paronychie
- Trommelschlägelbildung (verschiedene Ursachen)
- Autoimmunerkrankung (z. B. Alopecia areata, Lichen ruber planus)
- Koilonychie (Hohlnägel): Eisenmangelanämie und Plummer-Vinson-Syndrom

Selten

- subunguales Melanom
- Leukonychie (z. B. bei Lebererkrankung, Diabetes)
- Spleißnägel

- Gelbe-Fingernägel-Syndrom (kann im Rahmen einer chronischen Bronchitis, einer Bronchiektase oder eines Pleuraergusses auftreten)
- exfoliative Dermatitis: Nagelausfall
- Nageldystrophie bei Durchblutungsstörung (z. B. Raynaud-Krankheit)
- Epidermolysis bullosa

	Psoriasis	Pilzinfektion	Trauma	Nägelkauen	Onychogryphosis
Nagelgrübchen	ja	nein	nein	nein	nein
symmetrisch betroffene Nägel	ja	nein	nein	eventuell	nein
ausgefranste Ränder	nein	nein	nein	ja	nein
zunehmend dicker	eventuell	ja	eventuell	nein	ja
bröckelnd, krümelnd	eventuell	ja	nein	nein	nein

Untersuchungen

Standard: Nagel-Clipping zur mykologischen Untersuchung
Gelegentlich: Urinstatus, großes Blutbild
In Spezialfällen: Leberwerte, Thoraxröntgen

- Ein Nagel-Clipping zur mykologischen Untersuchung ist eventuell die einzige Möglichkeit, um eine psoriatische Nageldystrophie von einer Onychomykose zu unterscheiden.
- Urinstatus: lohnend bei ungewöhnlich weißen Nägeln; eventuell Diagnose eines Diabetes.
- Großes Blutbild: kann eine Eisenmangelanämie bei Koilonychie bestätigen.
- Leberwerte: zur Bestimmung der Leberfunktion bei Leukonychie.
- Thoraxröntgen: sinnvoll bei Lungensymptomatik mit verdickten oder gelben Fingernägeln.

Wichtige Hinweise

- Beschränken Sie Ihre Untersuchung nicht auf die Nägel. Nützliche diagnostische Hinweise können Sie auch an anderen Körperstellen finden, wie z. B. Psoriasis-Flecken oder eine Tinea corporis.
- Die häufigsten Differenzialdiagnosen sind Psoriasis und Pilzinfektionen, wobei Letztere gewöhnlich asymmetrisch auftreten.
- Die Patienten befürchten gewöhnlich einen Vitamin- oder Kalziummangel, der jedoch nie die Ursache ist.
- Wenn der Patient die Beau-Linien wahrnimmt, liegt das auslösende Ereignis etwa 3 Monate zurück. Suchen Sie in den Aufzeichnungen nach ätiologischen Hinweisen.

Alarmsignale

- Ein subunguales Melanom ist selten und wird leicht mit dem weitaus gewöhnlicheren subungualem Hämatom verwechselt. Mögliche Hinweise sind eine Nageldestruktion, eine Ausdehnung der Pigmentierung auf den Nagelfalz und longitudinale Pigmentstreifen. Im Zweifel überweisen Sie den Patienten.
- Die Trommelschlägelbildung ist eigentlich eine Anomalie der Fingerspitzen. Wenn Sie auf sie stoßen, suchen Sie weiter nach einer Lungen- oder Herzkrankheit. Ein Lungenkarzinom ist die häufigste Ursache.
- Gehen Sie nicht automatisch davon aus, dass bröckelige weiße Nägel die Folge einer Pilzerkrankung sind. Bevor Sie eine ausgedehnte antimykotische Behandlung beginnen, versuchen Sie, die Diagnose mithilfe eines Nagel-Clippings zu bestätigen.
- Intensives Nägelkauen kann ein Minorsymptom einer somatoformen Störung sein. Achten Sie auf die eventuelle Notwendigkeit, einen psychischen Status zu erheben.

Abkürzungen

ABPI	Ankle Brachial Pressure Index
ADH	antidiuretisches Hormon
AFP	alpha-Fetoprotein
ARC	AIDS-Related-Complex
ARDS	Adult Respiratory Distress Syndrom, Schocklunge, akutes Lungenversagen
BNP	B-Typ natriuretisches Peptid
BSR	Blutkörperchensenkungsreaktion
CK	Kreatinkinase
COPD	chronic obstructive pulmonary disease
CRP	C-reaktives Protein
CT	Computertomographie
γ-GT	Gamma-Glutamyl-Transferase
GnRH	gonadotrophin-releasing Hormone
HLA	humanes Leukozytenantigen
HSV	Herpes-simplex-Virus
INR	International Normalized Ratio
LWS	Lendenwirbelsäule
MCV	mittleres korpuskuläres Volumen
MRT	Magnetresonanztomographie
PSA	prostataspezifisches Antigen
SLE	systemischer Lupus erythematodes
SSRI	selektiver Serotonin-Reuptake-Hemmer
TIA	transitorische ischämische Attacke
TSH	thyroidea-stimulierendes Hormon

Sachregister

Fett markierte Einträge beziehen sich auf die in ganzen Kapiteln abgehandelten Symptome.